Haug

Die chronischen Krankheiten

Theoretische Grundlagen

Band 1

Von Dr. med. Samuel Hahnemann

Mit einer Einführung von Dr. med. Will Klunker

Typographische Neugestaltung der zweiten, viel vermehrten Auflage von 1835

Karl F. Haug Verlag · Heidelberg

Die Deutsche Bibliothek – CIP-Einheitsaufnahme

Hahnemann, Samuel:
Die chronischen Krankheiten : theoretische Grundlagen /
von Samuel Hahnemann.
– Typ. Neugestaltung der 2., viel verm. Aufl. von 1835,
[Paperbackausg.]. – Heidelberg : Haug

Bd. 1. / Mit einer Einf. von Will Klunker. – 2001
ISBN 3-8304-0279-1

ISBN 3-8304-0279-1

Umschlaggestaltung: Thieme Verlagsgruppe
Umschlagphoto mit freundlicher Genehmigung:
Homöopathie-Archiv des Instituts für Geschichte der Medizin der Robert Bosch Stiftung, Stuttgart
Druck: Druckhaus-Beltz, Hemsbach

Inhalt

Abhandlungen

Arzneimittel
(Bezeichnung nach Hahnemann)

Zur Einführung

Mit *Samuel Hahnemanns* Werk „Die chronischen Krankheiten“ tat die homöopathische Methode der Krankenheilung einen entscheidenden Schritt in ein therapeutisch noch nicht erschlossenes Neuland. Zuvor hatte nämlich die Homöopathie, die – wohlgemerkt – nicht primär als theoretische Medizin, die dann noch ihre Wendung in die Praxis zu vollziehen hat, sondern primär bereits als Praxis der wissenschaftlichen Arzneiheilung in die Welt getreten war, alle Krankheitszustände, mit denen sie es zu tun bekam, jeweils für sich, gleichsam isoliert, aufgrund des Ähnlichkeitsgesetzes zu heilen gelehrt. Die allgemeine Anweisung dazu hatte *Hahnemann* im „Organon der rationellen Heilkunde“ (1810) gegeben. Die ständig wachsenden Erfahrungen mit dieser neuen, das Bisherige außer Kraft setzenden Heilmethode zwangen jedoch um 1816, noch vor dem Erscheinen der zweiten Organonauflage (1819), *Hahnemann* zur Erkenntnis, daß die Homöopathie bisher zwar die akuten Krankheiten, die sporadischen Fieber und epidemischen Seuchen sowie die chronischen Geschlechtskrankheiten (Schanker und Feigwarzen) sicher heilen konnte, daß ihr jedoch trotz mancher Teilerfolge die völlige Heilung aller übrigen chronischen Krankheiten versagt geblieben war: „Der Anfang (ihrer Behandlung) war erfreulich, die Fortsetzung minder günstig, der Ausgang hoffnungslos“ (I, 4). Für *Hahnemann* stand fest, daß der Grund dieses Versagens seiner Methode bei dieser Krankheitsgruppe nicht beim Ähnlichkeitsgesetz selbst liegen konnte. War die Zahl der geprüften Arzneien noch ungenügend? Oder bedurften die chronischen Krankheiten spezifischer, ihrer Natur entsprechender Arzneien, wie sie schon für die chronischen Geschlechtskrankheiten gefunden worden waren? Lag es also an der noch unbekannten Natur der chronischen Krankheiten, wenn sie mit zwei Ausnahmen bisher unheilbar geblieben waren?

Diese Fragen, die den Bestand seiner Homöopathie buchstäblich ‚in Frage stellten‘, beschäftigten *Hahnemann* von 1816 bis 1828 „Tag und Nacht“ (I, 6). Das Ergebnis seiner zwölfjährigen Forschungsarbeit, die sich ganz in der Stille abspielte und deren Fortgang sich in der unterdessen veröffentlichten zweiten (1819) und dritten (1824) Organonauflage nur in kurzen Andeutungen niedergeschlagen hatte, war das von 1828 bis 1830 in vier Bänden erscheinende Werk „Die chronischen Krankheiten, ihre eigenthümliche Natur und homöopathische Heilung". Von 1835 bis 1839 konnte *Hahnemann* davon eine überarbeitete und erheblich erweiterte zweite Auflage in fünf Bänden folgen lassen, die der vorliegende *vierte Nachdruck* wiedergibt.

Der seit 1835–39 *erste Nachdruck* hatte erst 1956 stattgefunden, als sich die klassische Homöopathie im deutschen Sprachraum zu regenerieren begann. Für das als überholt angesehene Werk schien kein Bedarf mehr bestanden zu haben. Deshalb war es damals angezeigt, diesem Nachdruck eine Einleitung des Berliner homöopathischen Arztes und Mitbegründers der „Zeitschrift für klassische Homöopathie", Prof. Dr. *Hanns Rabe,* voranzustellen, die das Wiedererscheinen von *Hahnemanns* Werk *begründen* sollte. Anläßlich dieses vierten Nachdrucks nach einer Generation ist eine Begründung gegenüber der Schule oder der ‚kritisch-wissenschaftlichen Richtung' der Homöopathie nicht mehr aktuell.

Doch ist inzwischen innerhalb der klassischen Homöopathie, teils durch nordamerikanischen traditionellen Einfluß (*Kent* u.a.), teils durch neuere, besonders mittel- und südamerikanische Schulbildungen, aber auch durch unmittelbaren Anschluß an *Hahnemanns* buchstäbliche Lehre selbst ein ‚Miasmenproblem' *aktuell* geworden. Da dieses ‚Miasmenproblem', das heute die homöopathische Praxis verunsichert, auf eine unrichtige oder irrationale Interpretation, unter Umständen auch auf mißverständliche Übersetzungen der „Chronischen Krankheiten" zurückgeht, scheint es vor allem auch im Blick auf die nachrückende Leserschaft und den Nachwuchs der Homöopathie förderlich, dem Neudruck eine *‚Einführung'* in das Werk zu seinem besseren Verständnis des Ganzen, vorzüglich aber des ‚Miasmenproblems' beizugeben. Die ‚Einführung' gliedert sich in folgende Abschnitte:

1. Die *Lehre von der Natur* bzw. die *Praxis der Heilung* der chronischen Krankheiten: unterschiedliche Gewichtung und durchgehaltene Bereichstrennung bei *Hahnemann*

2. Natur bzw. Heilung der chronischen Krankheiten: ein medizinisches bzw. homöopathisches Problem, damals wie heute
3. *Hahnemanns* Lehre von der Natur der chronischen Krankheiten (Zusammenfassung): Ursprung des ‚Miasmenproblems'
4. *Hahnemanns* Beobachtungen und Schlüsse auf dem Weg zu seiner Lehre von der Natur der chronischen Krankheiten
5. Miasmen heute?

1. Die Lehre von der Natur bzw. die Praxis der Heilung der chronischen Krankheiten: unterschiedliche Gewichtung und durchgehaltene Bereichstrennung bei Hahnemann

„Die chronischen Krankheiten" geben durch ihre Einteilung und die Proportionen ihrer Teile klar ein Grundkonzept *Hahnemanns* zu erkennen. Zunächst lassen sich die fünf Bände in einen schmalen Textband und vier Bände einer Arzneimittellehre von 47 Mitteln gliedern. Der Textband selbst besteht aus zwei Teilen: „Natur der chronischen Krankheiten" (100 Seiten) und „Heilung der chronischen Krankheiten" (88 Seiten). Nach einem geläufigen Schema kann man sagen: Theorie und Praxis verhalten sich in Band I wie etwa 1 : 1. Da aber der zweite Teil zusammen mit den vier Bänden der Materia Medica, die allgemeine Methodik also zusammen mit der apriorischen Bedingung wissenschaftlicher Heilung der chronischen Krankheiten, einen kompletten Praxisteil von etwa 2000 Seiten bildet, ergibt sich ein Verhältnis Theorie: Praxis von 1 : 20. Dies zeigt unmißverständlich, daß „Die chronischen Krankheiten" an *Hahnemanns* prinzipieller Auffassung von der Bedeutung der Theorie für die Praxis *nichts* geändert haben. Nach wie vor gilt: Theoretisches, besser Hypothetisches (wie hier eben die Natur der chronischen Krankheiten) hat in der Homöopathie ein gewisses Recht (vgl. auch die Organa), darf aber unter keinen Umständen zu einer methodisch-apriorischen Voraussetzung des Heilens (der Heilkunst!), die ausschließlich auf Erfahrungswissen gegründet ist (wie Physik und Chemie), gemacht werden.

Eine ähnliche Proportion und gleichzeitige Trennung der Bereiche findet sich im Organon IV (1829), nachdem darin durch neue und erweiterte Paragraphen „Die chronischen Krankheiten" inkorporiert worden waren: Etwa 6 ‚theoretischen' stehen 35 ‚praktische Paragraphen bezüglich der chronischen Krankheiten gegenüber! Ohne Kenntnis und Beachtung dieser von *Hahnemann* vorgenommenen Trennung und unterschiedlicher Gewichtung der Bereiche von ‚Theorie' und ‚Heilkunst' ist kein adäquates Verständnis der „Chronischen Krankheiten" (und der Homöopathie als Wissenschaft) möglich. Nur durch Unverständnis gegenüber diesen Fragen konnte bereits eine Vermischung der Praxisbedingungen durch Miasmahypothesen mit entsprechenden Folgen einreißen.

2. Natur bzw. Heilung der chronischen Krankheiten: ein medizinisches bzw. homöopathisches Problem, damals wie heute

Neben dem spezifischen Erfahrungsbereich der Homöopathie, die ja ‚nur', d.h. einzig eine Therapiemethode ist, gibt es natürlich, insofern sie als Therapie in die Medizin gehört – man täuscht sich darüber vielfach hinweg – den ihr *notwendigen* allgemeinen Wissens-, Erfahrungs- und auch Theoriebereich der Medizin, die immer nur eine zeitgenössische ist. So gehört die homöopathisch-gesetzliche Heilung der Krätze zur Sache der Homöopathie, während etwa die Tatsache, daß die Krätze beim Erwachsenen weder Kopf noch Hals befällt, zum allgemeinen Wissen der Medizin gehört. Ebenso steht es mit der Doppelfrage der „Chronischen Krankheiten": Heilung der chronischen Krankheiten = Homöopathie, Natur der chronischen Krankheiten = Medizin. Das Wissen über die Syphilis, über die Krätze usw. teilte *Hahnemann* mit der Medizin seiner Zeit. Und auch seine Erkenntnis von der Natur der chronischen Krankheiten ist zugleich sein Beitrag zur Medizin seiner Zeit. Wiederum ist ohne diese ebenso simple wie grundsätzliche Unterscheidung kein Verständnis der Lehre *Hahnemanns* von der „Natur der chronischen Krankheiten", insbesondere seiner Miasmalehre, möglich. Auch diese Lehren sind nicht ‚Homöopathie', sondern eben ‚Medizin', und zwar Medizin des

18./19. Jahrhunderts – und sie bleiben es! So war die Übertragung von akuten und chronischen Krankheiten durch Kontakt (Berührung, Koitus, Gerüche, Ausdünstungen, Luftbewegungen, Briefe – vgl. Org. VI, S. 17) den damaligen Ärzten keinesfalls entgangen, doch über die ihnen noch fehlende Wahrnehmungsmöglichkeit der Mikroorganismen (‚Erreger') mußten sie sich durch Hypothesen, wie dem jeder Spekulation offenen Leerbegriff des ‚Miasma' (griech. míasma, Befleckung, insbesondere durch ein Verbrechen), hinweghelfen. Auch die Klassifizierung der Krankheiten, wichtig für das Ideal ihrer ‚spezifischen' Therapie, konnte mangels echter Klassifizierungskriterien für wahre ‚feststehende' Krankheiten (zum Beispiel nach spezifischem Erreger oder Erregergruppen oder nach einer [echten] Heredität) nicht gelingen. So trieb sie ins Leere, oft Monströse. Dies alles hatte damals *Hahnemann* in seinen Anfängen verworfen. Wir verdanken *Jacques Baur,* Lyon, eine Studie, die nachweist, daß nicht wenig von dem, was man als *Hahnemanns* ‚homöopathische' Lehre kennt und (dogmatisch) hochhält, nichts anderes als damalige Medizin ist. Es war vor allem *Boissier de Sauvage* (1706–1767), ein Wortführer der praktischen Richtung in der Medizin des 18. Jahrhunderts, aus dessen Werk manches, was wir nicht vermutet hätten, von *Hahnemann* aufgegriffen wurde, u.a. die Miasmennatur von Krankheiten. Vor allem waren es die Schwierigkeiten mit der homöopathischen Heilung der chronischen Krankheiten, die *Hahnemann* zuletzt zur Erweiterung seiner Lehre mit ehemals verworfenen Elementen der traditionellen Medizin zwangen.

3. Hahnemanns Lehre von der Natur der chronischen Krankheiten (Zusammenfassung)

Ursprung des ‚Miasmenproblems'

Es gibt nur drei chronische Krankheiten: Syphilis, Sykosis und Psora. Diese sind miasmatischer, das heißt ansteckungsbedingter Herkunft. Die Ansteckung erfolgt von Mensch zu Mensch. Nach erfolgter Ansteckung ergreift das betreffende Miasma den ganzen Organismus, und zwar augenblicklich. Erst dann bildet sich ein Hautsymptom (Lokalsymptom) aus, worin sich die drei Miasmen bekunden: der Schanker der Syphilis, die Feigwarzen der Sykosis und der Krätzausschlag der Psora. Läßt man dieses Lokalsymptom stehen, ohne es durch eine Behandlung zu vernichten, oder verschwindet es nicht von selbst, was bei der Psora vorkommen kann, dann entwickelt sich die innere miasmatische Krankheit zwar latent weiter, was die Vergrößerung des gleichsam zu ihrer Beschwichtigung entstandenen Lokalübels befördert, bricht aber selbst nicht aus. Verschwindet aber das Lokalübel oder wird es, was meistens der Fall ist, durch ärztliche Kunst vernichtet, kommt es zum manifesten Ausbruch der chronisch-miasmatischen Krankheit mit allen zerstörerischen, letztlich letalen Folgen. Daraus ergibt sich, daß die bisherige (allöopathische) Medizin, indem sie in der Meinung, das Lokalsymptom sei ‚nur lokal' und seine Behebung heile schon die ganze Krankheit, konsequent dieses wegnimmt, die Hauptschuld am Ausbruch der („sekundären") chronischen Krankheit trägt. Ihre Rolle ist auch deshalb so verhängnisvoll, weil sie die chronische Krankheit, die ohne eine homöopathische Kunstheilung bis zum Tode andauern würde, durch neue iatrogene Leiden verstärkt und so durch die Komplikation der natürlichen chronischen Krankheit mit einer chronischen Arzneikrankheit auch für die Homöopathie schließlich unheilbar macht. Syphilis und Sykosis können sich ebenfalls komplizieren, d.h. als zwei für sich bestehende Krankheiten den Patienten befallen, es kann sich auch jede der beiden mit Psora komplizieren. Eine dreifache Komplikation von Syphilis, Sykosis und Psora hat *Hahnemann* nur ein paarmal gesehen (I, 11), im Gegensatz zu den heutigen ‚Miasmatologen', bei denen solche Komplikationen schon fast der Normalfall sind! Das weitaus wichtigste Miasma ist die Psora. Ihr ist die weitaus größte Anzahl aller chronischen Übel (*Hahnemann* spricht von sieben Achteln, während sich das übrige Achtel auf Syphilis und Sykosis verteilt) anzulasten. Die Psora ist daher die „allgemeinste Mutter“ der chronischen Krankheiten (I, 17), die „einzige Quelle“ der unzähligen (nicht venerischen) chronischen Leiden der Menschheit, die von der Pathologie fälschlich durch eine Unzahl von eigenen Namen als abgesonderte Krankheiten unterschieden werden. Die Psora ist aber auch zugleich das älteste chronische Miasma aus vorgeschichtlichen Zeiten. Im Altertum findet man sie hauptsächlich auf der Haut als Aussatz/Krätze, im Mittelalter tritt sie als St. Antoniusfeuer und wieder als Aussatz auf, in der Neuzeit mildert sie sich wieder zu Krätze ab, wobei die (von *Hahnemann* an gerechnet) letzten dreihundert Jahre erst jene unzähligen, mehr oder weniger schweren chronischen Krankheiten zum Ausbruch kommen ließen, mit denen wir es zu tun haben.

4. Hahnemanns Weg zur Lehre von der Natur der Psora

Den eigentlichen Anstoß zu den „Chronischen Krankheiten“ hatte (s. o.) die vorläufige, scheinbare Unheilbarkeit der nichtvenerischen chronischen Krankheiten gegeben, *ihre* Natur und Heilung war *Hahnemanns* Hauptgegenstand. Am Ende fand sich, daß diese unzähligen angeblichen Einzelerkrankungen im Lebensverlauf sämtlich nur eine *einzige* chronisch-miasmatische Krankheit bilden, die *Psora*. Die Heilung der beiden anderen chronischen Krankheiten, Syphilis und Sykosis, wird zwar zur systematischen Abrundung des Werks auf 4 bzw. 11 Seiten (Psora 60 Seiten!) abgehandelt, aber die Frage nach ihrer Natur wird nicht ebenso, wie für die Psora gestellt. Vielmehr wird sie, was zu beachten ist, für die Erforschung der Psora vorausgesetzt. Dabei liegt allemal das argumentative Gewicht auf der Syphilis, bei der sich *Hahnemann* auf sicherem Boden fühlt, während die Sykosis zurücktritt, wie *Hahnemann* sie überhaupt mit einer gewissen Reserve behandelt.

Der etwas gewundene Weg, den *Hahnemann* zur Entdeckung und Sicherung seiner Psoralehre gegangen ist, führt über eine

Reihe von Beobachtungen und Analogieschlüssen. Er läßt sich etwa folgendermaßen nachzeichnen:

Erste Beobachtung (I, 6–7):

Die scheinbar isolierten Einzelerkrankungen eines chronischen Verlaufs bilden zusammen die vollständige Gestalt der chronischen (nichtvenerischen) Krankheit. Der Arzt muß daher „möglichst den ganzen Umfang aller dem unbekannten Ur-Übel eigenen Symptome erst erkennen", um das Mittel entsprechend diesem Vollbild der Krankheit finden zu können.

Erster Analogieschluß (I, 7–8):

Analog zur chronisch-miasmatischen Syphilis, deren Bestehen auch bei bester Konstitution, Diät und Lebensweise erst mit dem Tode endet, müssen auch die übrigen chronischen Krankheiten, die dasselbe Verhalten aufweisen,
ebenfalls chronisch-miasmatische Krankheiten sein.

Zweite Beobachtung (I, 8):

Die endgültige Heilung dieser nichtvenerischen chronischen Krankheiten erwies sich fast stets dann als für die Homöopathie unmöglich, wenn sich anamnestisch eine vorausgegangene Krätzeansteckung ausmachen ließ. (Die Krätze war damals in unvorstellbarer Weise in allen sozialen Schichten verbreitet, kaum jemand blieb von ihr verschont. Die napoleonischen Kriege taten ein übriges, um die Situation zu verschärfen. D.h. die Wahrscheinlichkeit, daß jeder aus welchen Gründen auch immer Chronischkranke mit der Krätze Bekanntschaft gemacht hatte, war fast total.) Als das gesuchte, allen Teilmanifestationen gemeinsame Miasma der nichtvenerischen chronischen Krankheiten, erwies sich also das Krätzmiasma. *Hahnemanns* medizinischer Name dafür ist ‚Psora' (griech. Krätze, Räude).

Zweiter Analogieschluß (I, 8–9):

Analog zur Heilung der psorischen chronischen Krankheiten mit bekannter Krätzeansteckung durch die antipsorischen Mittel
müssen auch die chronischen Krankheiten ohne bekannte Krätzeansteckung, die aber durch antipsorische Mittel geheilt werden konnten,
ebenfalls psorischer Natur sein.

Dritter Analogieschluß (I, 10; Org. V, § 103):

Analog zu den miasmatisch-epidemischen Seuchen, bei denen die einzelnen Individualerkrankungen nur einen Teil der Gesamtsymptomatik aller Erkrankungen dieser Epidemie darstellen, so daß deren Gesamtsymptomatik erst aus der Summe der Symptome aller Einzelerkrankungen gewonnen werden kann,

muß der gesamte Umfang der Psorasymptomatik

ebenfalls aus der Summe der Symptome aller Krätzeangesteckten gewonnen werden.

(Diese Überlegung ist maßgeblich für *Hahnemanns* Auffindung der antipsorischen Arzneien.)

Vierter Analogieschluß (I, 15; 17ff.):

Analog zur Syphilis (Sykosis), wo nach erfolgter Ansteckung das Miasma bereits den ganzen Organismus in Besitz genommen hat, bevor sich das Lokalübel (Schanker, Feigwarze) ausbildet, so daß dessen Vernichtung keine Heilung mehr bewirken kann,

muß auch die sofortige und gänzliche Besitznahme des Organismus durch die Psora

ebenfalls bereits vor Auftreten des Krätzeausschlags erfolgt sein, so daß dessen Vernichtung keine Heilung bewirkt, die Psora also ungeheilt weiterbesteht.

(Wichtig für die Erklärung der Konsequenzen dermatologischer oder volksmedizinischer Krätzeheilungen.)

Fünfter Analogieschluß (I, 100):

Analog zu den chronischen Krankheiten bestimmten Hergangs, die nachweislich auf Krätzeansteckung (Psora) zurückgehen,

müssen auch die chronischen Krankheiten gleichen Hergangs ohne Nachweisbarkeit einer Krätzeansteckung

ebenfalls psorischer Natur sein.

Aus der durchgängigen miasmatischen Herkunft aller nichtvenerischen chronischen Krankheiten (erster Analogieschluß) und aus dem universellen Vorkommen des Krätzmiasmas bei diesen allen (zweite Beobachtung) ergibt sich für *Hahnemann,* daß die Psora (außer Syphilis und Sykosis) die *einzige* Natur aller übrigen chronischen Krankheiten ausmacht.

Zu den angeführten Analogieschlüssen ist zu bemerken, daß der Analogieschluß zu den sogenannten Wahrscheinlichkeitsschlüssen gehört, das heißt, daß die Schlußfolgerung nur Wahrscheinlichkeit, keinesfalls aber Sicherheit beanspruchen kann. Die Bedeutung von Analogieschlüssen ist eigentlich mehr heuristischer Natur, sie liefern (Arbeits-) Hypothesen. *Hahnemann* ist sich auch trotz seiner faktischen Überzeugung von der Wahrheit seiner Psora-Theorie (besser ‚Psorahypothese') ihres hypothetischen Charakters völlig bewußt, wie aus der letzten der neu hinzugefügten psorabezüglichen Anmerkungen im Organon VI, der Anmerkung zu § 284, eindeutig hervorgeht („Psora-Theorie"). Und er ist sich auch der Möglichkeit der Falsifizierung seiner Theorie bewußt, wenn er sie auch – legitim für ihn, für uns verständlich – nicht in greifbarer Nähe sieht. Man vergleiche dazu in den „Chronischen Krankheiten" die letzte, in der 2. Auflage erst angebrachte Anmerkung 2 (I, 99–100): Negantis est probare. Es ist nicht schwer, die Psorahypothese *Hahnemanns* zu falsifizieren, was aber eine eigene Abhandlung erfordern würde, wofür hier nicht der Platz ist. Dasselbe trifft auf einen weiteren Versuch *Hahnemanns,* seiner Psorahypothese Geltung zu verschaffen, zu. Er versuchte nämlich in den „Chronischen Krankheiten" auch noch *historische Belege* für die Psora und deren Eigenschaft als „älteste" bekannte miasmatische Krankheit beizubringen (I, 11–17). (Damit gewinnt er auch ein Argument für die ungeheure Vielgestaltigkeit, die dieses Miasma bei seinem Durchgang durch viele Generationen und zahllose Individuen gewonnen hat.)

5. Miasmen heute?

Hahnemann hat in klarer Einsicht in die Bedingungen der wissenschaftlich-homöopathischen Arzneiheilung (Org. VI, § 3) diese Heilkunst von jedem Einfluß, d.h. faktischem Einfließen hypothetischer Annahmen in die Realisation dieser Heilungsbedingungen freigehalten. Nach wie vor blieb auch nach Fertigstellung der „Chronischen Krankheiten" für das eigentliche ärztliche „Heilgeschäft" die Maxime „Heilung durch Symptomenähnlichkeit" einzig und unverändert in Kraft. Auf den *Symptomen* des Chronischkranken ruht seine Heilung, *nicht* auf seinen *angenommenen Miasmen* und ihren Mischungen. Alles was *Hahnemann* im Organon VI und in den „Chronischen Krankheiten" an praktischen Anweisungen für die Heilung der chronischen Krankheiten gegeben hat, kann, recht verstanden (etwa als ein heute zu wenig ausgeschöpfter Beitrag zur speziellen Behandlung von gewissen Hautkrankheiten), nützlich der eigenen Praxis zugeführt werden.

Leider ist die klassische Homöopathie, fasziniert von subjektiven spekulativen, neognostischen, weltanschaulichen usw. Theoriebildungen oder auch aus einem mißverstandenen starren Festhalten an einer „reinen Lehre", *Hahnemann* auf dem klar gewiesenen Weg nicht gefolgt. Obwohl seit hundert Jahren die „Miasmen" als Mikroorganismen und Parasiten mit ihrem jeweils spezifischen biologisch-symbiontisch pathogenen Verhalten bekannt, ja sichtbar zu machen sind und auch evident geworden ist, daß keineswegs alle chronischen Erkrankungen primär infektiöser Herkunft sein müssen, feiert in der homöopathischen Praxis die alte Miasmentrias in den merkwürdigsten Interpretationen wie in orthodoxer Buchstäblichkeit fröhlichüppige Urständ. Was kann diese Trias heute besagen?

Syphilis: Das kann, wie schon für *Hahnemann,* für uns nichts anderes als eben die Syphilis sein, die der Patient hat oder gehabt hat (AHZ 228 [1983], 12–16).

Sykosis: Bei *Hahnemann* schwankt ihr Begriff. Immerhin begegnen wir heute den viralen spitzen Kondylomen in manchen Zusammenhängen, nicht nur mit der Gonorrhoe. Auch die Gonorrhoe selbst treffen wir an, akut, chronisch. Wir haben die Nosode der ‚Sykosis' (= Medorrhinum) aus ihr gewonnen. Wieso haben wir eigentlich – *Hahnemanns* Anregung viel getreulicher folgend – bis heute keine Feigwarzennosode? Die Sykose dagegen bleibt heute begrifflich ebenso verschwommen wie die von ihr bezeichnete Wirklichkeit. Auf ihr zu beharren, bliebe ohne Hand und Fuß und Sinn.

Und die **Psora?** Sie besitzt keine medizinische Realität. Historisch ist sie als auf unvollständigen Voraussetzungen bauende, notwendig falsche Hypothese zu verstehen. Heute haben wir es mit einer *Mehrzahl* festständiger infektiös-chronischer

Erkrankungen und auch mit einer *Mehrzahl,* auf kein Ur-Miasma zurückführbarer nichtinfektiöser chronischer Krankheiten, die wir homöopathisch im Namenlosen lassen können, zu tun. Die echten Erbkrankheiten und erblich disponierten chronischen Erkrankungen zählen ebenfalls zu den gewissermaßen festständigen Erkrankungen chronischer Natur. Die Abgrenzbarkeit eigentlicher Geschlechtskrankheiten hat sich verwischt; sie sind im Grunde festständige chronische Infektionskrankheiten wie andere auch; der zufällig vorwiegende Übertragungsmodus ändert an ihrer Natur nichts. Es gibt, wie *Hahnemann* richtig gesehen hat, die komplizierten chronischen Krankheiten. Verstehen wir sie zu heilen? Es gibt die sensationelle Neuigkeit ‚Aids' und die alltäglichen Plackereien mit den iatrogenen chronischen Impfkrankheiten der Kinder. Real kann für uns nur die auf eine vollständigere und gesicherte Erfahrung gegründete Pluralität des chronischen Krankseins unserer je konkreten Patienten sein, nicht eine imaginäre Miasmentrias und Psoramythologie.

Dank *Hahnemann* können wir die chronischen Krankheiten nach *Symptomenähnlichkeit* heilen. Gegenüber der Zeit vor den „Chronischen Krankheiten" sind dem homöopathischen Arzt dazu noch zusätzliche Aufgaben gestellt: Eingehende Befragungen, Achten auf Nebensächliches, Befassung mit der Diät und der Lebensweise, Behebung krankheitsunterhaltender und heilungshindernder Umstände, um einige zu nennen. In den ehemals ‚antopsorischen' Arzneien finden wir die nötigen ‚chronischen' Arzneien, zu denen seit *Hahnemann* weitere gekommen sind und deren Vermehrung uns aufgetragen ist.

Wenn die Homöopathie und vor allem ihr Nachwuchs wieder den freien Blick auf die unmittelbaren Phänomene unserer Heilkunst zurückgewinnt, dann werden uns *Hahnemanns* „Chronische Krankheiten" zum *lebendigen* Begleiter und *unentbehrlichen* Helfer in der täglichen Praxis.

Heiden, Ostern 1988 *Dr. med. W. Klunker*

Vorwort

zur ersten Ausgabe 1828

Wüßte ich nicht, zu welcher Absicht ich hier auf Erden war – „selbst möglichst gut zu werden und umher besser zu machen, was nur in meinen Kräften stand“ – ich müßte mich für sehr weltunklug halten, eine Kunst vor meinem Tode zum gemeinen Besten hinzugeben, in deren Besitz ich allein war und welche daher, bei ihrer Verheimlichung, mir fort und fort möglichst einträglich zu machen, bei mir stand.

Indem ich aber der Welt diese großen Funde mittheile, bedauere ich, zweifeln zu müssen, ob meine Zeitgenossen die Folgerichtigkeit dieser meiner Lehren einsehen, sie sorgfältig nachahmen und den unendlichen daraus für die leidende Menschheit zu ziehenden Gewinn, welcher aus der treuen, pünktlichen Befolgung derselben unausbleiblich hervorgehen muß, erlangen werden – oder ob sie, durch das Unerhörte mancher dieser Eröffnungen zurückgeschreckt, sie lieber ungeprüft und unnachgeahmt, also ungenutzt lassen werden.

Wenigstens kann ich nicht hoffen, daß es diesen wichtigen Mittheilungen besser ergehen werde, als der schon bisher von mir vorgetragenen allgemeinen Homöopathie, wo man, aus Unglauben an die Kraft so kleiner und verdünnter (aber, was man übersah, desto zweckmäßiger für ihren homöopathischen Zweck in ihrer dynamischen Wirkungs-Fähigkeit entwickelter) Arznei-Gaben, wie ich sie nach tausend warnenden Versuchen endlich als die zweckmäßigsten der Arztwelt mittheilen konnte, lieber erst Jahre lang mit großen und größern Gaben (meinen treuen Versicherungen und Gründen mißtrauend) die Kranken in Gefahr setzte, und daher (wie zuerst ich, ehe ich zu dieser Herabstimmung der Gaben gelangte) den heilsamen Erfolg gewöhnlich nicht erleben konnte.

Was würden sie gewagt haben, wenn sie meinen Angaben gleich anfänglich gefolgt und gerade diese kleinen Gaben zuerst in Gebrauch gezogen hätten? Konnte ihnen da etwas Schlimmeres begegnen, als daß diese Gaben nicht halfen? Schaden konnten sie doch nicht! Aber bei ihrer unverständigen, eigenmächtigen Anwendung großer Gaben zu homöopathischem Gebrauche gingen sie nur, in der That, nur abermals denselben für die Kranken so gefahrvollen Umweg zur Wahrheit, den ich schon, um ihnen denselben zu ersparen, mit Zittern, aber glücklich zurückgelegt hatte, und mußten, nach Anrichtung manchen Unheils und nach vergeudeter schöner Lebenszeit, doch endlich, wenn sie wirklich heilen wollten, an dem einzig richtigen Ziele anlangen, was ich ihnen treulich und offen und mit Gründen längst zuvor schon dargelegt hatte.

Werden sie es mit dem ihnen hier mitgetheilten großen Funde besser machen!

Und wenn sie's nun nicht besser damit machten – wohl! – so wird eine gewissenhaftere und einsichtigere Nachwelt den Vorzug allein haben, in treuer, pünktlicher Befolgung der hier folgenden Lehren, die Menschheit von den unzähligen Qualen befreien zu können, welche von den unnennbaren, langwierigen Krankheiten auf den armen Kranken lasteten, so weit die Geschichte reicht – eine Wohlthat, welche durch das bisher schon von der Homöopathie Gelehrte noch nicht zu erreichen war.

Natur der chronischen Krankheiten

Bisher erwies überall die treu befolgte, homöopathische Heilkunst, wie sie in meinen und meiner Schüler Schriften gelehrt worden war, ihren natürlichen Vorzug vor jedem allöopathischen Verfahren bei allen die Menschen nicht nur schnell befallenden (akuten) Krankheiten, sondern auch bei den epidemischen Seuchen und sporadischen Fiebern sehr entschieden und auffallend.

Die venerischen Krankheiten wurden von der Homöopathie ebenfalls weit sicherer, unbeschwerlicher und ohne Nachwehen gründlich geheilt, indem sie, ohne die örtlich entstandenen Übel weder zu stören noch zu zerstören, das innere Grundübel durch das beste specifische Mittel einzig von innen vernichtete und heilte.

Aber die Zahl der übrigen langwierigen Krankheiten auf der weiten Erde war ungleich größer, ja ungeheuer groß, und blieb es.

Ihre Behandlung durch die bisherigen allöopathischen Aerzte diente bloß zur Erhöhung der Plagen dieser Art Kranken; denn es ward von ihnen mit aller der Menge ekelhafter Gemische, aus heftigen Arznei-Substanzen in großen Gaben vom Apotheker zusammengesetzt, deren einzelne wahre Wirkung ihnen unbekannt war, mit allen den vielerlei Bädern, den Schweiß oder Speichel in Menge hervortreibenden, den (schmerzstillenden?) Betäubungsmitteln, den Klystiren, den Einreibungen, Blähungen, Räucherungen, den Ziehpflastern, Exutorien, Fontanellen, vorzüglich aber den ewigen Laxanzen, Blutegeln, Blutabzapfungen und Hungerkuren, oder wie die, gewöhnlich der Mode folgenden, medicinischen Qualen sonst noch alle heißen mögen, theils das Uebel ärger gemacht und die Lebenskraft, allen Zwischengebrauchs angeblicher Stärkungsmittel ungeachtet, mehr und mehr vermindert, theils, wenn eine auffallende Aenderung von ihnen bewirkt worden war, statt des bisherigen Leidens ein anderer, schlimmerer krankhafter Zustand, namenlose Arznei-Krankheiten (ungleich schlimmere, unheilbarere als die anfängliche natürliche) herbeigeführt unter der Tröstung des Arztes: „die alte Krankheit habe er glücklich behoben; es sey zwar Schade, daß sich eine neue (?) Krankheit zeige, er hoffe aber, mit deren Besiegung eben so glücklich fertig zu werden, wie mit der erstern.“ – Und so ging es dann, unter Abänderung der Formen desselben Uebels und unter Zusatz neuer, von den unrechten, schädlichen Arzneien erzeugten Uebel, in der Steigerung der Leiden des Kranken fort, bis mit dem letzten Athemzuge auch die Klagen des Bedauernswürdigen auf immer verhallten und die Angehörigen mit der tröstlichen Vorspiegelung beschwichtigt werden: „es sey doch nun alles Erdenkliche bei dem Verblichenen gebraucht und angewendet worden.“

Nicht so die große Gabe Gottes, die Homöopathie!

Selbst in diesen übrigen Arten chronischer Krankheiten leisteten ihre Jünger – wenn sie den Kranken nicht schon zu sehr durch allöopathische Kuren (wie doch leider so oft, im Fall etwas Geld an ihm zu verdienen gewesen) verderbt und zu Grunde gerichtet fanden – unter Befolgung dessen, was meine bisherigen Schriften und meine ehemaligen mündlichen Vorträge hiervon lehrten, doch bei weitem mehr, als alle bisherigen sogenannten Kurarten.

Nach dieser naturgemäßern Handlungsweise konnten sie den gegenwärtigen, chronischen Leidenszustand, welchen sie nach allen sinnlich wahrnehmbaren Symptomen ausgeforscht vor sich liegen hatten, mit dem unermüdet aufgesuchten, unter den bisher auf ihre reine, wahre Wirkung geprüften, am meisten passenden, homöopathischen Mittel in der kleinsten Gabe (ohne Beraubung des Kranken an Säften und Kräften, wie die Allöopathie der gewöhnlichen Aerzte) in oft kurzer Zeit beseitigen, so daß der Kranke gebessert wieder frohe Lebenstage genießen konnte – Besserungen, welche alles, was je die Allöopathie in seltenen Fällen durch einen Glücksgriff in die Arzneibüchsen irgend einmal erreicht hatte, immer noch bei weitem übertraf.

Die Beschwerden wichen durch eine sehr kleine Gabe desjenigen Arzneimittels, welches die gegenwärtige Reihe von Krankheitszufällen am gesunden Menschen ähnlich hervorbringen zu können, schon erwiesen hatte, großentheils, und wenn das Uebel nicht gar zu alt, nicht in hohem Grade und nicht zu sehr allöopathisch verderbt war, oft auf eine geraume Zeit, so daß die Menschheit schon ob dieser Hülfe sich glücklich preisen konnte und, nicht selten, wirklich pries. Der so Behandelte konnte sich ziemlich für gesund halten und hielt sich selbst nicht selten dafür, wenn er seinen nunmehrigen, gebesserten Zustand billig beurtheilte und ihn mit dem weit leidvollern vor der homöopathischen Hülfe in Vergleichung stellte. *)

Doch oft schon etwas grobe Diätsünden, eine Verkältung, der Zutritt einer vorzüglich rauhen, naßkalten oder stürmischen Witterung, so wie der (auch noch so milde) Herbst, besonders aber der Winter und der winterliche Frühling, dann eine heftige Anstrengung des Körpers oder Geistes, besonders aber die Gesundheits-Erschütterung durch eine äußere, große Beschädigung, oder ein sehr trauriges, das Gemüth beugendes Ereigniß, öfterer Schreck, großer Gram und Kummer und anhaltende Aergerniß brachten oft, (wenn die anscheinend geheilte Krankheit eine schon weiter entwickelte Psora zum Grunde gehabt hatte, oder) bei einem geschwächten Körper, gar bald wieder das eine oder mehre der schon besiegt geschienenen Leiden, auch wohl mit einigen ganz neuen Zufällen verschlimmert, hervor, welche, wo nicht bedenklicher, als die vordem homöopathisch beseitigten, doch oft eben so beschwerlich und nun hartnäckiger waren. In letzterm Falle gab der homöopathische Arzt das nunmehr hier, als gegen eine neue Krankheit gerichtete, unter den gekannten am meisten passende Arzneimittel natürlich wieder mit ziemlichem Erfolge, welcher den Kranken abermal in einen bessern Zustand vor der Hand versetzte. Im erstern Falle hingegen, wo bloß die schon getilgt geschienenen Beschwerden sich, nach oben erwähnten Veranlas-

---

*) Von dieser Art waren die Heilungen von Krankheit aus nicht vollkommen entwickelter Psora, die durch gute Behandlung von meinen Schülern mit Mitteln, die nicht zu den später für Haupt-Antipsorika sich erwiesenen Arzneien gehörten, behandelt worden, weil sie damals noch nicht bekannt waren, sondern nur mit solchen, welche die vorhandenen mäßigen Symptome homöopathisch bestens deckten und vor der Hand beseitigten, wodurch eine Art Heilung bewerkstelligt ward, welche die auftauchende Psora wieder in ihren latenten Zustand zurückbrachte und so eine Art Wohlbefinden vorzüglich bei jungen, kräftigen Personen erzielte, was jeder nicht genau forschende Beobachter für wahre Gesundheit halten mußte, oft von vieljähriger Dauer. Aber bei chronischen Krankheiten von schon völlig entwickelter Psora reichten die damals nur bekannten Arzneien zur vollständigen Heilung nie hin, so wenig als sie jetzt noch hinreichen.

sungen, wieder erneuerten, half das zum ersten Male dienlich gewesene Mittel doch weit weniger vollkommen, und bei seiner abermaligen Wiederholung noch weniger. Dann kamen wohl gar unter der Wirkung des angemessenst geschienenen homöopathischen Arzneimittels, selbst bei untadelhafter Lebensweise des Kranken, neue Krankheits-Symptome hinzu, welche mit andern möglichst passenden Arzneien doch nur dürftig und unvollkommen beseitigt werden konnten – auch wohl gar nicht gebessert wurden, wenn obgedachte widrige Ereignisse von außen die Besserung hinderten.

Es pflegte wohl zuweilen ein freudiges Geschick, oder eine durch Glück verbesserte äußere Lage seiner Umstände, eine angenehme Reise, günstige Jahreszeit und trockene, gleichförmige Witterung einen merkwürdigen Stillstand in dem chronischen Uebel des Kranken hervorzubringen von kürzerer oder längerer Dauer, wo dann der Homöopathiker den Kranken für ziemlich genesen halten konnte, und der Kranke, wenn er erträgliche, mäßige Uebel gutmüthig übersah, sich selbst für gesund hielt; aber dieser günstige Stillstand war doch nie von langer Dauer, und die Rückkehr und öftere Rückkehr der Uebel ließ am Ende auch die bestgewählten, bis dahin bekannten, homöopathischen Arzneien in der geeignetsten Gabe, je öfterer sie wiederholt wurden, desto weniger hülfreich; sie blieben zuletzt kaum schwache Erleichterungsmittel. Gewöhnlich aber blieben nach öfters versuchtem Besiegen des immer etwas abgeändert sich wieder hervorthuenden Uebels Beschwerden übrig, welche die bisher ausgeprüften, nicht wenigen, homöopathischen Arzneien ungetilgt, ja oft unvermindert lassen mußten – immer andre und andre Beschwerden, auch wohl immer beschwerlichere und in der Folgezeit bedenklichere – selbst bei tadelloser Lebensweise des Kranken und bei pünktlicher Folgsamkeit desselben. Das chronische Siechthum ließ sich durch alles dieß im Grunde nur wenig in seinem Fortgange vom homöopathischen Arzte aufhalten und verschlimmerte sich dennoch von Jahre zu Jahre.

Dieß war und blieb der schnellere oder langsamere Vorgang solcher Kuren aller unvenerischen, beträchtlichen, chronischen Krankheiten, selbst wenn sie genau nach den Lehren der bis hierher bekannten homöopathischen Kunst geführt zu werden schienen. Ihr Anfang war erfreulich, die Fortsetzung minder günstig, der Ausgang hoffnungslos.

Und dennoch war die Lehre selbst auf die unumstößlichsten Pfeiler der Wahrheit gestützt und wird es ewig seyn. Die Beglaubigung ihrer Vortrefflichkeit, ja, ich möchte sagen (– so weit sich dieß von menschlichen Dingen sagen läßt –) ihrer Untrüglichkeit hat sie durch Thatsachen der Welt vor Augen gelegt.

Sie, die Homöopathie, lehrte allein und zuerst die großen, in sich abgeschlossenen Krankheiten, das alte, glatte Sydenhamische Scharlachfieber, das neuere Purpurfriesel, den Keichhusten, die häutige Bräune, die Feigwarzenkrankheit, die Herbstruhren mit den specifisch helfenden homöopathischen Arzneien heilen; selbst die hitzigen Seitenstiche und die typhösen contagiösen Seuchen müssen durch wenige kleine Gaben richtig homöopathisch gewählter Arznei sich bald von ihr in Gesundheit verwandeln lassen.

Woher also jener weniger günstige, jener ungünstige Erfolg von fortgesetzter Behandlung der unvenerischen chronischen Krankheiten selbst durch die Homöopathie? Woran lag es bei den Tausenden fehlgeschlagener Bemühungen, die übrigen Krankheitsfälle langwieriger Art so zu heilen, daß dauerhafte Genesung davon erwüchse?

Vielleicht an der noch zu geringen Zahl der auf ihre reinen Wirkungen ausgeprüften, homöopathischen Heilwerkzeuge!

Hiermit trösteten sich bisher die Schüler der Homöopathie; aber dem Gründer derselben genügte diese Ausflucht oder dieser sogenannte Trost nie – auch schon deßhalb nicht, weil auch der von Jahre zu Jahre sich mehrende, neue Zuwachs an geprüften, kräftigen Arzneimitteln die Heilung der chronischen (unvenerischen) Krankheiten um keinen Schritt weiter brachte, zumal da doch akute (nicht schon beim Beginn den unvermeidlichen, nahen Tod verheißende) Krankheiten bei richtig angebrachtem homöopathischen Arznei-Gebrauch nicht nur erträglich beseitigt, sondern mit Hülfe der nie ruhenden Lebens-Erhaltungskraft in unserm Organism bald und völlig hergestellt zu werden pflegen!

Warum kann nun diese, durch homöopathische Arznei wirksam afficierte, zur Herstellung der Integrität des Organism erschaffene, und unermüdet zur Vollendung der Genesung bei selbst schweren akuten Krankheiten thätige, erfolgreiche Lebenskraft in jenen chronischen Uebeln, selbst mit Hülfe der die gegenwärtigen Symptome bestens deckenden homöopathischen Arzneien, keine wahre, dauernde Genesung zu Stande bringen? Was hält sie davon ab?

Dieser so natürlichen Frage Beantwortung mußte mich auf die Natur dieser chronischen Krankheiten hinführen.

Den Grund also auszufinden, warum alle die von der Homöopathie gekannten Arzneien keine wahre Heilung in gedachten Krankheiten bringen und eine, wo möglich richtigere und richtige Einsicht in die wahre Beschaffenheit jener Tausende von ungeheilt bleibenden – bei der unumstößlichen Wahrheit des homöopathischen Heilgesetzes, dennoch ungeheilt bleibenden – chronischen Krankheiten gewinnen konnten, diese höchst ernste Aufgabe beschäftigte mich seit den Jahren 1816, 1817 bei Tag und Nacht und, siehe! der Geber alles Guten ließ mich allmählig in diesem Zeitraume durch unablässiges Nachdenken, unermüdete Forschungen, treue Beobachtungen und die genauesten Versuche das erhabene Räthsel zum Wohle der Menschheit lösen. *)

Die durchgängig sich wiederholende Thatsache, daß die auch auf die beste Weise mit den bis dahin ausgeprüften Arzneien homöopathisch behandelten, unvenerischen chronischen Uebel nach ihrer wiederholten Beseitigung dennoch, und zwar immer in einer mehr oder weniger abgeänderten Gestalt und mit neuen Symptomen ausgestattet wiederkehrten, ja alle Jahre mit einem Zuwachse an Beschwerden wiederkehrten, gab mir den ersten Aufschluß: daß der homöopathische Arzt bei dieser Art chronischer Uebel, ja bei allen (unvenerischen) chronischen Krank-

---

*) Doch ließ ich von allen diesen unsäglichen Bemühungen nichts vor der Welt, nichts vor meinen Schülern verlauten, nicht etwa deßhalb, weil die häufig mir erwiesenen Undankbarkeiten mich davon abgehalten hätten – denn ich achte weder des Undanks, noch der Verfolgungen auf meinem mühsamen, aber wegen des erstrebten großen Ziels dennoch gar nicht freudelosen Lebenswege. – Nein, ich ließ überall nichts davon verlauten, weil es unschicklich, ja schädlich ist, von unreifen Dingen zu reden oder zu schreiben. Erst im Jahre 1827 habe ich zweien meiner, um die homöopathische Kunst am meisten sich verdient gemachten Schülern das Hauptsächlichste davon zu ihrem und ihrer Kranken Wohle mitgetheilt, um nicht die ganze Wissenschaft für die Welt verloren gehen zu lassen, wenn mich etwa vor Vollendung dieses Buches ein höherer Wink in die Ewigkeit abgerufen hätte, was in meinem 73sten Lebensjahre nicht unwahrscheinlich war.

heitsfällen es nicht allein mit der eben vor Augen liegenden Krankheits-Erscheinung zu thun habe, sie nicht für eine in sich abgeschlossene Krankheit anzusehn und zu heilen habe – welche sonst in kurzer Zeit und auf immer homöopathisch getilgt und geheilt worden seyn müßte, wie doch die Erfahrung und der Erfolg widerlegte – sondern daß er es immer nur mit einem abgesonderten Theile eines tief liegenden Ur-Uebels zu thun habe, dessen großer Umfang in den von Zeit zu Zeit sich hervorthuenden neuen Zufällen sich zeige, daß er daher sich keine Hoffnung machen dürfe, die einzelnen Krankheitsfälle dieser Art, in der bisherigen Voraussetzung, als seyen sie für sich bestehende, in sich abgeschlossene Krankheiten, dauerhaft zu heilen, so daß sie selbst nie wieder und auch keine andern, neuen, beschwerlichern Symptome an ihrer Stelle wieder hervorsprießten, daß er folglich möglichst den ganzen Umfang aller der dem unbekannten Ur-Uebel eignen Zufälle und Symptome erst kennen müsse, ehe er sich Hoffnung machen könne, eine oder mehre, das ganze Grundübel mittels ihrer eigenthümlichen Symptome homöopathisch deckende Arzneien auszufinden, durch welche er dann das Siechthum in seinem ganzen Umfange, folglich auch seine einzelnen Glieder, das ist, alle seine in so verschiednen Krankheitsfällen erscheinenden Krankheits-Fragmente heilkräftig zu besiegen und auszulöschen im Stande wäre.

Daß aber das gesuchte Ur-Uebel noch überdieß miasmatisch chronischer Natur seyn müsse, zeigte sich mir klärlich in dem Umstande, weil es nie, sobald es bis zu einiger Höhe gediehen und entwickelt war, durch die Kraft einer robusten Constitution aufgehoben, nie durch die gesundeste Diät und Lebensordnung besiegt wird oder von selbst erlischt, sondern mit den Jahren sich immer mehr, durch Uebergang in andre, bedenklichere Symptome, *) verschlimmert bis ans Ende des Lebens, wie jede chronische, miasmatische Krankheit, zum Beispiel die nicht mit Quecksilber, ihrem Spezifikum, von innen geheilte, in

*) Nicht selten gingen Lungeneiterung in Wahnsinn, vertrocknende Geschwüre in Wassersucht oder Schlagfluß, Wechselfieber in Asthma, Unterleibsbeschwerden in Gelenkschmerzen oder Lähmungen, Gliederreißen in Blutflüsse u.s.w. über, und es war nicht schwer einzusehen, daß die neuern Uebel ebenfalls in dem vorhandenen alten Siechthume gegründet seyn müßten und nur Theile eines weit größern Ganzen seyn könnten.

Lustseuche übergegangene, venerische Schanker-Krankheit, welche ebenfalls nie von selbst erlischt, sondern (auch bei der besten Lebensweise und der robustesten Körper-Constitution) mit jedem Jahre zunimmt und immer in neuen und schlimmern Symptomen sich entfaltet, ebenfalls bis ans Ende des Lebens.

So weit war ich, als ich bei meinen Forschungen und Beobachtungen an solchen (unvenerischen) chronischen Kranken gleich anfänglich schon wahrnahm, daß die Verhinderung der Heilung der (täuschend als eigne und in sich abgeschlossene Krankheit erscheinenden) mancherlei Krankheitsfälle auf homöopathischem Wege mit den bis dahin ausgeprüften Arzneien, in den meisten Fällen, in einem, nicht selten geständigen, vormaligen Krätz-Ausschlage nur gar zu oft zu liegen schien; auch datirte sich gewöhnlich der Anfang aller ihrer nachgängigen Leiden von dieser Zeit her. Zudem hatte sich bei ähnlich chronischen Kranken, welche eine solche Ansteckung nicht gestanden, auch wohl, was noch häufiger war, aus Unachtsamkeit nicht bemerkt hatten, oder sich derselben wenigstens nicht erinnern konnten, nach meiner sorgfältigen Nachforschung dennoch gemeiniglich ausgewiesen, daß sich kleine Spuren davon (einzelne Krätzbläschen, Flechten u.s.w.) bei ihnen von Zeit zu Zeit, wenn auch selten, gezeigt hatten, als untrügliche Zeichen der ehemaligen Ansteckung dieser Art.

Diese Umstände, in Verbindung mit der Thatsache, daß unzählige Beobachtungen der Aerzte,*) so wie nicht selten meine eignen Erfahrungen gelehrt hatten, wie auf durch böse Kunst unterdrückten oder durch andre Ereignisse von der Haut verschwundenen Krätz-Ausschlag chronische Leiden mit gleichen oder ähnlichen Symptomen, bei sonst gesunden Menschen, augenscheinlich gefolgt waren, konnten mir keinen Zweifel übrig lassen über den innern Feind, mit welchem ich es bei ihrer ärztlichen Behandlung zu thun hatte.

Nach und nach lernte ich hülfreichere Mittel gegen dieses so viele Leiden erzeugende Ur-Uebel, das ist, gegen die mit einem allgemeinen Namen zu benennende *Psora* (innere Krätzkrankheit mit oder ohne ihren Hautausschlag) finden, und es ward mir dann beim Gebrauche dieser Arzneien in ähnlichen chroni-

---

*) Auch in neueren Zeiten vorzüglich durch von Autenrieth (s. Tübinger Blätter für Naturwissenschaft und Arzneikunde, 2. B. 2. Heft.).

schen Krankheiten, welchen der Kranke eine solche Ansteckung auch nicht nachweisen konnte, durch die erfolgende Hülfe einleuchtend, daß auch diese Fälle, wo der Kranke sich keiner Ansteckung dieser Art erinnerte, dennoch von der ihm vielleicht schon in der Wiege oder sonst unerinnerlich mitgetheilten *Psora* herrühren müßten, was dann auch bei sorgfältigerer Nachforschung bei den Eltern oder alten Anverwandten sehr oft seine Bestätigung fand.

Die genaueste Beobachtung der Hülfskraft der schon in den ersten dieser 11 Jahre hinzugefundenen antipsorischen Mittel belehrte mich immer mehr, wie häufig sowohl die mäßigen, als die größern und größten chronischen Krankheiten dieses Ursprungs seyen.

Sie belehrte mich, daß nicht allein die meisten jener vielerlei Hautausschläge, welche Willan mit ängstlicher Mühe von einander schied und mit eignen Namen belegte, sondern auch fast alle After-Organisationen von der Fingerwarze an, bis zu den größten Balg-Geschwülsten, von den Fingernägel-Verunstaltungen an, bis zu den Knochen-Geschwülsten und den Verkrüppelungen des Rückgrats und mehren andern Erweichungen und Verbiegungen der Knochen im zarten und spätern Alter, daß häufiges Nasenbluten eben sowohl als die Blut-Anhäufungen in den Venen des Mastdarms und des Afters oder die Blut-Entleerungen aus denselben (blinde oder fließende Hämorrhoiden), so wie der Bluthusten oder das Bluterbrechen oder Blutharnen, und eben sowohl die fehlende als die zu häufige weibliche Monatszeit, der mehrjährige Nachtschweiß eben sowohl als die pergamentartige Dürre der Haut, der mehrjährige Durchfall eben sowohl als die stete Hartleibigkeit und Leibverstopfung, die langwierigen Schmerzen hier oder da eben sowohl als die langjährig wiederkehrenden Convulsionen, die chronischen Geschwüre und Entzündungen, Hypersarkosen und Geschwülste sowohl, als die Abzehrungen, die Ueberempfindlichkeit sowohl, als die mancherlei Fehler oder der Mangel der Sehkraft, des Gehör-, Geruch-, Geschmack- und Tast-Sinnes, der übermäßige sowohl als der erloschene Geschlechtstrieb, sowohl die Geistes- als die Gemüths-Krankheiten vom Blödsinn bis zur Exstase, von der Schwermuth bis zur Wuth, die Ohnmachten und Schwindel wie die sogenannten Herz-Krankheiten, die Unterleibs-Uebel sammt Allem, was man unter Hysterie und Hypochondrie begreift – mit einem Worte, daß Tausende von der Pathologie mit verschiedenen Namen belegter, langwieriger Leiden des Menschen – mit wenigen Ausnahmen, wahre Abkömmlinge einzig der vielgestaltigen *Psora* seyen. Sie belehrte mich bei fortgesetzten Beobachtungen, Vergleichungen und Versuchen in den letzten Jahren, daß die in ihren auffallenden Beschwerden so ungemein abweichenden und bei den verschiedenen Kranken so höchst verschieden scheinenden langwierigen Leiden und Gebrechen Leibes und der Seele (wenn sie nicht zu den beiden venerischen Uebeln, der *Syphilis* und der *Sycosis* zu zählen sind), alle nur theilweise Aeußerungen jenes uralten chronischen Aussatz- und Krätz-Miasms, das ist, bloß Abkömmlinge eines und desselben ungeheuern Ur-Uebels sind, dessen fast zahllose Symptome auf gleiche Weise nur Ein Ganzes bilden und daher nur als Glieder einer und derselben Krankheit anzusehen und ärztlich zu behandeln sind, wie in einem großen epidemischen Typhus (z. B. dem im Jahre 1813), wo der eine Kranke nur an einigen dieser Seuche eignen Symptomen darnieder liegt, ein zweiter Kranker wieder an nur einigen, aber andern Zufällen leidet, indeß ein dritter, vierter u.s.w. zum Theil wieder andere, dieser Epidemie zugehörige Uebel klagt, während sie doch alle an einem und demselben pestartigen Fieber kranken, und nur die von allen oder vielen dieser Kranken zusammen genommenen Symptome das ganze und vollständige Bild des zu der Zeit herrschenden Typhus darstellen, wofür das, oder die paar homöopathisch gefundenen Heilmittel*) den ganzen Typhus heilen und daher auch bei jedem einzelnen Kranken sich specifisch hülfreich erweisen, ob er gleich nur an, von denen der Andern abweichenden Symptomen leidet, und fast jeder an einer andern Krankheit zu leiden scheint.**)

Eben so, nur in weit größerm Maßstabe, ist es auch mit der *Psora* beschaffen, jenem Grundübel so vieler chronischer Siechthume, deren jedes von dem andern wesentlich verschieden zu seyn scheint, es aber im Grunde nicht ist, wie schon die Uebereinkunft mehrer, ihnen gemeinsamer, während ihres allmähligen Verlaufs sich zeigender Symptome und so auch ihrer aller Heilung durch dieselben Heilmittel darthut.

---

*) Im Typhus von 1813 waren Zaunrebe und Wurzelsumach die für alle Kranke specifischen Heilmittel.

**) S. Organon der Heilkunst, fünfte Auflage 1834. § 100 u.f.

Alle chronischen Krankheiten der Menschen – auch die sich selbst überlassenen, nicht durch verkehrte Behandlung verschlimmerten – zeigen, wie gesagt, eine solche Beharrlichkeit und Ausdauer, daß, sobald sie sich entwickelt haben (und durch die Kunst nicht gründlich geheilt werden), sie mit den Jahren immer mehr zunehmen und lebenslang durch die eignen Kräfte selbst der robustesten Natur, auch bei der gesundesten Lebensart und Diät nicht gemindert, und noch weniger besiegt und ausgelöscht werden, nie also von selbst vergehen, sondern wachsen und sich verschlimmern bis zum Tode. Sie müssen daher sämmtlich festständige chronische Miasmen zum Ursprunge und zum Grunde haben, wodurch ihre Parasiten-Existenz im menschlichen Organism sich immerdar erhöhen und wachsen zu können befähigt wird.

In Europa (auch in den andern Welttheilen, so viel bekannt ist) findet man, allen Nachforschungen zufolge, nur drei solcher chronischen Miasmen, deren Krankheiten sich mit Lokal-Symptomen hervorthun und von denen wo nicht alle, doch die meisten chronischen Uebel herkommen, nämlich erstens die *Syphilis* (auch sonst wohl von mir venerische Schankerkrankheit genannt), dann die *Sycosis* oder die Feigwarzenkrankheit und endlich die dem Krätz-Ausschlage zum Grunde liegende chronische Krankheit, die *Psora*, von welcher, als von der wichtigsten unter allen, zuerst die Rede sein wird.

Die *Psora* ist es, jene älteste, allgemeinste, verderblichste und dennoch am meisten verkannte, chronisch-miasmatische Krankheit, welche seit vielen Jahrtausenden die Völker verunstaltete und peinigte, seit den letzten Jahrhunderten aber die Mutter aller der Tausende unglaublich verschiedener (akuter und) chronischer (unvenerischer) Uebel geworden ist, von denen jetzt das cultivirte Menschengeschlecht auf der ganzen bewohnten Erde mehr und mehr heimgesucht wird.

Die *Psora* ist die älteste miasmatisch-chronische Krankheit, die wir kennen.

Eben so langwierig als die *Syphilis* oder die *Sycosis*, und daher, wenn sie nicht gründlich geheilt wird, vor dem letzten Hauche auch des längsten Menschenlebens, ebenfalls nicht erlöschend (indem selbst die robusteste Natur nie durch eigne Kraft sie in sich zu vernichten und auszulöschen vermag), ist die Krätzkrankheit (*Psora*) noch überdieß die älteste und vielköpfigste unter allen miasmatisch-chronischen Krankheiten.

In den vielen Jahrtausenden, seit sie das Menschengeschlecht heimgesucht haben mag – denn die älteste Geschichte der ältesten Völker erreicht ihren Ursprung nicht – hat sie dergestalt an Umfang ihrer krankhaften Aeußerungen zugenommen (ein Umfang, welcher wohl durch die in so undenklichen Jahren gewachsene Ausbildung derselben in so vielen Millionen Organismen einigermaßen erklärt werden könnte, welche sie ergriff und die sie durchgangen ist), daß ihre sekundären Symptome fast nicht zu zählen sind, und alle vorkommenden, natürlichen (nicht erst durch böse Arztes-Kunst oder durch Gesundheit verderbende Arbeiten in Quecksilber, Blei, Arsenik u.s.w. erzeugten) chronischen Leiden, welche unter hundert Eigennamen als angeblich gesonderte und in sich abgeschlossene Krankheiten in der gewöhnlichen Pathologie figuriren – wenn man die von Syphilis und die noch weit seltnern von Sycosis entspringenden ausnimmt – ich sage, alle übrigen benamten und namenlosen chronischen Übel sämmtlich in der *Psora* ihren wahren Ursprung, ihre einzige Quelle finden.

Die allerältesten Denkmäler der Geschichte, welche wir besitzen, haben die *Psora* schon in großer Ausbildung. Moses*) vor 3400 Jahren zeichnet schon mehre Abarten derselben aus. Doch scheint die *Psora* damals und auch nachher noch immer unter

*) Im dritten Buche, im 13ten Kapitel sowohl, als wo er (21. Kapitel V. 20.) von den Körperfehlern redet, die ein zu opfern bestimmter Priester nicht an sich haben dürfe, wird die bösartige Krätze in dem Worte גָּרָב bezeichnet, was die alexandrinischen Übersetzer (70 Dolmetscher) ψώρα ἀγρία übersetzen, die Vulgate aber mit *scabies jugis*. Der talmudische Ausleger Jonathan erklärt es für trockne, über den Körper verbreitete Krätze, und den Ausdruck des Moses יַלֶּפֶת für *Lichen*, Schwinde, Flechte (M. s. Rosenmüller, *Scholia in Levit. P. II. edit. sec*. S. 124.). Auch die Ausleger im sogenannten englischen Bibelwerke stimmen damit überein, wo unter Andern Calmet sagt: „der Aussatz gleiche einer eingewurzelten Krätze mit heftigem Jücken."

Auch gedenken die Alten des immerdar, wie jetzt, dem Krätz-Ausschlage eigenthümlichen, charakteristischen, wohllüstigen Jückens, worauf nach dem Kratzen das schmerzhafte Brennen folgt, unter Andern Plato, welcher die Krätze γλυκύπικρον nennt, so wie Cicero die *dulcedo* der *scabies* auszeichnet.

den Israeliten mehr die äußern Theile des Körpers zum Hauptsitze behalten zu haben, so wie in den Zeiten des noch rohen Griechenlandes, ebenfalls dann später unter den Arabern und zuletzt in dem noch uncultivirten Europa des Mittelalters. Die verschiedenen Namen, welche von den verschiedenen Völkern den mehr oder weniger bösartigen, die äußeren Theile des Körpers mannigfach verunstaltenden Abarten von Aussatz (äußeren Symptome der *Psora*) ertheilt wurden, gehören nicht zu meinem Zwecke und thun nichts zur Sache, da das Wesen dieser miasmatischen, jückenden Krätzkrankheit im Grunde immer dasselbe blieb.

Die indeß, während, des Mittelalters, in Europa in Gestalt eines bösartigen Rothlaufs (St. Antoniusfeuer genannt) mehre Jahrhunderte über furchtbar gewesene, abendländische *Psora* nahm durch den, von den rückkehrenden Kreuzüglern im dreizehnten Jahrhunderte mitgebrachten Aussatz wieder die Gestalt des Aussatzes an und, obgleich dadurch noch mehr als vorhin in Europa verbreitet (denn im Jahre 1226 gab es allein in Frankreich 2000 Aussatzhäuser), fand die als gräßlicher Hautausschlag nun mehr um sich greifende *Psora* doch wiederum ihre, wenigstens äußere Minderung in den von eben solchen Kreuzfahrern zugleich aus dem Morgenlande mitgebrachten Reinlichkeit befördernden Mitteln, nämlich den vorher in Europa unbekannten (baumwollenen? linnenen?) Hemden und dem häufigern Gebrauche warmer Bäder, durch welche beiden Mittel dann, so wie durch, bei erhöheter Bildung, eingeführte, ausgesuchtere Kost und Verfeinerung der Lebensweise, es binnen ein paar Jahrhunderten doch dahin gedieh, daß die äußere Scheußlichkeit der *Psora* sich so weit minderte, daß zu Ausgange des funfzehnten Jahrhunderts sie nur noch in der Gestalt gewöhnlichen Krätz-Ausschlags erschien, als so eben die andersartige miasmatische, chronische Krankheit, die *Syphilis*, 1493 zuerst ihr furchtbares Haupt zu erheben anfing.

So in den kultivirten Ländern bis zur gewöhnlichen Krätz-Krankheit im Aeußern gemindert, ließ sich nun der nach geschehener Ansteckung erfolgende Ausschlag weit leichter von der Haut durch mancherlei Veranstaltungen wegbringen, so daß seitdem bei den eingeführten medicinischen, äußern Behandlungen, besonders in den bemitteltern und höhern Ständen, durch Bäder, Waschwasser und Salben von Schwefel, Blei,

Kupfer-, Zink- und Qecksilberpräparaten die Aeußerung der *Psora* auf der Haut oft so schnell getilgt ward und getilgt wird, daß es bei ihnen in den meisten Fällen ganz unbekannt bleibt, daß ein Kind, oder eine erwachsene Person von der Krätze befallen gewesen ist.

Hierdurch ward jedoch die Sache der Menschheit nicht gebessert, sondern in vielem Betrachte weit mehr verschlimmert. Denn wenn auch in den ältern Jahrhunderten der Psora-Ausschlag in Gestalt des Aussatzes auf der einen Seite den daran Leidenden wegen der stechenden Schmerzen in den Knollen und Schorfen, so wie wegen des heftigen Jückens im Umkreise derselben sehr beschwerlich war, so blieb doch ihr übriges Befinden, wegen der hartnäckigen äußern Beharrlichkeit dieses für das innere Psora-Uebel vikarirenden großen Haut-Leidens, in der Regel mehr unangetastet; ja, was noch mehr ist, das gräßliche, ekelhafte Ansehn eines Aussätzigen machte auf jeden Gesunden einen so abschreckenden Eindruck, daß Alles schon in der Entfernung vor ihm floh, so daß die Absonderung der meisten dieser Kranken und ihre Verwahrung in den Leprosen-Häusern sie von der übrigen menschlichen Gesellschaft entfernt hielt, wodurch die Ansteckung ungemein eingeschränkt und verhältnißmäßig selten blieb.

Hingegen in der (durch die oben angegebenen Ursachen) im Laufe des vierzehnten und funfzehnten Jahrhunderts dem Aeußern nach wieder so sehr gemilderten Form der *Psora,* als Krätze (wo die nach der Ansteckung hervorkommenden Bläschen Anfangs sehr wenig Aufsehn machen und leicht verborgen gehalten werden können, ihres unerträglichen Jückens wegen aber unaufhaltbar aufgekratzt werden und so ihre Feuchtigkeit umher verbreiten) wird das psorische Miasm derselben um desto gewisser und leichter vielen andern Menschen mitgetheilt, je verdeckter es geschieht, indem die mit der psorischen Feuchtigkeit unsichtbar verunreinigten Dinge die, sie unwissender Weise berührenden, Menschen in weit größerer Zahl anstecken, als die ihres abschreckenden Aeußern wegen ehedem sorgfältig gemiedenen Aussätzigen je thun konnten.

Die *Psora* ist auf diese Weise unter allen die alleransteckendste und allgemeinste unter den chronischen Miasmen geworden.

Das Miasm ist nämlich indeß gemeiniglich schon weiter verbreitet, ehe derjenige, von welchem es ausging, für seinen jückenden Ausschlag ein äußeres Vertreibungsmittel (Bleiwasser, Salbe von weißem Quecksilberpräcipitat u.s.w.) begehrt oder erlangt hatte und ohne daß er gesteht, Krätz-Ausschlag gehabt zu haben, oft sogar, ohne es selbst zu wissen, ja oft, ohne daß selbst der Arzt oder Wundarzt es wußte, von welcher Art der von ihm durch Bleiwasser u.s.w. vertriebene Ausschlag gewesen ist.

Daß die ärmere und niedere Menschenklasse, welche die Krätze länger auf der Haut wuchern läßt, bis sie den Menschen umher zum Abscheu werden und gezwungen sind, sich den Ausschlag zu vertreiben, schon bis dahin Viele angesteckt haben muß, läßt sich leicht denken.

Also nicht bloß deßhalb ist die Menschheit durch die Minderung der äußern Form der *Psora* vom Aussatze bis zum Krätz-Ausschlage übler dran, daß dieser mehr ungesehen und im Verborgenen und daher häufiger anzustecken pflegt, sondern auch vorzüglich deßhalb, weil die nun bis zur bloßen Krätze äußerlich gemilderte, aber desto allgemeiner verbreitete *Psora*, indem sie in ihrem Wesen noch eben so unverändert, wie ursprünglich, und von gleich fürchterlicher Natur blieb, nach der jetzt leichtern Vertreibung ihres Ausschlags, im Innern desto unbemerkter wächst und so, seit diesen drei letzten Jahrhunderten, die traurige Rolle spielt, nach bewirkter Vernichtung*) ihres

---

*) Nicht bloß durch böse Kunst der Aerzte und Afterärzte läßt sich der Krätz-Ausschlag äußerlich vertreiben; sondern er weicht zum Unglücke auch ohnedieß nicht selten von der Haut (wie weiter unten, z. B. in den Beobachtungen älterer Aerzte No. 9. 17. 26. 36. 50. 58. 61. 64. 65. zu ersehen ist). Vor der Krätzkrankheit haben daher die *Syphilis* und die *Sycosis* in dieser Hinsicht beide einen großen Vorzug, daß bei ersterer der Schanker (oder die Schooßbeule) und bei letzterer die Feigwarze nicht eher von den äußern Theilen weichen, bis sie entweder durch äußere Zerstörungsmittel böslich mit Gewalt vernichtet oder, vernünftiger Weise, durch die innere Heilung der ganzen Krankheit mitgeheilet werden. Es kann daher weder die Lustseuche ausbrechen, so lange der Schanker äußerlich nicht künstlich vernichtet wird, noch können die sekundären Uebel der *Sycosis* ausbrechen, so lange die Feigwarze nicht durch böse Kunst zerstört wird – denn diese für ihre innere Krankheit vikarirenden Lokal-Symptome bleiben für sich bis an's Ende des Lebens stehen, ohne die innere Krankheit ausbrechen zu lassen, wodurch es dann eben so leicht wird, sie in ihrem ganzen Umfange, das ist, gründlich durch ihre

Hauptsymptoms (des äußern Haut-Ausschlags), jene unzählige Menge sekundärer Krankheitssymptome hervorzubringen, das ist, Legion chronischer Leiden zu erzeugen, deren Quelle die Aerzte nicht ahneten, nicht enträthselten, und welche deßhalb von ihnen eben so wenig geheilt werden konnten, als die ur-

---

specifischen, innern Arzneien zu heilen, welche man in diesem Falle nur so lange fortzusetzen nöthig hat, bis diese ihrer Natur nach ohne äußere, künstliche Vertreibungsmittel unwandelbaren Lokal-Symptome (Schanker und Feigwarze) völlig geheilt sind, wo man dann ganz sicher ist, die innere Krankheit (die *syphilis* und die *sycosis*) aus dem Grunde geheilt zu haben.

Diese gute Seite hat die *Psora* in dem jetzigen, vom Aussatze bis zum Krätz-Ausschlage herab, in den letzten drei Jahrhunderten, mehr und mehr gemilderten Charakter ihres Hautsymptoms nicht mehr. Der Krätz-Ausschlag bleibt gar nicht so beharrlich auf der Haut, gar nicht so unwandelbar auf seiner Stelle feststehend, wie der Schanker oder die Feigwarze. Wenn auch der Krätz-Ausschlag nicht durch böse Kunst der Aerzte und Afterärzte (wie doch fast stets geschieht), durch austrocknende Waschwasser, Schwefelsalben, drastische Purganzen oder Schröpfen von der Haut vertrieben wird, so entweicht er dennoch auch oft, wie man zu sagen pflegt, von selbst, das ist, auf Veranlassungen, die man nicht achtet. Er entweichet, wie gedacht, nicht selten durch ein übles physisches oder psychisches Ereigniß, durch einen heftigen Schreck, durch stete Aergernis, tief eingreifenden Gram, durch eine große Verkältung oder Kälte (wie weiter unten, Beobachtung No. 67.), durch kalte, laue und warme Fluß- und Mineralbäder, durch ein, von irgend einer Ursache entstandenes Fieber, oder eine andersartige akute Krankheit (z. B. Menschenpocken, s. unten Beobachtung No 39.), durch einen anhaltenden Durchfall, vielleicht auch zuweilen durch eine besondere Unthätigkeit der Haut, und dann sind die Folgen eben die schlimmen, wie wenn der Ausschlag durch unvernünftige Arztes-Kunst äußerlich vertrieben worden wäre. Die sekundären Uebel der innern *Psora* und irgend eine jener unzähligen chronischen Krankheiten diesen Ursprungs brechen dann bald oder spät aus.

Man glaube aber nicht, daß die jetzt in ihrem Lokal-Symptome, ihrem Hautausschlage so gemilderte *Psora* dadurch wesentlich vom alten Aussatze abweiche. Auch der Aussatz ließ sich in den älteren Zeiten, wenn er nicht veraltet war, nicht ganz selten durch kaltes Bad und oftmaliges Eintauchen in Flüsse und warme Mineralbäder (s. unten No. 35.) von der Haut vertreiben, aber auch damals achtete man die bösen Folgen davon eben so wenig, als die neuern Aerzte die akuten Uebel und die schleichenden Siechthume bemerken, welche auf das Selbstentweichen oder die gewaltsame Vertreibung des jetzigen Krätz-Ausschlags bald oder spät aus der inwohnenden *Psora* sich hervorzuthun nicht unterlassen.

sprüngliche ganze (von ihrem Haut-Ausschlage noch begleitete) Krätzkrankheit (*Psora*) durch sie jemals gründlich geheilt worden war, sondern durch die Menge ihrer Fehlmittel sich immerdar verschlimmern mußten, wie die tägliche Erfahrung lehrt.

Eine so große Fluth von zahllosen Nervenübeln, schmerzhaften Leiden, Krämpfen, Geschwüren (Krebsen), Afterorganisationen, Untüchtigkeiten, Lähmungen, Abzehrungen und Geistes-, Gemüths- und Körperverkrüppelungen gab es in den ältern Zeiten, wo die *Psora* noch meist auf ihr äußeres, fürchterliches (doch für das innere Uebel vikarirendes) Hautsymptom, den Aussatz, sich beschränkte, lange nicht; bloß in den letztern drei Jahrhunderten ward und wird die Menschheit von ihr überströmt, aus der eben angeführten Ursache.*)

So ward die *Psora* die allgemeinste Mutter der chronischen Krankheiten.

Die jetzt so leicht, so unbesonnen ihres beschwichtigenden und für das innere Uebel vikarirenden Hautsymptoms, des Krätz-Ausschlags, beraubte *Psora* bringt seit den letzten drei Jahrhunderten immer mehr und so viele ihrer sekundären Symptome hervor, daß wenigstens Sieben Achtel aller vorkommenden chronischen Siechthume von ihr, als von ihrer einzigen Quelle ausgehen, während das übrige Achtel aus *Syphilis* und *Sycosis* oder einer Complication von zweien dieser drei miasmatisch-chronischen Krankheiten, oder (was selten ist)

---

*) Daß der die Reizbarkeit der Muskelfaser, so wie die Ueberempfindlichkeit der Nerven so sehr mehrende, seit zweihundert Jahren so allgemein verbreitete warme Trank des Kaffee's und des chinesischen Thee's die Hinneigung des letztern Zeitalters zu einer Menge chronischer Leiden noch mehr befördert hat und der *Psora* behülflich gewesen ist, sich um desto mehr zu vervielfachen, kann am wenigsten ich in Abrede stellen, der ich in meinem Büchelchen über die Wirkungen des Kaffee's (Leipzig 1803) den Antheil, welchen dieses Getränk an den körperlichen und geistigen Leiden unsrer Menschen hat, sehr, vielleicht zu sehr hervorhob, weil ich damals die Hauptquelle der chronischen Uebel noch nicht in der *Psora* entdeckt hatte. In Gemeinschaft mit dem Schwelgen in Kaffee- und Thee-Trank nur, welche beide Palliative für mehre Psora-Symptome abgeben, konnte die *Psora*, was sie allein nicht in diesem Umfange vermochte, so unzählige, so hartnäckige chronische Leiden über die Menschheit verbreiten.

aller dreier entspringt. Selbst die *Syphilis* gehet, wegen ihrer leichten Heilbarkeit durch die kleinste Gabe der besten Quecksilberbereitung, so wie die *Sycosis,* wegen ihrer nicht schweren Heilbarkeit durch ein paar Gaben Lebensbaum-Saft, mit Salpeter-Säure abwechselnd gebraucht, nur dann in ein langwieriges, schwer zu heilendes Siechthum über, wenn sie mit *Psora* compliciert sind. So ist auch die *Psora* die unter allen am meisten verkannte Krankheit, und daher die ärztlich am übelsten und nachtheiligsten behandelte.

Es ist unglaublich, wie sehr die neuere Arztwelt gewöhnlicher Schule sich an dem Wohle der Menschheit versündigte, indem sie – fast keinen Lehrer der Medicin, fast keinen der angesehensten neuern Aerzte und medicinischen Schriftsteller ausgenommen – es als Regel festsetzte und gleichsam als einen untrüglichen Satz lehrte: „daß jeder Krätz-Ausschlag bloß ein lokales, nur auf der Haut sitzendes Uebel sey, woran der übrige Organism durchaus keinen Antheil nehme, daß man ihn daher jederzeit und ohne Bedenken durch Schwefelsalbe, durch die noch schärfere Jassersche Salbe, durch Schwefelräucherungen, durch Blei- oder Zink-Auflösungen, am schnellsten aber durch Quecksilberpräcipitate örtlich von der Haut wegschaffen könne und müsse; wäre der Ausschlag nur erst von der Haut weggeschafft, so sey alles gut und der Mensch gesund und alles Uebel sey gehoben; freilich, wenn man den Ausschlag vernachlässige und lange Zeit auf der Haut wuchern ließe, dann könne es wohl kommen, daß der böse Stoff endlich Gelegenheit finde, sich durch die einsaugenden Gefäße in die Säftmasse einzuschleichen, und so das Blut, die Säfte und die Gesundheit verderbe; da könne der Mensch wohl endlich Beschwerden von diesen (doch durch Darm- und Blutreinigungen bald wieder aus dem Körper zu schaffenden) bösen Säften bekommen; aber durch die zeitige Vertreibung von der Haut würden alle etwaigen Nachkrankheiten verhütet und der innere Körper bleibe ganz gesund.“

Diese gräßlichen Unwahrheiten lehrten und lehren sie nicht allein, sondern sie führen sie auch praktisch aus, so daß man heutigen Tages, ohne Ausnahme, in allen, selbst den berühmtesten Krankenanstalten der aufgeklärtest scheinenden Länder und Städte, so wie die einzelnen Krätzigen in Privathäusern niedern und höhern Standes, so auch alles, was in Zucht- und Waisenhäusern, den übrigen Civil-Krankenhäusern und den

Militär-Spitälern an mit solchen Ausschlägen behafteten Kranken sich befindet, kurz, die unzählige Menge Aller ohne Unterschied nicht nur von den unberühmten, sondern von allen, den berühmtern, wie von den berühmtesten Aerzten einzig mit den genannten äußern Mitteln behandeln und ihre Ausschläge damit, je schneller, wie sie wähnen, desto besser, von der Haut vertilgen*) sieht – allenfalls mit Beigebrauch einiger großen Gaben Schwefelblumen und einiger starken Abführungsmittel (um, wie sie vorgeben, den Körper zu reinigen) – worauf sie dann mit frechen Zuversicht und Betheuerung, daß nun alles gut sey, die Kranken aus der Kur, gleich als wären sie gesund, entlassen,**) ohne auf die bald oder später darauf mit Ge-

---

*) Dann habe – so träumen sich diese Herren in ihrem verkehrten Sinne, in welchem sie die Beschaffenheit dieser wichtigsten Krankheit nach Gutdünken und ohne die Natur zu befragen, sich ausgeklügelt haben – dann habe, versichern diese leichtfertigen Herren, der Krätzstoff auf der Haut noch nicht Zeit gehabt, in das Innere einzudringen und von den einsaugenden Gefäßen zur Verderbung der ganzen Säftmasse aufgenommen zu werden. Wie dann aber, ihr gewissenhaften Männer! wenn schon das erste, kleinste Krätzbläschen mit seinem unerträglich wohllüstigen, zum Kratzen unaufhaltbar zwingenden Jücken und dem Brennschmerze drauf, in allen Fällen und jederzeit die vorgängig im Innern des ganzen Organism schon ausgebildete, durchgängige Krätzkrankheit bewiese, wie wir weiter unten sehen werden? Wie dann, wenn hiernach jede äußere Vertreibung des Krätz-Ausschlags nicht nur gar nichts zur Minderung des innern allgemeinen Uebels thun könnte, sondern es vielmehr, wie Tausende von Thatsachen beweisen, nöthigte, in zahllos verschiedene, akute Leiden schnell, oder in chronische allmählich sich zu entfalten und hervorzubrechen, welche die Menschheit so hülflos und elend machen? Könnt ihr dann letztere heilen? Die Erfahrung sagt: Nein! Ihr könnt es nicht!

**) Bei einigen kräftigen Krätz-Kranken treibt die Lebenskraft, dem Naturgesetze, auf welchem sie beruht, zufolge (ihr Instinkt sich weiser zeigend als der Verstand ihrer Verderber) den anscheinend von der Haut mittels Krätzsalben und Purganzen vertilgten Ausschlag nach einigen Wochen wieder auf die Haut; der Kranke kehrt in das Spital zurück und man erneuert durch Salben oder Waschwasser von Zink- oder Blei-Auflösungen diese verderbliche Vernichtung des Ausschlags von der Haut, und so habe ich denselben dreimal hinter einander in Militär-Spitälern vergeblich binnen einigen Monaten unverständiger und grausamer Weise wegschmieren gesehen, während der Wegschmierer vorgab, der Mensch müsse indeß dreimal von neuem sich von Krätze haben anstecken lassen in dieser kurzen Zeit, was doch rein unmöglich ist.

wißheit erfolgenden Uebel (nämlich, die sich von innen in tausend verschiedenen Uebeln hervorthuende *Psora*) zu achten oder sie bemerken zu wollen. *)

Wenn dann die getäuschten Unglücklichen bald oder später mit den unvermeidlich auf eine solche Behandlung folgenden Siechthumen, mit Geschwulst-Krankheiten, hartnäckigen Schmerzen an diesem oder jenem Theile, mit hypochondrischen oder hysterischen Beschwerden, mit Gichtübeln, Abzehrungen, Lungeneiterungen, stetem oder krampfhaftem Asthma, mit Blindheit, Taubheit, Lähmungen, Knochenfraß, Geschwüren (Krebs), Krämpfen, Blutflüssen, Geistes- und Gemüthskrankheiten u.s.w. zurückkehren, so wähnen die Aerzte, etwas ganz Neues vor sich zu haben, ohne die Quelle davon zu ahnen, und kuriren und kuriren nach gewöhnlichem Schlendrian der Therapie vergeblicher und schädlicher Weise darauf los, mit Arzneien, gegen Krankheits-Phantome gerichtet, das ist, gegen Ursachen, den sich hervorthuenden Uebeln angedichtet, bis der Kranke nach vieljährigen, immer gesteigerten Leiden, gemeiniglich durch den Tod, das Ende aller irdischen Leiden, aus ihren Händen befreiet wird. **)

Die ältern Aerzte waren gewissenhafter hierin und beobachteten vorurtheilloser. Sie sahen deutlich und überzeugten sich, daß unzählige Uebel und die schwersten chronischen Krankheiten auf die Vertilgung des Krätz-Ausschlags von der Haut er-

*) Dieß schrieb ich vor 6 Jahren; aber noch diesen heutigen Tag verfahren und lehren die Aerzte alter Schule noch gleich verbrecherisch. Sie sind in dieser wichtigsten ärztlichen Angelegenheit bis auf den heutigen Tag nicht um ein Haar weder klüger noch menschlicher geworden.

**) Zufallsweise (denn sie selbst können nur einen erdichteten Grund von diesen Verfahren angeben) fanden sie empirisch den einsweilig die Kranken manchmal erleichternden Ausweg, wenn sie daheim mit ihren Recepten gegen das ungekannte Uebel nichts mehr ausrichten konnten, dieselben in dieß oder jenes der vielen schwefelichten Bäder zu schicken, wo die Kranken oft einen kleinen Theil ihrer *Psora* und so beim ersten Gebrauche ihre chronische Krankheit zum Theil auf einige Zeit los werden, nachmals aber in dasselbe oder ein verwandtes Uebel zurückfallen, wo dann die Wiederholung eines solchen Bades wenig oder nichts mehr fruchtet, weil zur Heilung entwickelter Psora eine weit angemessenere Behandlung als der stürmische Gebrauch solcher Bäder erforderlich ist.

folgten, und bestrebten sich, da diese Erfahrungen sie, bei jeder Krätze zugleich eine innere Krankheit anzunehmen, gelehrt hatten, durch viele innere Mittel, so gut sie ihnen ihre Therapie darreichte, durch eine unzählige Menge innerer Arzneien zugleich jenes mit Recht vorausgesetzte, innere, große Uebel auszutilgen. Es war freilich nur ein vergebliches Bestreben, weil ihnen die hülfreiche Methode unbekannt blieb (welche zu finden, bloß das Vorrecht der Homöopathie werden konnte); aber dieses ihr aufrichtiges Bestreben war dennoch an sich lobenswerth, weil es sich auf die Einsicht eines hinweg zu schaffenden, innern großen Uebels beim Krätz-Ausschlage gründete und sie abhielt, sich einzig auf die örtliche Vernichtung des Ausschlags von der Haut zu verlassen, wie die Neuern thun, welche nicht schnell genug mit Vertreibung des Ausschlags von der Haut fertig werden zu können glauben – gleich als wäre es ein bloß äußeres Hautübel – ohne auf die großen hierauf folgenden Nachtheile zu achten, welche uns die ältern Aerzte in tausend Beispielen warnend in ihren Schriften vor Augen gelegt haben.

Die Beobachtungen jener ehrlichen Männer sind aber allzu sprechend, als daß sie sich verächtlich zurückweisen oder mit gutem Gewissen ignoriren ließen.

Ich werde hier einige von diesen zahllosen, uns hinterlassenen Erfahrungen anführen, die ich mit einer gleichen Zahl aus meinen Beobachtungen vermehren könnte, wären jene nicht schon überflüssig hinreichend, um zu zeigen, mit welcher Wuth die innere *Psora* sich hervorthut, wenn ihr das äußere, zur Beschwichtigung des inwohnenden Uebels dienende Lokal-Symptom, der Haut-Ausschlag, geraubt wird, und welche Gewissenssache es für einen menschenfreundlichen Arzt sey, alle seine Bestrebungen dahin zu richten, durch eine angemessene Behandlung vor Allem die innere Krankheit zu heilen, wodurch der Haut-Ausschlag zugleich mit aufgehoben und vernichtet, auch alle die nachgängigen, unzähligen, aus der *Psora* hervorquellenden, lebenslänglichen, chronischen Leiden erspart und im voraus verhütet, oder, wenn sie dem Kranken schon das Leben verbitterten, geheilt werden können.

Die theils akuten, theils und vorzüglich chronischen Krankheiten, welche von solcher einseitigen Vernichtung des für die innere *Psora* beschwichtigend vikarirenden Haut-Symptoms (des Ausschlags und Jückens) – fälschlich, „Zurücktreibung der Krätze in den Körper" genannt – entspringen, sind unzählig, das ist, so vielerlei, als die Eigenheiten der mancherlei Körperconstitutionen und der sie modificirenden Außenwelt verschieden sind.

Eine kurze Übersicht des davon erfolgenden vielfachen Unglücks trägt der erfahrungsreiche, redliche Ludwig Christian Juncker in Diss. de damno ex scabie repulsa, Hal. 1750. S. 15–18. vor. Er beobachtete, daß bei sanguinischen jungen Personen, Lungensucht, bei Sanguinischen überhaupt, Hämorrhoiden, Hämorrhoidal-Koliken und Nierenstein, bei Sanguinisch-cholerischen, Schooßdrüsen-Geschwülste, Gelenksteifigkeit und bösartige Geschwüre (Todtenbrüche genannt), bei fetten Personen, Stick-Katarrh und Schleim-Schwindsucht, auch Entzündungsfieber, hitziger Seitenstich und Lungenentzündung davon entstanden. In Leichenöffnungen habe man die Lungen verhärtet und voll Eitersäcke angetroffen; auch andre Verhärtungen, Knochen-Geschwülste und Geschwüre sah er von dieser Ausschlags-Unterdrückung entstehen; Phlegmatische litten davon vorzüglich an Wassersuchten; der Monatfluß werde verzögert, und wenn während des monatlichen Blutflusses die Krätze vertrieben werde, so trete an seine Stelle monatlicher Bluthusten; zur Melancholie geneigte Personen würden zuweilen wahnsinnig, und wären sie schwanger, so sterbe die Frucht gemeiniglich; zuweilen verursache die Unterdrückung der Krätze Unfruchtbarkeit;*) bei Säugenden fehle gewöhnlich die Milch; es entstehe davon vorzeitiges Verschwinden der Regeln; bei ältern Frauen gehe die Bährmutter in Verschwärung über, unter tiefen, brennenden Schmerzen und Abzehrung (Mutterkrebs).

---

*) Eine schwangere Jüdin hatte die Krätze auf den Händen und vertrieb dieselbe, um es bei ihrer Niederkunft nicht sehen zu lassen, im achten Monate ihrer Schwangerschaft. Drei Tage darauf kam sie nieder, die Lochien blieben aus und sie fiel in ein hitziges Fieber; seitdem waren es sieben Jahre, daß sie unfruchtbar blieb und am Scheideflusse litt. Dann verarmte sie und mußte einen weiten Weg barfuß gehen, worauf die Krätze wieder erschien und sie so den Scheidefluß und alle übrigen hysterischen Beschwerden verlor, auch wieder schwanger ward und glücklich gebar (Juncker ebend.).

Seine Erfahrungen wurden häufig durch Andrer Beobachtungen*) bestätigt. So beobachtete davon:

Engbrüstigkeit, *Lentilius, Miscell. med. pract. Tom. I.* S. 176. – *Fr. Hoffmann,* Abh. v. d. Kinderkrankheiten, Frft. 1741. S. 104. – *Detharding*, in *Append. ad Ephem. Nat. Cur. Dec. III, ann.* 5. *et* 6. *et in obs. parallel. ad obs.* 58. – *Binninger, Obs. Cent. V. obs.* 88. – *Morgagni, de sedibus et caus. morb. Epist. XIV.* 35. – *Acta Nat. Cur. Tom. V. obs.* 47. – *J. Juncker, Consp. ther. spec. tab.* 31. – *F. H. L. Muzell,* Wahrnehm. Samml. II. *Cas.* 8.[1]) – *J. Fr. Gmelin* in *Gesners* Samml. v. Beob. V. S. 21.[2]) –

*) Ich kannte bei Verfassung der ersten Ausgabe der chronischen Krankheiten noch nicht Autenrieth's Versuche für die prakt. Heilkunde aus den klinischen Anstalten von Tübingen von 1808. Doch, wie ich dann sah, ist, was er über die Krankheiten nach lokaler Vertreibung der Krätze sagt, nur eine Bestätigung dessen, was ich schon bei den hundert andern Schriftstellern gefunden. Auch er hat Fuß-Geschwüre, Lungenschwindsucht, hysterische Bleichsucht mit verschiednen Menstruations-Fehlern, weiße Knie-Geschwulst, Gelenk-Wassersucht, Epilepsie, Amaurose mit Verdunkelung der Hornhaut, Glaukom mit schwarzem Staare, Geistes-Verwirrung, Lähmungen, Schlagfluß, Hals-Krümmung u.s.w. von der äußern Vertreibung der Krätze erfolgen gesehn – was er (mit Unrecht) einzig den Salben beimißt. Aber sein eignes, langsames, lokales Vertreiben derselben mit Schwefelleber und Schmierseife ist um kein Haar besser, was er (vergeblich) Heilen nennt. Gleich, als wenn sein Verfahren nicht ebenfalls lokale Vertreibung des Krätz-Ausschlags von der Haut wäre! Von wahrer Hülfe weiß er eben so wenig als die übrigen Allöopathen, da er schreibt's „Freilich ist's lächerlich, eine Krätze (Raude) durch innerliche Mittel heilen zu wollen." Nein! nicht nur lächerlich, sondern auch erbärmlich ist es, die durch keine Lokal-Vertreibung zu heilende innere Krätz-Krankheit nichts durch innere Mittel gründlich und gewiß heilen lernen zu wollen.

1) Ein Mann von 30 bis 40 Jahren hatte vor langer Zeit die Krätze gehabt, die ihm durch Schmieren vertrieben ward; von welcher Zeit an er nach und nach engbrüstig und engbrüstiger geworden. Das Athmen ward ihm endlich, auch wenn er sich nicht bewegte, sehr kurz und höchst mühsam, wobei ein beständig pfeifender Ton war, doch wenig Husten. Man verordnete ihm ein Klystier von einem Quentchen Squille und innerlich 8 Gran Squille in Pulver zu nehmen. Aber man verwechselte es und er nahm das Quentchen Squille durch den Mund ein. Er gerieth in Lebensgefahr mit unbeschreiblichen Uebelkeiten und Brechwürgen. Bald darauf aber erschien die Krätze wieder an den Händen, Füßen und am ganzen Leibe in Menge, wodurch die Engbrüstigkeit auf einmal gehoben war.

Hundertmark – *Zieger*, *Diss. de scabie artificiali,* Lips. 1758. S. 32.[3]) – *Beireis* – *Stammen*, *Diss. de causis cur inprimis plebs scabie laboret.* Helmst. 1792. S. 26.[4]) – *Pelargus* (Storch), *Obs. clin.* Jahrg. 1722. Seite 435 bis 438.[5]) – Breslauer Samml. vom Jahre 1727. S. 293.[6]) – Riedlin, der Vater, *Obs. Cent. II. obs.* 90. Augsburg 1691.[7])

---

2) Zu dem heftigen Asthma gesellte sich allgemeine Geschwulst und Fieber.

3) Einem 32jährigen Manne ward die Krätze mit einer Schwefelsalbe vertrieben und er litt elf Monate lang die heftigste Engbrüstigkeit davon, bis ihm durch getrunkenen Birkensaft der Ausschlag wieder hergestellt ward am 23sten Tage.

4) Ein Student bekam die Krätze eben als er auf ein Tanzfest gehen sollte, zu welcher Absicht er sie sich von einem Arzte mit einer Schwefelsalbe möglichst schnell vertreiben ließ. Aber bald darauf bekam er eine solche Engbrüstigkeit, daß er nur mit aufgehobenem Haupte Athem schöpfen konnte und bei den Anfällen fast gänzlich erstickte. Wenn er nun auf solche Art eine Stunde mit dem Tode gerungen hatte, warf er mit Husten kleine knorpelartige Stückchen aus, was ihn auf sehr kurze Zeit erleichterte. Zu Hause, nach Osterode, zurückgekehrt litt er zwei Jahre unausgesetzt an diesem Uebel täglich wohl zehn Mal, was durch Hülfe seines Arztes Beireis nicht einmal geändert werden konnte.

5) Ein 13jähriger Knabe, von Kindheit an mit Kopfgrinde beladen, ließ sich ihn von seiner Mutter vertreiben, worauf er binnen 8, 10 Tagen an Engbrüstigkeit, heftigen Glieder-, Rücken- und Knieschmerzen sehr krank ward und nicht eher genas, als bis nach einem Monate der Krätz-Ausschlag über den ganzen Körper ausbrach.

6) Durch Purganzen und andre innere Arzneien ward ein Grindkopf bei einem kleinen Mädchen vertrieben; aber das Kind bekam Beängstigungen auf der Brust, Husten und große Mattigkeit. Bloß als nach Aussetzung der Arzneien der Grindkopf wieder ausbrach, ward das Kind, und zwar schnell, wieder munter.

7) Ein fünfjähriger Knabe litt lange Zeit an Krätze, die, durch eine Salbe vertrieben, eine heftige Schwermüthigkeit mit Husten zurückließ.

Erstickungs-Katarrh, *Ehrenfr. Hagendorn, hist. med. phys. Cent. I. hist.* 8. 9.[8]) – Pelargus, a.a.O. Jahrg. 1723. S. 15.[9])

Asthmatische Erstickungen, *Joh. Phil. Brendel, Consilia med.* Frft. 1615. *Cons.* 73. – *Ephem. Nat. Cur. Ann. II. obs.* 313. – *Wilh. Fabr. v. Hilden, Obs. Cent. III. obs.* 39.[10]) – *Ph. R. Vicat, Obs. pract. obs.* 35. Vitoduri, 1780.[11]) – *J. J. Waldschmid, Opera,* S. 244.[12])

Engbrüstigkeit mit allgemeiner Geschwulst, *Waldschmid,* a.a.O. – *Höchstetter, Obs. Dec. III. obs.* 7. Frft.

---

8) Von mit aufgestrichenem Mandelöle vertriebenem Kopfgrinde entstanden ungemeine Schlaffheit aller Glieder, einseitiges Kopfweh, mangelnde Eßlust, Engbrüstigkeit, Erwachen von Erstickungskatarrh die Nächte, mit starkem Röcheln und Pfeifen auf der Brust, und convulsiven Verdrehungen der Glieder, als wenn er eben sterben sollte, und Blutharnen. Durch Wiederausbruch des Kopfgrindes genas er von diesen Leiden.

Ein dreijähriges Mädchen hatte einige Wochen lang die Krätze, die durch Salbe vertrieben ward, worauf Tags darauf das Kind von einem Stickflusse ergriffen ward mit Schnarchen, Stummheit und Kälte des ganzen Körpers, wovon sie nicht eher genas, als bis die Krätze wieder zum Vorscheine kam.

9) Einem Mädchen von 12 Jahren ward ihre häufige Krätze durch eine Salbe von der Haut vertrieben, worauf sie in ein hitziges Fieber verfiel mit Stickhusten, Engbrüstigkeit und Geschwulst, nachgehends auch Seitenstechen. Sechs Tage hernach kam auf eine innere Arznei, welche Schwefel enthielt, die Krätze wieder zum Vorscheine und die Uebel (die Geschwulst ausgenommen) verschwanden; aber nach 24 Tagen vertrocknete die Krätze abermals unter Entstehung einer neuen Brustentzündung mit Seitenstechen und Erbrechen.

10) Die Brustbeklemmung eines 20jährigen Jünglings von vertriebner Krätze war so groß, daß er keinen Athem schöpfen konnte und man den Puls kaum bemerkte, worauf er erstickte.

11) Eine feuchtende Flechte am linken Oberarme eines 19jährigen Jünglings ward mit vielen äußerlichen Mitteln endlich örtlich vertrieben. Aber bald darauf entstand eine periodische Engbrüstigkeit, die durch eine starke Fußreise in Sommerhitze jähling bis zur Erstickung zunahm mit aufgetriebnem, blaurothe Gesichte und schnellem, schwache, ungleichen Pulse.

12) Die Brustbeklemmung von vertriebener Krätze kam ganz jähling und der Kranke erstickte.

et Lips. 1674. S. 248. – *Pelargus*, a.a.O. Jahrg. 1723. S. 504.[13]) – *Riedlin*, der Vater, a.a.O. *Obs.* 91.[14])

Engbrüstigkeit und Brustwassersucht, *Storch*, in *Act. Nat. Cur. Tom. V. obs.* 147. – *Morgagni*, *de sed. et causis morb. XVI. art.* 34.[15]) – *Richard*, *Recueil d'observ, de Méd. Tom. III.* S. 308. à Paris 1772. – Hagendorn, a.a.O. *Cent. II. hist.* 15.[16])

Seitenstechen und Brustentzündung, *Pelargus,* a. a. O. S. 10.[17]) – *Hagendorn*, a. a. O. *Cent. III. hist.* 58. – *Giseke*, Hamb. Abhandl. S. 310. – *Richard,* a.a.O. – *Pelargus,* a.a.O. Jahrg. 1721. S. 23 und 114.[18]) und Jahrg. 1723. S. 29.[19]) und Jahrg. 1722. S. 459.[20]) – *Sennert, praxis*

---

13) Ein fünfjähriges Mädchen hatte, einige Zeit über, große Krätzblüthen an den Händen gehabt, die von sich selbst trocken geworden waren. Kurz darauf wird sie schläfrig und matt und bekommt kurzen Athem; den folgenden Tag hielt die Engbrüstigkeit an und der Bauch schwoll ihr auf.

14) Einen 50jährigen Landmann, der lange Zeit mit der Krätze geplagt worden, befiel, während er sie durch ein äußeres Mittel vertrieb, eine Schweräthmigkeit, Mangel an Appetit und Geschwulst des ganzen Körpers.

15) Ein Mädchen zu Bologna vertrieb sich die Krätze mit einer Salbe und verfiel in die höchste Engbrüstigkeit, ohne Fieber; nach zweimaligem Aderlaß sanken ihre Kräfte dermaßen und die Engbrüstigkeit nahm so zu, daß sie Tags darauf starb. Die ganze Brust strotzte voll bläulichten Wassers, so wie auch der Herzbeutel.

16) Bei einem neunjährigen Mädchen, welchem der Grindkopf vertrieben ward, entstand langwieriges Fieber, allgemeine Geschwulst und schwieriger Athem; es genas aber, als der vorige Kopfgrind wieder kam.

17) Ein 46jähriger Mann vertrieb mit einer Schwefelsalbe die bisher gehabte Krätze. Darauf bekam er Brustfellentzündung mit blutigem Auswurfe, kurze Athem und große Bangigkeit. Den Tag darauf wurden Hitze und Angst fast unerträglich und die Brustschmerzen am dritten Tage vermehrt. Dann stellte sich ein Schweiß ein. Nach 14 Tagen war die Krätze wieder ausgeschlagen und er befand sich besser. Indeß bekam er einen Rückfall, die Krätze trocknete wieder ein und er starb den dreizehnten Tag nach diesem Rückfalle.

18) Ein hagerer Mann starb nach vertriebener Krätze an Brustentzündung und andern Uebeln den zwanzigsten Tag.

19) Ein siebenjähriger Knabe, dem Grindkopf und Krätze von der Haut trocknete, starb binnen 4 Tagen an einem hitzigen Fieber mit feuchter Engbrüstigkeit.

20) Ein Jüngling, der sich die Krätze mit Bleisalbe vertrieb, starb 4 Tage darauf an einer Brustkrankheit.

med. lib. II. P. III. Cap. 6. S. 380. – *Jerzembsky, Diss. Scabies salubris in hydrope.* Halae 1777.[21]) – *Karl Wenzel,* die Nachkrankheiten von zurückgetretener Krätze, Bamb. 1826. S. 49.[22])

Seitenstechen und Husten, *Pelargus,* a.a.O. Jahrg. 1722. S. 79.[23])

Heftiger Husten, *Richard,* a.a.O. – *Juncker, Conspect. med. theor. et pract. tab.* 76. – *Hundertmark,* a.a.O. S. 23.[23*])

Bluthusten, *Phil. Georg Schroeder, Opusc. II.* S. 322. – *Richard,* a.a.O. – *Binninger, Obs. Cent. V. obs.* 88.

Bluthusten und Schwindsucht, *Chn. Max. Spener, Diss. de aegro febri maligna, phthisi complicata laborante.* Giess. 1699.[24]) – *Bagliv, Opera,* S. 215. – *Sicelius, Praxis casual. Exerc. III. cas.* 1. Frft. et Lips. 1743.[25]) – *Mor-*

21) Allgemeine Wassersucht ward schnell durch wieder ausbrechende Krätze gehoben; als diese aber durch eine starke Verkältung unterdrückt ward, erfolgte unter Seitenstechen binnen drei Tagen der Tod.

22) Bei einem Bauerburschen (hitziges Fieber mit Seitenstechen, Brustbeklemmung u.s.w.) nach einer vor 6 Tagen durch eingeriebene Schwefelsalbe vertriebenen Krätze.

23) Einem Schüler von 13 Jahren trocknete die Krätze ab, er bekam aber Husten und Stechen in der Brust. – Uebel, welche vergingen, als die Krätze wieder aufblühete.

23*) Einem 36jährigen Manne war die Krätze vor 16 Monaten durch eine Blei- und Quecksilber-Salbe vertrieben worden und er litt seitdem an einem mit großer Aengstlichkeit verbundenen, heftigen Krampfhusten.

24) Ein Jüngling von 18 Jahren hatte die Krätze, die er endlich durch ein schwärzlichtes Waschwasser vertrieb. Einige Tage darauf bekam er Frost und Hitze, Mattigkeit, Herzensangst, Kopfweh, Uebelkeit, heftigen Durst, Husten, beschwerliches Athemholen; er hustete Blut aus, fing an irre zu reden, das Gesicht ward todtenfarbig und eingefallen, der Urin hochroth, ohne Satz.

25) Von Krätz-Ausschlage bei einem achtzehnjährigen Jünglinge, durch ein Merkurialpflaster vertrieben.

gagni, a.a.O. *XXI, art.* 32.[26]) – *Unzers* Arzt CCC. Seite 508.[27]) – *Karl Wenzel,* a.a.O. S. 32.

Eitersammlung in der Brust, *F. A. Waitz,* medic.-chir. Aufsätze, Th. I. S. 114. 115.[28]) – *Preval,* im *Journal de Médec. LXI.* S. 491.

Eiterbälge im Gekröse, *Krause – Schubert, Diss. de scabie humana.* Lips. 1779. S. 23.[29])

Große Verderbnisse vieler Eingeweide, *J. H. Schulze,* in *Act. Nat. Cur. Tom. I. obs.* 231.[30])

Verdorbnes Gehirn, *Diemenbroek, Obs. et Curat. med. obs.* 60. – *Bonet, Sepulchretum anat. Sect. IV. obs.* 1. § 1.[31]) und § 2.[32]) – *J. H. Schulze,* a.a.O.

Wasserkopf, *Acta helvet. V. S.* 190.

Geschwüre am Magen, *L. Chn. Juncker, Diss. de scabie repulsa,* Hal. 1750. S. 16.[33])

---

26) Von selbst von der Haut vergangene Krätze hatte schleichendes Fieber und tödtlichen Eiterauswurf zur Folge; in der Leiche fand man die linke Lunge voll Eiter.

27) Ein robust scheinender Candidat, der die nächsten Tage predigen sollte und sich deßhalb von seiner alten Krätze befreien wollte, bestrich sich den einen Morgen mit Krätzsalbe und binnen wenigen Stunden war er unter Aengstlichkeiten, kurzem Athem und Stuhlzwang gleich nach der Mittagszeit verschieden; die Leichenöffnung zeigte, daß die ganze Lunge von flüssigem Eiter angefüllt war.

28) Ein Empyem von einer, einige Jahre zuvor, besonders im März und April hervorgekommenen und durch äußere Mittel vertriebnen Krätze.

29) Ein junger Mann, den der (brave Arzt und) Prof. Krause beim Wiederausbruche der Krätze vom Gebrauche der Schwefelsalbe abmahnte, folgte nicht, sondern schmierte sich ein, worauf er an Leibesverstopfung starb. In seiner Leiche fand man mehre Eiterbälge im Gekröse.

30) Auch der Zwergmuskel und die Leber waren verdorben.

31) Ein kleiner Prinz von 2 Jahren hatte, da ihm der Kopfgrind vertrieben war, nach seinem Tode viel blutiges Wasser unter der Hirnschale.

32) Bei einer Frau, die sich durch ein Waschwasser den Kopfgrind vertrieben hatte, fand man nach dem Tode die eine Gehirnhälfte faulig und mit gelber Jauche angefüllt.

33) Ein vornehmer, cholerisch-sanguinischer Mann mittlern Alters war mit podagrischen Leibschmerzen und Steinschmerzen geplagt. Nach Vertreibung des Podagra mit mancherlei Mitteln brach die Krätze aus, die der durch ein austrocknendes Bad von Gerberlohe vertrieb, worauf ein Geschwür am Magen entstand und seinen Tod beschleunigte, wie die Oeffnung seines Leichnams lehrte.

Sphacelus des Magens und Zwölffingerdarms, *Hundertmark,* a.a.O. S. 29.[34])

Allgemeine Wassergeschwulst.[35])

Brust-Wassersucht, *Hefsler* bei *Karl Wenzel,* a.a.O. S. 100. und 102.

Bauchwassersucht, *Richard,* a.a.O. und bei mehren Beobachtern.

Hodensack-Geschwülste (bei Knaben), *Fr. Hoffmann, Med. rat. syst. III.* S. 175.

Rothe Geschwulst des ganzen Körpers, *Lentilius, Misc. med. pract. T. I.* S. 176.

Gelbsucht, *Baldinger,* Krankheiten ein. Armee. S. 226. – *Joh. Rud. Camerarius, Memorab. Cent. X.* § 65.

Ohrdrüsen-Geschwülste, *Barette* im *Journal de Med. XVIII.* S. 169.

---

34) Ein Knabe von 7 Wochen und ein Jüngling von 18 Jahren starben von mit Schwefelsalbe vertriebner Krätze sehr plötzlich. Im Leichname des Erstern fand man den obern Theil des Magens, gleich unter dem Magenmunde, bei Letzterm aber den Theil des Zwölffingerdarms, worein sich der Gallengang und der Magendrüsengang öffnet, von kaltem Brande zerstört. – Eine ähnliche tödtliche Magenentzündung von vertriebner Krätze bei einem Tagelöhner s. Morgagni a.a.O. LV. *art.* 11.

35) Hiervon finden sich unzählige Fälle bei einer Menge von Schriftstellern, wovon ich nur des einzigen bei J. D. Fick, *Exercitatio med. de scabie retropulsa,* Hal. 1710. § 6 gedenken will, wo eine Krätze, mit Quecksilbermitteln vertrieben, allgemeine Wassersucht hinterließ, die nur durch Wiedererscheinung des Ausschlags gemindert ward.

Zuerst hat der Verfasser des unter dem Namen des Hippokrates erschienenen Buchs, *Epidemion, lib.* 5. No. 4. des traurigen Ausgangs dieser Art erwähnt, wo ein Athenienser von einem heftigen, über den ganzen Körper und vorzüglich an den Geschlechtstheilen verbreiteten, jückenden Ausschlage, dem Aussatze nicht unähnlich, ergriffen, ihn durch den Gebrauch der warmen Bäder auf der Insel Melos vertrieb, aber an der darauf folgenden Wassersucht sterben mußte.

Halsdrüsen-Geschwülste, *Pelargus,* a.a.O. Jahrg. 1723. S. 593.[36]) – *Unzer,* Arzt, Th. VI. St. 301.[37])

Augenverdunkelung und Presbyopie, *Fr. Hoffmann, Consult. med.* 1., *cas.* 50.[38])

Augenentzündung, *G. W. Wedel – Snetter, Diss. de Ophthalmia.* Jen. 1713. – *Hallmann,* in Königl. Vetenskaps Handl. f. A. X. S. 210.[39]) – *G. Chph. Schiller, de scabie humida,* S. 42. Erford. 1747.

Grauer Staar, *Chn. Gottlieb Ludwig, Advers. med. Tom. II.* S. 157.[40])

---

36) Ein Knabe von 8 bis 9 Jahren, bei dem kürzlich ein böser Kopf abgeheilet war, zeigte viele Drüsengeschwülste am Halse, wovon ihm der Hals krumm und steif gezogen ward.

37) Ein 14jähriger Jüngling hatte die Krätze im Juni 1761. Er rieb sich eine graue Salbe ein und davon verging die Krätze. Darauf bekam er geschwollene Drüsen hinter beiden Ohren, wovon die linke von selbst verging, die rechte aber in 5 Monaten ungeheuer groß ward und gegen den August zu schmerzen anfing. Alle Halsdrüsen waren geschwollen. Von außen war die große hartknotig und unempfindlich, inwendig aber war ein stumpfer Schmerz, besonders Nachts; dabei litt er an Schweräthmigkeit und verhindertem Schlingen. Alle Mittel, sie in Eiterung zu setzen, waren vergeblich; sie ward so groß, daß der Kranke im Jänner 1762 daran erstickte.

38) Ein 13jähriges Mädchen befiel Krätze besonders an den Gliedmaßen, im Gesichte und den Schamtheilen, welche endlich durch Zink- und Schwefelsalben vertrieben ward, worauf sie allmählich schwachsichtig wurde. Es schwebten ihr dunkle Körperchen vor dem Gesichte, die man auch von außen in der wässerigen Feuchtigkeit der vordern Augenkammer schwimmen sah. Zugleich konnte sie kleine Gegenstände, außer mit der Brille nicht erkennen. Die Pupillen waren erweitert.

39) Ein Mädchen hatte einen starken Krätz-Ausschlag an den Beinen mit großen Geschwüren in der Kniekehle. Die hinzugekommenen Menschenpocken unterdrückten ihn. Darauf entstand eine zweijährige, feuchte Entzündung des Augenweißes und der Augenlider mit Jücken und Verschwärung derselben und der Empfindung dunkler, vor den Augen schwebender Körper. Sie zog darauf drei Tage lang wollene Strümpfe von einem krätzigen Kinde an. Am letzten Tage brach ein Fieber aus, mit trockenem Husten und Spannung in der Brust mit Brecherlichkeit. Tags darauf nahm das Fieber und die Brustbeschwerde ab unter Entstehung von Schweiß, bei dessen Zunahme ein Rothlauf an beiden Unterschenkeln entstand, der den Tag darauf in wirkliche Krätze überging. Die Augen wurden besser.

40) Ein Mann, dem die Krätze von der Haut vertrieben worden, übrigens aber von kräftigem Körper war, bekam den grauen Staar.

Schwarzer Staar, *Northof, Diss. de scabie,* Götting. 1792. S. 10.[41]) – *Chn. G. Ludwig,* a.a.O.[42]) – *Sennert, prax. lib. III. Sect.* 2. *Cap.* 44. – *Trecourt,* chirurg. Wahrnehmungen, S. 173. Leipz. 1777. – *Fabricius ab Hilden, Cent. II. obs.* 39.[43])

Taubheit, *Thore* in *Capelle, Journ. de santé, Tom. I.* – *Daniel, Syst. aegritud. II.* S. 228. – *Ludwig,* a.a.O.

Eingeweide-Entzündung, *Hundertmark, Diss. de scabie artificiali.* Lips. 1785. S. 29.

Hämorrhoiden, Mastdarm-Blutfluß, *Acta helvet. V.* S. 192.[44]) – *Daniel, Syst. aegritud. II.* S. 245.[45])

Leiden des Unterleibs, *Fr. Hoffmann, Med. rat. syst. III.* S. 177.[46])

Harnruhr (Diabetes), *Comment. Lips. XIV.* S. 365. – *Eph. Nat. Cur. Dec. II. ann.* 10. S. 162. – *C. Weber, Obs. f. I.* S. 62.

Harnunterdrückung, *Sennert, Prax. lib.* 3. S. 8. – *Morgagni,* a.a.O. *XLI. art.* 2.[47])

---

41) Von äußerlich vertriebner Krätze entstand Amaurose, die, als der Ausschlag wieder auf der Haut erschien, verging.

42) Ein kräftiger Mann, dem die Krätze von der Haut vertrieben worden, bekam den schwarzen Staar und blieb blind bis in sein hohes Alter.

43) Schwarzer Staar aus gleicher Ursache, mit ungeheuern Kopfschmerzen.

44) Der Mastdarm-Blutfluß kam alle Monate wieder.

45) Es entstand auf äußerliche Vertreibung der Krätze Blutgang auf 8 Pfund binnen einigen Stunden, Bauchweh, Fieber u.s.w.

46) Es entstand von vertriebner Krätze das heftigste Bauchweh, Schmerz in der linken Unterribbengegend, Unruhe, Schleichfieber, Beängstigung und hartnäckig verschlossener Leib.

47) Ein junger Bauer hatte sich mit einer Salbe die Krätze vertrieben und kurz darauf litt er an Harnunterdrückung, Erbrechen und zuweilen an einem Schmerze der linken Lende. Doch ließ er nachgehends einige Mal Urin, aber wenig, sehr dunkelfarbigen und mit Schmerzen. Ihn durch den Katheter auszuleeren bemühte man sich vergeblich. Zuletzt schwoll ihm der ganze Körper; es trat schwieriges, langsames Athmen hinzu und er starb gegen den 21sten Tag nach Unterdrückung der Krätze. Die Harnblase enthielt zwei Pfund eben so dunklen Harn, die Bauchhöhle aber Wasser, was, einige Zeit über dem Feuer gehalten, zu einer Art Eiweiß sich verdickte.

Rothlauf, *Unzer,* Arzt, Th. V. St. 301.[48])

Scharfe, jauchige Ausflüsse, *Fr. Hoffmann,* Consult. Tom. II. Cas. 125.

Geschwüre, *Unzer,* Arzt, Th. V. St. 301.[49]) – *Pelargus,* a.a.O. Jahrg. 1723. Seite 673.[50]) – Breslauer Samml. 1727. Seite 107.[51]) – *Muzell,* Wahrnehm. II. Cas. 6.[52]) – *Riedlin,* der Sohn, *Cent. obs.* 38.[53]) – *Alberti – Gorn, Diss. de scabie,* S. 24. Hal. 1718.

Knochenfraß, *Richard,* a.a.O.

Knochen-Geschwulst des Knie's, *Valsalva* bei *Morgagni, de sed. et caus. morb. I. art.* 13.

Knochenschmerzen, Hamburger Magaz. XVIII. S. 3, 253.

Rachitis und Abzehrung bei Kindern, *Fr. Hoffmann,* Kinderkrankh. Leipz. 1741. S. 132.

---

48) Ein Mann rieb sich gegen seine Krätze eine Merkurialsalbe ein, worauf er eine rothlaufartige Entzündung am Nacken bekam, woran er nach 5 Wochen sterben mußte.

49) Eine Frau bekam, nach Gebrauch einer Merkurialsalbe gegen die Krätze, einen faulenden Aussatz über den ganzen Leib, so daß ihr ganze Stücken Fleisch ausfaulten; sie starb nach wenigen Tagen unter den größten Schmerzen.

50) Ein 16jähriger Jüngling hatte eine Zeit lang die Krätze; diese verlor sich und es entstanden dafür Geschwüre an den Unterschenkeln.

51) Auf Einschmieren der Krätze folgten bei einem 50jährigen Manne fünfwöchentliche reißende Schmerzen in der linken Achsel, da dann in der Achselgrube mehre Geschwüre entstanden.

52) Ein Quacksalber gab einem Studenten eine Salbe gegen die Krätze, wovon sie wohl verschwand, aber dagegen ein Geschwür im Munde entstand, was nicht geheilt werden konnte.

53) Ein Student, lange Zeit mit der Krätze geplagt, vertrieb sie durch eine Salbe und bekam dafür Geschwüre an den Armen und Beinen mit Drüsengeschwülsten in den Achselgruben. Die Geschwüre wurden endlich durch äußere Mittel geheilt, worauf er erst in Engbrüstigkeit, dann in Wassersucht verfiel, woran er starb.

Fieber, *B. V. Faventinus, Medicina empir.* S. 260. – *Ramazzini, Constit. epid. urbis II. No.* 32. 1691.[54]) – *J. C. Carl,* in *Act. Nat. Cur. VI. obs.* 16.[55])

Fieber, *Reil, Memorab. Fasc. III.* S. 169.[56]) – *Pelargus,* a. a. O. Jahrg. 1721. Seite 276.[57]) und ebend. Jahrg. 1723.[58]) – *Amatus, Lusit. Cent. II. Cur.* 33. – *Schiller, Diss. de scabie humida.* Erford. 1747. S. 44.[59]) – *J. J. Fick, Exercitatio med. de scabie retropulsa.* Hal. 1710. §2.[60]) – *Pelargus,* –

54) Man findet da viele Beobachtungen, wo die Krätze, durch Salben vertrieben, Fieber zur Folge hatte und schwärzlichen Harn und wo, wenn die Krätze wieder auf die Haut gebracht ward, das Fieber verschwand und der Harn dem gesunden gleich ward.

55) Ein Mann und eine Frau hatten einen vieljährigen Krätz-Ausschlag auf der Hand, auf dessen Abtrocknung jedesmal Fieber erfolgte, welches, sobald es zu Ende ging, den wieder erscheinenden Krätz-Ausschlag zur Folge hatte – und doch war der Krätz-Ausschlag nur auf einem kleinen Theile des Körpers und ward von beiden nicht durch äußere Mittel vertrieben.

56) *Scabies a febre suborta supprimitur, remota febre redit.*

57) Einem neunjährigen Knaben hatte die Mutter den Grindkopf eingeschmiert; er verging, aber es folgte ein heftiges Fieber.

58) Ein einjähriges Kind hatte einige Zeit Kopfgrind und Gesichts-Ausschlag gehabt, welches beides vor Kurzem eingetrocknet war; es bekam darauf Hitze, Husten und Durchfall. Der wieder ausschlagende Kopf brachte es wieder in Besserung.

59) Eine 43jährige Frau, lange mit dürrer Krätze geplagt, schmierte sich die Gelenke mit einer Salbe aus Schwefel und Quecksilber und vertrieb sie so, worauf die Schmerzen unter den rechten Ribben, Ermattung in allen Gliedern und Hitze und Fieberbewegungen bekam. Nach sechstägigem Gebrauche einiger Schweißtreibenden Mittel brachen über den ganzen Körper große Krätzpusteln aus.

60) Zwei Jünglinge, Brüder vertrieben sich die Krätze mit einem und demselben Mittel, aber sie verloren allen Appetit, bekamen trocknen Husten und schleichendes Fieber, magerten ab und verfielen in Schlummerbetäubung, so daß sie hätten sterben müssen, wenn nicht glücklicher Weise der Ausschlag wieder auf der Haut zum Vorscheine gekommen wäre.

a.a.O. Jahrg. 1722. S. 122.[61]) – auch Jahrg. 1723. S. 10. – auch Jahrg. 1723. S. 14.[62]) und S. 291. – *C. G. Ludwig*, *Advers. med. II.* S. 157 bis 160.[63]) – *Morgagni*, a.a.O. *X. art.* 9.[64]) *XXI. art.* 31.[65]) *XXXVIII. art.* 22.[66]) *LV. art.* 3.[67])

61) Bei einem dreijährigen Kinde entstand von einem von selbst verschwundenen Kopfgrinde ein starkes Brustfieber, Husten und Mattigkeit, und es genas erst dann davon, als der Ausschlag wieder auf dem Kopfe erschien.

62) Ein Beutlergesell, welcher gestickte Arbeit verfertigen sollte, vertrieb sich seine häufige Krätze mit Bleisalbe. Kaum war davon die Krätze im Abtrocknen, als ihn Frost, Hitze, Engbrüstigkeit und rasselnder Husten befiel, woran er den vierten Tag erstickte.

63) Ein dreißigjähriger, kräftiger, gesunder Mann bekam die Krätze und ließ den Ausschlag von der Haut vertreiben, ward aber darauf von einem Katarrhalfieber mit unbändigem Schweiße befallen, aber langsam wieder etwas hergestellt, als er auf einmal wieder von einem andern Fieber ohne weitere Veranlassung ergriffen ward. Die Anfälle fingen mit Bangigkeit und Kopfweh an, stiegen mit Hitze und schnellem Pulse und Morgenschweiße. Es kam dazu ungemeines Sinken der Kräfte und Irrereden, ängstliches Umherwerfen und seufzerartiges Athmen mit Erstickungen – eine Krankheit, die sich aller Arzneien ungeachtet mit dem Tod endigte.

64) Bei einem Knaben verging die Krätze von selbst; es folgte Fieber darauf. Die Krätze erschien nun heftiger wieder und das Fieber verging, aber das Kind magerte ab und als die Krätze wieder vertrocknete, erfolgten Durchfall und Zuckungen und bald darauf der Tod.

65) Krätze verging von selbst von der Haut, worauf schleichendes Fieber, Eiterauswurf und endlich der Tod folgte. In der Leiche fand man die linke Lunge voll Eiter.

66) Eine 30jährige Frau hatte lange Zeit Gliederschmerzen und großen Krätz-Ausschlag, den sie sich mit Salbe vertrieb, worauf ein Fieber entstand mit heftiger Hitze, Durst und wüthendem Kopfschmerz, wozu Irrereden, unbändige Engbrüstigkeit, Aufgedunsenheit des Körpers und hoch aufgetriebener Unterleib sich gesellte. Am sechsten Tage des Fiebers war sie todt. Der Unterleib enthielt bloß viel Luft und besonders der von Luft strotzende Magen füllte die Hälfte des Unterleibes an.

67) Ein Mann, dem der Kopfgrind von heftiger Kälte vergangen war, ward nach 8 Tagen von einem bösartigen Fieber mit Erbrechen ergriffen, zuletzt mit Schlucksen begleitet; er starb daran am neunten Tage.

Und in demselben Artikel führt Morgagni den Fall an, wo ein Mann, mit Krätzschorf an den Armen und andern Theilen behaftet, sich fast den ganzen Ausschlag mit einem ausgeschwefelten Hemde ver-

Fieber, – *Lanzonus* in *Eph. Nat. Cur. Dec. III. ann.* 9. *et* 10. *Obs.* 16 und 113. – *Höchstetter, Obs. med. Dec. VIII. Cas.* 8.[68]) – *Triller – Wehle, Diss. nullam medicinam interdum esse optimam,* Witemb. 1754.[69]) – *Fick,* a.a.O. § 1.[70]) – *Waldschmid, Opera.* S. 241. – *Gerbizius* in *Eph. Nat. Cur. Dec. III. ann.* 2. *obs.* 167. – *Amatus, Lusit. Cent. II. Curat.* 33.[71]) – *Fr. Hoffmann, Med. rat. system. T. III.* S. 175.[72])

Dreitägiges Wechselfieber, *Pelargus,* a.a.O. Jahrg. 1722. S. 103. vergl. mit Seite 79.[73]) – *Juncker,* a.a.O. *tab.* 79.

---

trieb, aber sogleich mit ziehenden Schmerzen am ganzen Körper, mit einem Fieber verbunden, ergriffen ward, so daß er weder die Nacht ruhen, noch sich auch am Tage von der Stelle rühren konnte; auch die Zunge und der Schlund wurden von dem Uebel befallen. Mit vieler Mühe ward der Ausschlag wieder auf die Haut gebracht und so seine Gesundheit wieder hergestellt.

68) Von vertriebener Krätze, ein bösartiges Fieber mit Opisthotonus.

69) Ein junger Kaufmann hatte sich die Krätze mit Salbe vertrieben, worauf ihn plötzlich eine solche Heiserkeit befiel, daß er kein lautes Wort sprechen konnte; darauf folgte eine trockne Engbrüstigkeit, Ekel gegen alle Speisen, heftiger, besonders Nachts beschwerlicher Husten, der den Schlaf raubte, heftige, übelriechende Nachtschweiße und, aller medicinischen Bemühung ungeachtet, der Tod.

70) Ein 60jähriger Bürgermeister ward von der Krätze angesteckt und litt unsäglich viel davon die Nächte über, brauchte sehr viel Arzneien vergeblich und ließ sich zuletzt von einem Bettler ein angeblich probates Mittel lehren aus Looröl, Schwefelblumen und Schweinefett, womit er einige Mal bestrichen vom Ausschlage frei, aber bald darauf von einem heftigen Fieberfroste ergriffen ward mit nachfolgender, ungeheurer Hitze des ganzen Körpers, gewaltigem Durste, keuchender Kurzäthmigkeit, Schlaflosigkeit, starkem Zittern am ganzen Körper und großer Mattigkeit, so daß er den vierten Tag seinen Geist aufgab.

71) Aus gleicher Ursache ein mit Wahnsinn zum Tode eilendes Fieber.

72) „Nach vertriebner Krätze entstehen am häufigsten hitzige Fieber mit großem Sinken der Kräfte. In einem solchen Falle hatte das Fieber sieben Tage angehalten, worauf der Krätz-Ausschlag wieder auf die Haut kam und das Fieber aufhob."

73) Bei einem 15jährigen Knaben, der lange Zeit Kopfgrind gehabt und von Pelargus ein starkes Purgiermittel dagegen bekommen hatte, entstand bald Rückenschmerz und Schneiden beim Harnen, worauf ein dreitägiges Wechselfieber erfolgte.

– *Eph. Nat. Cur. Dec. I. ann.* 4. – *Welsch, Obs.* 15. – *Sauvages, Spec.* 11. – *de Hautesierk, Obs. Tom. II.* S. 300. – *Comment. Lipsienses XIX.* S. 297.

Viertägiges Wechselfieber, *Thom. Bartholinus, Cap.* 4 *hist.* 35. – *Sennert, Paralip.* S. 116. – *Fr. Hoffmann, Med. rat. system. III.* S. 175.[74])

Schwindel und gänzliches Sinken der Kräfte, *Gabelchofer, Obs. med. Cent. II. obs.* 42.

Fallsuchtartiger Schwindel, *Fr. Hoffmann, Consult. med. I. cas.* 12.[75])

Schwindelartige Fallsucht, *Fr. Hoffmann,* a.a.O. S. 30.[76])

---

74) „Alte Leute haben vorzüglich dürre Krätze, und wird diese durch äußere Mittel vertrieben, so entstehet gewöhnlich viertägiges Fieber, welches sogleich weicht, sobald die Krätze wieder auf die Haut tritt."

75) Ein 57jähriger Graf hatte drei Jahre an der trockenen Krätze gelitten. Sie ward vertrieben und er genoß zwei Jahre lang einer anscheinend guten Gesundheit; nur hatte er indeß zwei Schwindelanfälle, die allmählig sich so erhöheten, daß er einsmals nach geendigter Mahlzeit von einem solchen Schwindel befallen ward, daß er zu Boden gestürzt wäre, hätte man ihn nicht ergriffen. Er war mit eiskaltem Schweiße bedeckt, seine Glieder zitterten, alle Theile waren wie abgestorben, er bekam öfters saures Erbrechen. Ein gleicher Anfall kam 6 Wochen darauf, dann alle Monate einer, drei Monate lang. Es blieb dabei wohl Besinnung, aber es folgte darauf jedesmal Schwere des Kopfs und trunkene Betäubung. Zuletzt kam der Anfall täglich, obwohl gelinder. Er durfte nichts lesen, nicht nachdenken, sich nicht schnell umdrehen und sich nicht bücken; dabei Traurigkeit, kummervolle, ängstliche Gedanken und Seufzen.

76) Bei einer 36jährigen Frau, die sich vor einigen Jahren die Krätze mit Quecksilbermitteln hatte von der Haut vertreiben lassen, war die Monatszeit lange ungeregelt und fehlte oft 10 bis 15 Wochen; dabei war sie immer hartleibig. Vor 4 Jahren ward sie in der Schwangerschaft von Schwindel befallen, sie fiel beim Stehen und Gehen plötzlich um. Sitzend blieb sie im Schwindel bei Besinnung und konnte sprechen, essen und trinken. Beim anfänglichen Anfalle kam's ihr zuerst in den linken Fuß wie ein Kriebeln und Ameisenkriechen, was dann in heftiges Auf- und Niederschlagen des Fußes ausartete. Mit der Zeit benahmen die Anfälle auch die Besinnung und darauf bei einer Reise zu Wagen befiel

Konvulsionen, *Juncker,* a.a.O. *tab.* 53. – *Höchstetter, Eph. Nat. Cur. Dec.* 8. *cas.* 3. – *Eph. Nat. Cur. Dec.* 2. *ann.* 1. *obs.* 35. und *ann.* 5. *obs.* 224. – *D. W. Triller – Welle, Diss. Nullam medicinam interdum esse optimam. Viteb.* 1754. § 13. 14.[77]) – *Sicelius, Decas Casuum I. Cas.* 5.[78]) – *Pelargus,* a.a.O. Jahrg. 1723. S. 545.[79])

Epileptische Zuckungen, und

Fallsucht, *J. C. Carl* in *Act. Nat. Cur. VI. obs.* 16.[80]) –

---

sie eine wahre Fallsucht, die den Winter darauf dreimal wiederkehrte. Dabei konnte sie nicht reden; sie schlug zwar die Daumen nicht ein, aber es trat doch Schaum vor den Mund. Die Empfindung des Ameisenkriechens im linken Fuße verkündigte den Anfall, welches, bis in die Herzgrube gelangt, plötzlich den Ausbruch bewirkte. Diese Fallsucht ward von einer Frau mit 5 Pulvern vertrieben, aber dagegen kam der Schwindel wieder zum Vorscheine, jedoch in einem weit heftigern Grade als zuvor. Er fing auch mit Kriebeln im linken Fuße an, welches bis zum Herzen stieg; dabei war eine große Aengstlichkeit und Furcht, als fiele sie von oben herab und indem so gefallen zu seyn wähnt, verliert sie ebenfalls die Besinnung und Sprache; dabei werden die Glieder krampfhaft bewegt. Aber auch außer den Anfällen erregt die mindeste Berührung der Füße ihr einen höchst empfindlichen Schmerz wie Blutschwär. Dabei sind heftige Schmerzen und Hitze im Kopfe und Gedächtnis-Verlust.

77) Es erfolgte die tiefste Ohnmacht und bald darauf die schrecklichsten Konvulsionen und Tod nach mit Salbe vertriebener Krätze bei einem Mädchen.

78) Ein 17jähriges Mädchen bekam nach einem von selbst zurückgetretenen Kopfgrinde beständige Hitze im Kopfe und anfallsweise Kopfschmerzen; sie fuhr zuweilen plötzlich wie von einem Schreck zusammen, bekam wachend krampfhafte Gliederbewegungen, besonders der Arme und Hände, so auch Bangigkeiten in der Herzgrube, wie von Brustzusammenschnürung, mit Winseln, darauf zuckten die Glieder und sie fuhr zusammen.

79) Einem erwachsenen Manne, welcher schon einige Jahre Zittern an den Händen gehabt, trocknete der Grindkopf ein. Er verfiel darauf in eine große Mattigkeit und bekam rothe Flecken am Körper, ohne Hitze; das Zittern ging in konvulsives Schütteln über, es ging blutige Materie aus der Nase, den Ohren und aus der Brust durch Husten von ihm und er starb den 23sten Tag unter Konvulsionen.

80) Ein Mann, der einen oft wiederkehrenden Krätz-Ausschlag mit einer Salbe vertrieben hatte, fiel in epileptische Zuckungen, welche nach Zurückkehrung des Ausschlags auf die Haut wieder vergingen.

E. Hagendorn, a.a.O. *hist.* 9.[81]) – *Fr. Hoffmann, Consult. med. I. cas.* 31.[82]) – *Ebend. Med. rat. syst. T. IV. P. III. Cap.* 1. und in Kinderkrankheiten, S. 108. – *Sauvages, Nosol. spec.* 11. – *de Hautesierk, Obs. T. II.* S. 300. – *Sennert, prax. III. Cap.* 44. – *Eph. Nat. Cur. Dec. III. ann.* 2. *obs.* 29. – *Gruling, Obs. med. Cent. III. obs.* 73. – *Th. Bartholin, Cent.* 3. *hist.* 20. – *Fabr. de Hilden, Cent. III. obs.* 10.[83]) – *Riedlin, lin. med. ann.* 1696. *Maj. obs.* 1.[84]) – *Lentilius, Miscell. med. pr. p.* 1. S. 32. – *G. W. Wedel, Diss. de aegro epiléptico. Jen.* 1673.[85]) – *Herrm. Grube, de Arcanis medicorum non arcanis, Hafn.* 1673. S. 165.[86]) – *Tulpius, Obs. lib. I. Cap.* 8.[87]) – *Th. Thompson,* Medic.

---

81) Ein 18jähriger Jüngling vertrieb sich die Krätze mit einer Quecksilbersalbe, und zwei Monate darauf ward er unvermuthet von Krämpfen überfallen, die alle Glieder des Körpers, bald dieses, bald jenes, befielen mit schmerzhafter Zuschnürung der Brust und des Halses, Kälte der Gliedmaßen und großer Schwäche. Den vierten Tag darauf entstand Fallsucht mit Schaum vor dem Munde, wobei die Glieder wunderbar verdrehet wurden. Die Fallsucht wich erst dann, als die Krätze wieder erschien.

82) Bei einem Knaben, dem der Kopfgrind mit eingeschmiertem Mandelöle vertrieben worden.

83) Bei Kindern, mit Stickfluß verbunden.

84) Nach zweimaligem Einschmieren der Krätze bei einer Magd erschien Fallsucht.

85) Ein 18jähriger Jüngling, der sich mit Merkurialmitteln die Krätze vertrieben hatte, bekam einige Wochen darauf die Epilepsie, welche nach 4 Wochen zum Neumonde wiederkehrte.

86) Ein Knabe, 7 Monate alt, bekam die Fallsucht, ohne daß die Eltern von einem vertriebnen Ausschlage etwas wissen wollten. Bei genauerer Forschung des Arztes aber gestand die Mutter, daß der Knabe nur einige Krätzblüthen an den Fußsohlen gehabt habe, welche durch eine Bleiweißsalbe bald vergangen waren; sonst habe das Kind keine Spur von Krätze am ganzen Körper gehabt. Der Arzt erkannte dieß, wie billig, für die alleinige Ursache der Fallsucht.

87) Zwei Kinder wurden durch Ausbruch nässenden Grindkopfs von der Fallsucht befreit, welche jedoch heftig wiederkam, als man den Grindkopf unvorsichtiger Weise vertrieben hatte.

Rathpflege, Leipzig 1779. S. 107. 108.[88]) – *Hundertmark*, a.a.O. S. 32.[89]) – *Fr. Hoffmann, Consult. med. I. Cas.* 28. S. 141.[90])

Schlagfluß, *Cummius* in *Eph. Nat. Cur. Dec.* 1. *ann.* 1. *obs.* 58. – *Moebius, Institut. med.* S. 65. – *J. J. Wepfer, Histor. Apoplect. Amstel.* 1724. S. 457.

Lähmung, *Höchstetter, Obs. med. Dec. VIII. obs.* 8. S. 245. – *Journ. de Méd.* 1760. *Sept.* S. 211. – *Unzer,* Arzt, VI. St. 301.[91]) – *Hundertmark,* a.a.O. S. 33.[92]) – *Krause* –

88) Fünfjährige Krätze verging von der Haut und brachte nach mehren Jahren Fallsucht hervor.

89) Einem 20jährigen Jünglinge ward die Krätze durch eine Purganz, welche ihn einige Tage lang heftig abführte, vertrieben, worauf er zwei Jahre über täglich die heftigsten Konvulsionen erlitt, bis die Krätze durch Birkensaft wieder auf die Haut gebracht ward.

90) Ein junger Mensch von 17 Jahren, von kräftigem Körper und gutem Verstande, verfiel vor 3 Jahren, nach einer vertriebnen Krätze, erst in Bluthusten, dann in Epilepsie, welche durch Arzneien sich verschlimmerte, so daß er sie in jeder Stunde zweimal bekam. Ein andrer Chirurg brachte ihn durch häufiges Blutlassen und viele Arzneien dahin, daß er 4 Wochen von der Fallsucht frei blieb, aber bald darauf kam die Fallsucht in einem Mittagsschlafe wieder und der Kranke erlitt die Nächte über zwei bis drei Anfälle; dabei bekam er einen außerordentlichen Husten und Stickfluß, vorzüglich die Nächte, wobei er sehr stinkende Flüssigkeit auswarf. Er ward bettlägerig. Zuletzt nach vieler Arznei stieg das Uebel so hoch, daß er die Nacht zehnmal und am Tage achtmal Anfälle erlitt. Dennoch schlug er bei den Anfällen niemals die Daumen ein und es trat kein Schaum vor den Mund. Sein Gedächtnis ist geschwächt. Die Anfälle kommen bei Annäherung der Eßzeit, doch öfterer nach dem Essen. Während der nächtlichen Anfälle blieb er im tiefsten Schlafe, ohne zu erwachen, ist dann aber früh wie zerprügelt. Kein Vorzeichen giebt er von sich, außer daß er sich vorher die Nase reibt und den linken Fuß heranzieht, dann aber plötzlich hinfällt.

91) Eine Frau bekam nach äußerlich vertriebner Krätze Lähmung des einen Beins und blieb lahm.

92) Nach Vertreibung der Krätze mit Schwefelsalbe bei einem Manne von 53 Jahren erfolgte eine halbseitige Lähmung.

Schubert, Diss. de scabie humani corp. Lips. 1779. S. 23.[93]) – *Karl Wenzel,* a.a.O. S. 174.

Melancholie, *Reil, Memorab. Fasc. III.* S. 177.[94])

Wahnsinn, *Landais* bei *Roux, Journ. de Médecine, Tom.* 41. – *Amat. Lusitanus, Curat. med. Cent. II. Cur.* 74. – *J. H. Schulze – Brune, Diss. Casus aliquot mente alienatorum, Hal.* 1707. *Cas.* 1. S. 5.[95]) – *F. H. Waitz,* medic.-chirurg. Aufsätze, Th. 1. S. 130.[96]) Altenburg 1791. – *Richter* in *Hufel. Journ.* XV. II. – *Großmann* in *Baldinger's* neuem Mag. XI. I.[97])

---

93) Ein Geistlicher, welcher lange Zeit vergeblich innere Arzneien gegen die Krätze gebraucht hatte, ward es endlich überdrüßig und vertrieb sie mit Einschmieren, worauf er nach einiger Zeit eine Art Lähmung der obern Gliedmaßen bekam und harte, dicke Haut in den Handtellern voll blutiger Schrunden und unerträglichem Jücken.

An demselben Ort gedenkt der Verfasser noch einer Frau, welche gleichfalls von äußerlich vertriebner Krätze kontrakte Finger bekam, woran sie lange litt.

94) Eine blödsinnige Melancholie sah er von unterdrückter Krätze entstehen; wie die Krätze wieder ausbrach, verschwand die Melancholie.

95) Ein zwanzigjähriger Student bekam die feuchte Krätze, welche die Hände so einnahm, daß er zu seinen Geschäften untauglich ward. Eine Schwefelsalbe vertrieb sie ihm. Aber kurz nachher zeigte sich, wie sehr seine ganze Gesundheit dadurch gelitten hatte. Er ward verrückt, sang oder lachte, wo es sich nicht geziemte, und lief bis er aus Müdigkeit zu Boden sank. Von Tage zu Tage ward er an Seele und Körper kränker, bis ihn zuletzt der Halbschlag rührte und tödtete. Man fand die Eingeweide des Unterleibes alle unter einander zu einer festen Masse verwachsen, die mit kleinen Geschwüren besetzt war, voll Knoten zum Theil in der Größe der Wallnüsse, worin sich eine zähe, gypsartige Materie befand.

96) Dieselbe Geschichte.

97) Ein fünfzigjähriger Mann, bei welchem nach Vertreibung der Krätze durch Salben, allgemeine Wassersucht entstand, verfiel, als die Krätze wieder erschienen und so die Geschwulst verschwunden war, auf nochmaliges Krätze-Vertreiben durch Einschmieren plötzlich in eine völlig tobende Raserei, wobei Kopf und Hals bis zum Ersticken aufgetrieben ward; zuletzt kam noch Blindheit und gänzliche Harnverhaltung hinzu. Auf künstliche Hautreize und ein starkes Brechmittel erschien der Krätz-Ausschlag wieder und die Zufälle verschwanden alle, nachdem sich der Ausschlag über den ganzen Körper verbreitet hatte.

Wer könnte nun nach Ueberdenkung auch schon dieser wenigen Beispiele, welche aus den Schriften der Aerzte jener Zeit und meinen Erfahrungen*) um Vieles vermehrt werden könnten, wohl noch so unverständig bleiben, in denselben das große, im Innern verborgene Uebel, die *Psora*, zu verkennen, wovon der Krätz-Ausschlag und ihre andern Formen, Grindkopf, Milchkruste, Flechte u.s.w., nur Ankündigungszeichen der innern, ungeheuern Krankheit des ganzen Organisms, nur dieselbe vikarirend beschwichtigende, äußere Lokal-Symptome sind? Wer wollte nach Lesung dieser obschon wenigen Fälle noch Anstand nehmen, zuzugeben, daß die *Psora*, wie schon oben gesagt, die verderblichste aller chronischen Miasmen sey? wer so unverschämt, um mit den neuern allöopathischen Aerzten zu behaupten, daß Krätz-Ausschlag, Grindkopf und Flechten nur so oberflächlich auf der Haut säßen und daher unbedenklich äußerlich vertrieben werden könnten und müßten, da der innere Körper keinen Theil daran nehme und dabei gesund bleibe?

Wahrlich, unter allen Freveln, die man den neuern Aerzten alter Schule nachweisen kann, ist dieß der allerschädlichste, schändlichste und unverzeihlichste!

Wer aus solchen Beispielen und unzähligen andern dergleichen nicht das Gegentheil von jener Behauptung sehen will, verblendet sich mit Fleiß und arbeitet absichtlich zum Verderben der Menschen hin.

---

*) Ein Gegner aus der alten Schule hat es mir zum Vorwurf gemacht, daß ich nicht meine eignen Erfahrungen zum Erweise, daß die chronischen Uebel, wenn sie nicht syphilitischen oder sykosischen Ursprungs waren, von Krätz-Miasm entsprossen, beigebracht habe, die dann schlagend gewesen wären. Ei! wenn die hier von mir angeführten Beispiele aus ältern und neuern unhomöopathischen Schriften noch nicht genug schlagende Beweiskraft haben, so möchte ich wissen, welche andre (selbst die meinigen nicht ausgenommen), schlagender beweisend gedacht werden könnten? Wie oft (und ich möchte sagen, fast stets) haben nicht die Gegner aus der alten Schule Beobachtungen ehrsamer homöopathischer Aerzte allen Glauben abgesprochen, weil sie nicht vor ihren Augen angestellt, und die Namen der Kranken nur mit einem Buchstaben angedeutet waren, gleich als ob Privatkranke ihre Namen beizusetzen erlaubten! Warum sollte ich ein Gleiches erdulden? Und beweise ich durch die Erfahrungen so vieler anderer ehrlicher Praktiker etwa nicht am unzweifelhaftesten, partheilosesten?

Oder wären sie so wenig von der Natur aller der mit Hautübeln verbundnen, miasmatischen Krankheiten unterrichtet, daß sie nicht wüßten, wie sie alle gleichen Gang bei ihrer Entstehung nehmen? und wie alle dergleichen Miasmen zuerst zu innern Krankheiten des ganzen Organisms werden, ehe ihr äußeres Beschwichtigungs-Symptom auf der Haut erscheint?

Wir wollen diesen Vorgang etwas näher beleuchten, woraus wir sehen werden, daß alle miasmatische Krankheiten, welche eigenartige Lokalübel auf der Haut zeigen, stets eher als innere Krankheiten im Körper vorhanden sind, ehe sie ihr Lokal-Symptom äußerlich auf der Haut erscheinen lassen, daß jedoch nur bei den akuten und ihrem Verlaufe in den bestimmten Tagen das Lokal-Symptom sammt der innern Krankheit zugleich zu verschwinden pflegt und den Körper frei von beiden zurückläßt, dagegen aber bei den chronischen Miasmen das äußere Lokal-Symptom theils vertrieben werden, theils von selbst von der Haut verschwinden kann ohne daß jemals die innere Krankheit ungeheilt weder ganz, noch zum Theil lebenslang aus dem Organism weiche; – sie nimmt vielmehr immerfort mit den Jahren zu, wenn sie nicht durch die Kunst geheilt wird.

Ich muß um so mehr ganz umständlich auf diesen Hergang in der Natur hier aufmerksam machen, da die gewöhnlichen Aerzte, besonders der neuern Zeit, so fehlsichtig, ich kann richtiger sagen, blind waren, daß ungeachtet sie diesen Hergang bei Entstehung und Bildung der akuten miasmatischen Ausschlags-Krankheiten gleichsam mit Händen greifen konnten, sie dennoch ein Gleiches bei den chronischen weder ahneten, noch beobachteten und daher die Lokal-Symptome derselben für bloß äußerlich auf der Haut existirende After-Organisationen und Unreinigkeiten, ohne innere Grundübel, ausgaben, den Schanker sowohl als die Feigwarze und eben so den Krätz-Ausschlag, und daher – indem sie das innere Hauptübel übersahen, auch wohl frech wegläugneten – durch die bloß äußere Behandlung und Vernichtung gedachter Lokal-Symptome unsägliches Unglück über die leidende Menschheit brachten.

Bei Entstehung dieser drei chronischen Uebel sind, wie bei den akuten, miasmatischen Ausschlags-Krankheiten, drei verschiedene Hauptpunkte in weit aufmerksamere Betrachtung zu ziehen, als bisher geschah. Ich meine erstens den Zeitpunkt der Ansteckung, zweitens den Zeitraum, in welchem der ganze Organism von der angesteckten Krankheit durchdrungen wird, bis sie sich im Innern ausgebildet hat, und drittens den Ausbruch des äußern Uebels, wodurch die Natur die Vollendung der innern Ausbildung der miasmatischen Krankheit durch den ganzen Organism von außen beurkundet.

Die Ansteckung mit Miasmen der akuten sowohl, als der gedachten chronischen Krankheiten geschieht ohne Zweifel in einem einzigen, das ist, in dem für die Ansteckung günstigsten Augenblicke.

Fängt die Menschenpocke oder die Kuhpocke, so geschieht es in dem Augenblicke, wo bei der Einimpfung derselben die krankhafte Flüssigkeit im blutigen Hautritze mit dem offen liegenden Nerven in Berührung kommt, welcher die Krankheit dann unwiderruflich der Lebenskraft (dem ganzen Nervensysteme) im gleichen Augenblicke dynamisch mittheilt. Nach diesem Ansteckungs-Momente kann kein Abwaschen, Aetzen, Brennen, ja selbst kein Abschneiden des Theils, welcher die Ansteckung gefaßt und angenommen hat, den Fortgang der Krankheit im Innern wieder vernichten und ungeschehen machen; die Menschenpocke, die Kuhpocke, die Masern u.s.w. vollenden dennoch im Innern ihren Lauf, und das jedem eigenthümliche Fieber bricht, sobald nach mehren Tagen die innere Krankheit sich ausgebildet und vervollständigt hat, mit seinen Menschenpocken, mit seiner Kuhpocke, mit seinen Masern*) u.s.w. aus.

---

*) Man kann mit Recht fragen: giebt es wohl irgend ein Miasm auf der Welt, was, nach geschehener Ansteckung von außen, nicht erst den ganzen Organism krank mache, ehe sich die Zeichen davon äußerlich hervorthun? Man kann nicht anders, als mit Nein antworten. Es giebt keins!

Dauert es nicht 3, 4, 5 Tage nach geschehener Einimpfung der Schutzpocke, ehe die Impfstelle sich entzündet? Erscheint nicht erst später eine Art Fieber – das Zeichen des durchgängigen Krankseyns – ehe die Schutzpocke sich den siebenten, achten Tag vollkommen entwickelt?

Dauert es nicht 10 bis 12 Tage nach geschehener Menschenpocken-Ansteckung, ehe das Entzündungsfieber und der Pockenausbruch auf der Haut erfolgt?

Was hat die Natur in den 10, 12 Tagen mit der ihr von außen zugekommenen Ansteckung gemacht? Mußte sie nicht die Krankheit erst dem ganzen Organism einverleiben, ehe sie in den Stand kam, das Fieber zu entzünden und den Ausschlag auf der Haut hervorzubringen?

Derselbe Fall ist es, ohne mehrer anderer akuter Miasmen zu gedenken, auch bei Verunreinigung der Haut des Menschen mit dem Blute eines mit Milzbrand behafteten Rindes. Hat es, wie sehr oft, angesteckt und gehaftet, so ist alles Abwaschen der Haut vergeblich; die fast stets tödtliche schwarze oder oder Brand-Blatter kommt dennoch (gewöhnlich am Orte der Ansteckung) nach 4, 5 Tagen hervor, das ist, sobald der ganze lebende Organism sich zu dieser schrecklichen Krankheit umgeändert hat.

(Eben so ist es mit der Ansteckung halbakuter Miasmen ohne Ausschlag. Unter vielen vom wüthenden Hunde gebissenen Menschen – Dank sey es dem gütigen Weltordner! – werden nur Wenige angesteckt – selten der zwölfte; oft (wie ich selbst beobachtete) unter zwanzig oder dreißig Gebissenen nur Einer; die übrigen auch noch so sehr vom wüthenden Hunde Zerfleischten genesen gewöhnlich alle, wenn sie auch nicht ärztlich oder wundärztlich behandelt werden.)*) Bei wem aber das Wuthgift gehaftet hat, bei dem hat es in dem Augenblicke des Bisses gehaftet und sich den nächsten Nerven und somit zugleich dem ganzen Systeme der Nerven, ohne Widerrede, mitgetheilt, und die Wuth bricht, sobald das Uebel im ganzen Organism ausgebildet ist (zu welcher Ausbildung und Vollendung des innern Uebels die Natur mindestens mehre Tage, oft viele Wochen bedarf), als akute, schnell tödtende Krankheit aus. Hat nun der Geifer des wüthigen Hundes-Bisses wirklich gehaftet,

---

Die Masern brauchen nach geschehener Ansteckung oder Einimpfung ebenfalls 10 bis 12 Tage, ehe dieser Ausschlag mit seinem Fieber erscheint. Nach Ansteckung mit Scharlach gehen gewöhnlich 7 Tage hin, ehe das Scharlachfieber mit seiner Hautröthe ausbricht.

Was hat da die Natur mit dem empfangenen Miasm während dieser Zwischentage im Organism gemacht? Was anders, als dem ganzen lebenden Organism die ganze Maser- und Scharlach-Krankheit einverleibt, ehe sie fertig war, das Maser- und Scharlachfieber mit ihren Ausschlägen hervorbringen zu können?

*) Vorzüglich sorgfältigen, englischen und amerikanischen Aerzten verdanken wir diese tröstlichen Erfahrungen – dem Hunter und Houlston (in *London med. Journal, Vol V.*), so wie dem Vaughan, Shadwell und Percival, deren Beobachtungen in Jam. Mease's, *On the hydrophobia, Philadelph,* 1793 aufgezeichnet sind.

so ist, wie gesagt, die Ansteckung gewöhnlich im Augenblicke des Bisses unwiderruflich erfolgt, denn Erfahrungen zeigen, daß selbst die schnelle Ausscheidung*) und Ablösung des begeiferten Theils nicht vor dem Fortgange des Uebels im Innern, nicht vor dem Ausbruche der Wasserscheu schützte – daher auch eben so wenig die vielen hundert andern gerühmten, äußern Mittel zur Reinigung, Ausbeizung und Vereiterung der Bißwunde vor dem Ausbruche der Hundswuth schützen konnten! –)

Aus dem Vorgange bei allen diesen miasmatischen Krankheiten ersiehet man deutlich, daß, nach der Ansteckung von außen, die dazu gehörige Krankheit im Innern des ganzen Menschen erst ausgebildet, der innere Mensch erst durch und durch pocken-, maser-, scharlach-krank geworden seyn muß, ehe diese verschiednen Ausschläge auf der Haut erscheinen können.

Für alle diese akuten, miasmatischen Krankheiten besitzt aber die Menschennatur jenen, in der Regel, so wohlthätigen Prozeß, dieselben (nämlich das specifische Fieber sammt dem specifischen Ausschlage) im Verlaufe von zwei bis drei Wochen wieder zu vertilgen und durch eine uns unbekannte Entscheidungs-Art (*crisis*) von selbst aus dem Organism wieder auszulöschen, so daß der Mensch dann gänzlich von ihnen (wenn er nicht von denselben getödtet wird), und zwar in kurzer Zeit, zu genesen pflegt.**)

---

*) Ein achtjähriges Mädchen in Glasgow ward im Jahre 1792 den 21sten März von einem tollen Hunde gebissen. Ein Wundarzt schnitt *sogleich* die Wunde ganz rein aus (erhielt sie in Eiterung und gab Quecksilber bis zum gelinden Speichelflusse, den er zwei Wochen unterhielt), und dessen ungeachtet brach die Wasserscheu den 27sten April aus und den 29sten April starb die Kranke. M. s. Duncan's *Med. Comment. Dec. II. Vol. VII., Edinb.* 1793 und *The new London med. Journ. II.*

**) Oder haben diese verschiednen, akuten halbgeistigen Miasmen die besondre Natur, daß sie, nachdem sie die Lebenskraft im ersten Augenblicke der Ansteckung durchdrungen und dieselbe, jede auf ihre eigne Weise, krank gemacht, dann in ihr auf Parasiten-Art schnell gewachsen und sich, meist durch ein eignes Fieber ausgebildet haben, nach Erzeugung ihrer Frucht (des reifen, ihr Miasm wieder mitzutheilen fähigen Haut-Ausschlages) von selbst ersterben und so den lebenden Organism davon wieder frei und der Wieder-Genesung überlassen?

Bei den chronischen miasmatischen Krankheiten beobachtet die Natur in Hinsicht der Ansteckungs-Art und der vorgängigen Bildung der innern Krankheit, ehe das äußere Anzeige-Symptom ihrer innern Vollendung sich an der Oberfläche des Körpers hervorthut, denselben Gang; dann aber zeigt sich jene große, merkwürdige Verschiedenheit von den akuten, daß bei den chronischen Miasmen die innere ganze Krankheit, wie schon gesagt, lebenslang im Organisme verharret, ja mit den Jahren immer mehr zunimmt, wenn sie nicht durch die Kunst ausgelöscht und gründlich geheilt wird.

Von diesen chronischen Miasmen werde ich zu dieser Absicht nur die zwei anführen, welche wir etwas genauer kennen, nämlich den venerischen Schanker und die Krätze.

Beim unreinen Beischlafe entsteht wahrscheinlichst in einem Augenblicke an der Stelle der Berührung und Einreibung die specifische Ansteckung.

Hat die Ansteckung gehaftet, so wird fortan der ganze lebende Körper davon ergriffen. Unmittelbar nach dem Ansteckungs-Momente beginnt die Bildung der venerischen Krankheit im ganzen Innern.

An der Stelle der Geschlechtstheile, wo die Ansteckung erfolgt ist, sieht man in den ersten Tagen nichts Widernatürliches, nichts Krankhaftes, Entzündetes oder Angefressenes; auch ist alles unmittelbar nach dem unreinen Beischlafe erfolgende Waschen und Reinigen des Theils vergeblich. Die Stelle bleibt dem Ansehn nach gesund, bloß der innere Organism ist durch die (gewöhnlich in einem Augenblicke erfolgte) Ansteckung in Thätigkeit gesetzt, um das venerische Miasm sich einzuverleiben und durch und durch venerisch krank zu werden.

Sind dagegen nicht die chronischen Miasmen mit dem Leben des von ihnen ergriffenen Menschen fortlebende, in dem von ihnen anfänglich hervorgebrachten Ausschlage (Krätzpustel, Schanker, Feigwarze – ihrer wieder ansteckenden Frucht) aber nicht, wie die akuten Miasmen von selbst wieder ersterbende, halbgeistige Krankheits-Parasiten, die nur durch eine Gegen-Ansteckung mit ganz ähnlicher, stärkerer Arznei-Krankheits-Potenz (durch die Antipsorika) aufgehoben und vernichtet werden können, so daß der Kranke frei von ihnen wird und geneset?

Erst dann, wenn diese Durchdringung aller Organe vom empfangenen Uebel zu Stande gekommen, erst dann, wann die Veränderung des Ganzen zu einem durchaus venerischen Menschen, das ist, die innere Ausbildung der venerischen Krankheit vollendet ist – nur dann erst bestrebt sich die kranke Natur, das innere Uebel dadurch zu erleichtern und zu beschwichtigen, daß sie ein zuerst als ein Bläschen (gewöhnlich an der Anfangs angesteckten Stelle) hervorkommendes und dann erst zu einem schmerzhaften Geschwüre aufbrechendes Lokal-Symptom zu Stande bringt, was man Schanker nennt, was aber nur 5, 7, 14 Tage, auch wohl erst, doch selten, 3, 4, 5 Wochen nach dem Momente der Ansteckung zum Vorscheine kommt. Also offenbar ein von dem, durch und durch venerisch gewordenen Organism von innen hervorgebrachtes, für das innere Leiden vikarirendes Schanker-Geschwür, fähig, durch Berührung dasselbe Miasm (die venerische Krankheit) wieder andern Menschen mitzutheilen.

Wird nun die so entstandene ganze Krankheit durch das innerlich gegebene, specifische Arzneimittel wieder ausgelöscht, so heilt zugleich auch der Schanker und der Mensch ist genesen.

Wird aber, wie von den Aerzten alter Schule täglich noch geschieht, vor Heilung der innern Krankheit, der Schanker örtlich vernichtet*) so bleibt die miasmatisch-chronische, venerische Krankheit als Lustseuche im Organism übrig und verschlimmert sich, wenn sie auch dann nicht innerlich geheilt wird, von Jahre zu Jahre, bis ans Ende des Lebens; selbst die robusteste Körperbeschaffenheit kann sie nicht in sich austilgen.

*) Nicht bloß mittels Wegbeizen durch Aetzmittel – wovon die nachgehende ausbrechende Lustseuche durch elende Erklärer als von einer dadurch erfolgten Zurücktreibung des Giftes aus dem Schanker in den (angeblich vorher noch gesunden) innern Körper hergeleitet wird – nein, selbst nach schneller Entfernung des Schankers ganz ohne angebrachtes Reizmittel bricht die Lustseuche aus, was dann ebenfalls (zum Ueberflusse) die Präexistenz der *Syphilis* im Innern, ohne Widerrede, bestätigt. „Petit schnitt einem Frauenzimmer einen Theil der kleinen Schamlefze ab, an welcher seit einem Paar Tagen venerische Schanker waren; die Wunde heilte zwar, aber die Lustseuche brach dennoch aus." M. s. *Fabre Lettres, supplément à son traité des maladies vénériennes, Paris,* 1786. – Natürlich! da die venerische Krankheit schon vor dem Schankerausbruche im ganzen Innern des Körpers vorhanden war!

Bloß durch Heilung der den ganzen Körper durchdringenden, venerischen Krankheit (wie ich seit vielen Jahren gelehrt und praktisch geübt habe) wird zugleich ihr Lokal-Symptom, der Schanker, zweckmäßig zur Heilung gebracht, am besten, ganz ohne Zuthun irgend eines äußern Vertreibungsmittels – während die bloß örtliche Vernichtung des Schankers, ohne vorgängige allgemeine Heilung und Befreiung des Menschen von der ganzen innern Krankheit, den gewissen Ausbruch derselben, die Lustseuche mit ihren Leiden, zur Folge hat.

Wie die *Syphilis,* eben so ist die *Psora* (Krätz-Krankheit) eine miasmatisch-chronische Krankheit und von ähnlicher anfänglicher Bildung.

Die Krätzkrankheit ist jedoch auch die allueransteckendste unter den chronischen Miasmen und bei weitem ansteckender, als die andern beiden chronischen Miasmen, die venerische Schankerkrankheit und die Feigwarzenkrankheit. Zur Ansteckung mit letzteren beiden gehört, um sie zu bewirken (das Miasm müßte denn etwa in eine Wunde gerathen), schon ein gewisser Grad von Einreibung an den zartesten, nervenreichsten und mit dem dünnsten Oberhäutchen bedeckten Stellen unsers Körpers, dergleichen die Geschlechtstheile sind; das Krätzmiasm aber bedarf nur der Berührung der allgemeinen Oberhaut, am meisten bei zarten Kindern. Die Fähigkeit, vom Krätzmiasm angesteckt zu werden, hat – was bei den andern beiden Miasmen nicht der Fall ist – fast jeder Mensch und fast unter allen Umständen.

Kein chronisches Miasm steckt allgemeiner, gewisser, leichter und unbedingter an, als das Krätzmiasm; wie gesagt, es ist das ansteckendste unter allen. Es ist so leicht mittheilbar, daß schon der von einem Kranken zum andern eilende Arzt beim Pulsfühlen sie oft unwissend Mehren einimpfte;*) Wäsche, mit krätziger Wäsche gewaschen;**) neue, aber von einem Krätzigen schon anprobierte Handschuhe, ein fremdes Nachtlager,

*) Car. Musitani *Opera, de tumoribus, Cap. 20.*

**) Wie Willis beobachtete, bei Turner, *des maladies de la peau, traduit de l'anglois, à Paris,* 1783. *Tom. II. Cap. 3. S. 77.*

ein fremdes Handtuch zum Abtrocknen diesen Ansteckungs-Zunder mittheilte, ja, daß oft schon der eben erst an's Tageslicht kommende kleine Weltbürger bei seinem Durchgange durch die äußern Geburtstheile seiner (wie nicht selten) mit dem Miasm behafteten Mutter, oder von der bei einer ähnlichen Kreisenden (oder sonst vorher) damit verunreinigten Hand der Geburtshelferin dieß unglückliche Loos erhält, oder als Säugling von seiner Amme, oder auf dem Arme seiner Wärterin entweder von dieser oder von dem liebkosenden Streicheln einer fremden, unreinen Hand angesteckt wird. Die tausend Mal tausend andern möglichen Berührungen mit diesem Miasm unsichtbar besudelter Dinge im Gange des Menschenlebens nicht einmal zu erwähnen, welche oft nicht geargwohnt, oft nicht vermieden werden können, dergestalt, daß die von der *Psora* unangesteckt gebliebenen Menschen unter die seltenern gehören. Wir brauchen die Ansteckung nicht erst in vollgepfropften Spitälern, Fabrik- und Gefangenen-Sälen oder in Waisenhäusern oder in den schmutzigen Hütten der Armuth aufzusuchen; selbst im freien Leben, in der Abgezogenheit, wie im vornehmen Stande schleicht sie sich ein. Der Einsiedler auf dem Montserrat entgeht in seinem Felsenneste ihr eben so selten, als der kleine Prinz in den battistenen Windeln.

Sobald das Krätzmiasm z. B. die Hand berührt, wo bleibt es in dem Augenblicke, wo es gehaftet hat, nicht mehr örtlich. Alles Waschen und Reinigen der Stelle hilft nun nichts mehr. Man sieht die ersten Tage noch nichts da an der Haut; sie bleibt unverändert und dem Anscheine nach gesund. Kein Ausschlag und kein Jücken ist in diesen Tagen am Körper, selbst nicht an der eben angesteckten Stelle zu bemerken. Der Nerve, welcher das Miasm zuerst ergriff, hatte es schon den Nerven des übrigen Körpers unsichtbar, dynamisch mitgetheilt, und der lebende Organism ward sofort von dieser specifischen Erregung im Stillen dergestalt durchdrungen, daß er genöthigt war, das psorische Miasm sich allmählig anzueignen, bis die Veränderung des Ganzen zu einem durchaus psorischen Menschen, das ist, die innere Ausbildung der *Psora* vollendet worden.

Nur dann erst, wann der ganze Organism sich von dieser eigenartigen, chronisch-miasmatischen Krankheit umgeschaffen fühlt, bestrebt sich die kranke Lebenskraft, das innere Uebel durch Veranstaltung eines angemessenen Lokal-Symptoms auf der Haut (Krätzbläschen) zu erleichtern und zu beschwichtigen, so daß, so lange dieser Ausschlag in naturgemäßer Verfassung äußerlich besteht, die innere *Psora* mit ihren sekundären Leiden nicht hervorbrechen kann, sondern verdeckt, schlummernd, latent und gebunden bleiben muß.

Gewöhnlich bedarf es vom Augenblicke der Ansteckung an gerechnet einen Zeitraum von 6, 7, 10, auch wohl 14 Tagen, ehe jene Umstimmung des ganzen innern Organisms in *Psora* zu Stande gekommen ist. Dann erst erfolgt, nach einem abendlichen, kleinern oder größern Froste und einer in der folgenden Nacht entstehenden, mit Schweiß endigenden, allgemeinen Hitze (einem Fieberchen, was von vielen Personen von Verkältung hergeleitet und nicht geachtet wird) der Ausbruch der erst feinen, frieselartigen, weiterhin sich vergrößernden Krätzpusteln (Bläschen) auf der Haut*) – zuerst in der Gegend der Anfangs angesteckten Stelle – und zwar mit einem wohllüstig kitzelnden (so zu sagen, unerträglich angenehmen) Jücken (Grimmen) begleitet, was so unaufhaltbar zum Reiben und Aufkratzen der Krätzbläschen zwingt, daß, wenn man sich des Reibens oder Kratzens mit Gewalt enthält, ein Schauder die Haut des ganzen Körpers durchschüttert. Dieß Reiben und Kratzen giebt zwar zwar auf Augenblicke einige Genugthuung, aber es erfolgt dann sofort ein lang dauerndes Brennen an der Stelle. Abends spät und die Vormitternacht ist dieß Jücken am häufigsten und unerträglichsten.

Diese Krätzbläschen enthalten in den ersten Stunden ihres Aufkommens eine wasserhelle Lymphe, die sich schnell in Eiter verwandelt, welcher den Kopf des Bläschens anfüllt.

Das Jücken zwingt nicht bloß zu reiben, sondern wegen seiner Heftigkeit, wie gesagt, selbst die Bläschen aufzureiben und aufzukratzen, wovon die dadurch ausgedrückte Feuchtigkeit wieder reichlichen Ansteckungs-Zunder für die Umge-

---

*) Weit gefehlt, daß die nun erscheinenden Krätzpusteln ein bloß für sich bestehendes, bloß örtliches Hautübel wären, sind sie im Gegentheile bloß der zuverlässige Beweis der schon vorher geschehenen Vollendung der innern *Psora* und der Ausschlag, nur eine Ergänzung derselben; denn dieser besondere Ausschlag und diese besondere Art Jücken desselben gehören zum Wesen der ganzen Krankheit in ihrem natürlichen, wenigst gefährlichen Zustande.

bungen des Kranken und andre noch unangesteckte Personen ausgiebt. Alle mit dieser Feuchtigkeit, selbst unmerklich besudelten Glieder, so wie Wäsche, Kleider und Geräthe aller Art pflanzen, wenn sie berührt werden, die Krankheit wieder weiter fort.

Doch bloß dieses Haut-Symptom der den ganzen Organism durchdrungenen *Psora* (welches, als mehr offenbar in die Sinne fallend, den eignen Namen Krätze führt), bloß dieser Ausschlag, sage ich, so wie die davon später entstandenen, mit dem eigenartigen Krätzjücken in ihrem Umfange begleiteten Geschwüre und die krätzartig jückenden, beim Reiben feuchtenden Flechten (Schwinden), so wie der Grindkopf, vermögen die Krankheit auf andre Personen fortzupflanzen, weil sie allein das mittheilbare Miasm der *Psora* enthalten – dahingegen die nach Verschwindung oder künstlicher Vernichtung des Ausschlags mit der Zeit wieder emporkommenden, übrigen, sekundären Symptome der *Psora*, die psorischen Allgemeinleiden, diese Krankheit auf Andre gar nicht und, so viel wir wissen, eben so wenig übertragen, als die sekundären Symptome der Lustseuche andre Menschen (wie J. Hunter zuerst beobachtete und lehrte) mit *Syphilis* anstecken.

Bei seit kurzem erst hervorgekommenem, also noch nicht sehr weit über die Haut verbreitetem Krätz-Ausschlage ist nichts von dem innern Gemeinleiden der *Psora* im Befinden des Kranken zu spüren; er befindet sich dem Anscheine nach wohl. Das Ausschlags-Symptom vikarirt für das innere Uebel und erhält die *Psora* mit ihren sekundären Uebeln gleichsam latent und gebunden.*)

In diesem Zustande ist die ganze Krankheit am leichtesten durch die innerlich gegebnen, specifischen Arzneien heilbar.

Läßt man aber die Krankheit ihren eigenthümlichen Gang gehen, ohne Anwendung eines innern, hülfreichen oder eines

*) Wie der unvertriebene Schanker für die inwohnende *Syphilis* beschwichtigend vikarirt und die Lustseuche nicht ausbrechen läßt, so lange er unangetastet auf seiner Stelle stehen bleibt. Ich beobachtete ein Frauenzimmer und fand sie frei von allen sekundären Symptomen der Lustseuche, bei welcher ein Schanker auf seiner Stelle zwei Jahre lang, unbehandelt, gestanden und nun die Größe von fast einem Zolle im Durchmesser allmählig erreicht hatte. Das innerlich eingenommene, beste Quecksilberpräparat heilte sie bald und vollkommen, das innere Uebel und zugleich den Schanker.

äußern, Ausschlag vertreibenden Mittels, so vergrößert sich schnell die ganze Krankheit im Innern, und diese Verstärkung des innern Uebels macht daher eine ebenmäßige Vergrößerung des Haut-Symptoms nothwendig; der Krätz-Ausschlag muß daher, um das größer gewordene innere Uebel noch beschwichtigen und latent erhalten zu können, endlich die ganze Oberfläche des Körpers überziehen.

Auch in dieser Höhe der Krankheit befindet sich der Mensch in jeder andern Hinsicht noch anscheinend gesund; alle Symptome der innerlich so weit vergrößerten *Psora* bleiben noch verdeckt und beschwichtigt durch das in gleicher Maße vergrößerte Haut-Symptom; aber eine so große Qual, wie ein über den ganzen Körper verbreitetes, so unausstehliches Jücken ist, vermag auch der robusteste Mensch nicht länger zu ertragen; er sucht sich um jeden Preis von dieser Qual zu befreien, und da es keine gründliche Hülfe bei den Aerzten alter Schule für ihn giebt, so sucht er wenigstens sich von dem unausstehlich jückenden Ausschlage, es koste auch sein Leben, zu befreien, wozu ihm die Mittel gar bald an die Hand gegeben werden, theils von andern unwissenden Leuten, theils von den allöopathischen Aerzten und Wundärzten. Er sucht die äußere Pein los zu werden, ohne das größere Unglück zu ahnen, was unausbleiblich auf Vertreibung des äußern (für die innere vergrößerte Psora-Krankheit bisher vikarirenden) Haut-Symptoms erfolgt und erfolgen muß, wie schon obige Beobachtungen genüglich darthun. Indem er sich aber einen solchen Krätz-Ausschlag äußerlich vertreibet, zieht er sich ein ähnliches Unglück zu und handelt eben so unsinnig, wie der, welcher, um sich schnell der Armuth zu entheben und sich glücklich (wie er wähnt) zu machen, eine große Summe raubt und sich den Kerker und den Galgen damit erwirbt.

Je länger die Krätzkrankheit schon gedauert hatte – der Ausschlag mochte sich nun, wie gewöhnlich, dabei über den größten Theil der Haut verbreitet haben, oder es mochte, wegen einer eigenthümlichen Unthätigkeit der Haut (wie in einigen Fällen) der Ausschlag nur bei einigen wenigen Krätzbläschen stehen geblieben seyn*) – in beiden Fällen, wenn nur die *Psora* mit ihrem Haut-Symptome zusammen alt geworden ist, in beiden Fällen, sage ich, ist die Vertreibung des größern oder

---

*) Man sehe oben die Beobachtung in der Anmerkung 86.

kleiner und auch noch so klein gebliebnen Krätz-Ausschlags von den allerverderblichsten Folgen wegen der unausbleiblich darauf hervorbrechenden, durch ihren langen Fortgang bis dahin hoch angewachsenen innern Krätzkrankheit (*Psora*) mit allen ihren unnennbaren Leiden.

Doch dem Unverstande des ununterrichteten Laien ist es zu verzeihen, wenn er durch kaltes Sturzbad, Wälzen im Schnee, blutiges Schröpfen oder Einschmieren der ganzen Haut oder auch nur der Gelenke mit Schwefel, unter Fett gerührt, den Krätz-Ausschlag und das lästige Jücken vertreibt, da er nicht weiß, welchen gefährlichen Zufällen und Ausbrüchen der innerlich lauernden Psora-Krankheit er hierdurch Thüre und Thor öffnet. Aber wer soll es den Männern verzeihen, deren Amt und Pflicht es ist, den Umfang jenes, durch äußeres Vertreiben des Krätz-Ausschlags unausbleiblich erfolgenden, unübersehlichen Unglücks von der dann aus dem ganzen Organism erwachenden *Psora* zu kennen und es auf alle Weise durch gründliche, innere Heilung dieser ganzen Krankheit*) zu verhüten – wenn man sie sieht, die Krätzigen alle auf gleiche Art falsch behan-

*) Denn auch in diesem hochgestiegnen Grade der Krätzkrankheit ist noch der Ausschlag sammt dem innern Siechthume, mit einem Worte, die ganze *Psora* , obwohl beschwerlicher, als Anfangs gleich nach ihrer ersten Entstehung, doch ungleich leichter und gewisser durch die innern specifisch-homöopathischen Arzneien zu heilen, als nach völliger, bloß äußerer Vertreibung des Krätz-Ausschlags die innere *Psora* zu heilen ist, wenn sie ihre sekundären Symptome zum Ausbruche bringt und in namenlose, chronische Krankheiten entfaltet. Die Krätzkrankheit läßt sich in jenem, obgleich weit gediehenen, doch noch ganzen Zustande immer noch ungleich leichter und gewisser durch die ihr angemessenen, innern Arzneien gründlich, sammt dem Ausschlage, ohne Zuthun des mindesten Lokalmittels heilen, so wie die venerische Schanker-Krankheit am gewissesten und leichtesten, oft durch eine einzige der kleinsten Gaben des besten Quecksilber-Präparats, innerlich gegeben, gründlich geheilt wird – wobei der Schanker, ohne das mindeste äußere Mittel zu Hülfe zu nehmen, schnell zum gutartigen Geschwüre wird und in wenigen Tagen von selbst heilt, so daß nie eine Spur von sekundären Zufällen (Lustseuche) darauf je erscheint oder erscheinen kann, weil das innere Uebel mit dem äußern Lokal-Symptome zugleich geheilt worden, wie ich seit vielen Jahren mündlich und schriftlich gelehrt und durch meine Heilungen dieser Art bewiesen habe.

Wodurch könnte es nun wohl entschuldigt werden, daß das ganze Heer der bisherigen Aerzte nach mehr als dreihundertjähriger Behanddeln, ja mit noch gewaltsamern innern und äußern Mitteln, mit scharfen Purganzen, dann mit Jasserscher Salbe, mit Waschwasser von essigsaurem Blei, Quecksilber-Sublimate oder

---

lung der allgemein verbreiteten venerischen Krankheit dennoch so unwissend in Erkennung der Natur derselben blieben, daß sie bei Erblickung eines Schankers noch bis diesen Tag an dem Angesteckten nichts Krankhaftes als bloß diesen Schanker annahmen, hingegen die schon vorher im Innern verhandene und bereits vor Ausbruch des Schankers im ganzen Organism ausgebildete, immer noch vorhandene *Syphilis* nicht gewahrten und so blindhin nur den Schanker für das einzig zu vertilgende, venerische Uebel hielten, was sie bloß äußerlich zu zerstören hätten, um den Menschen für geheilt ausgeben zu können – ohne durch die vielen tausend Erfahrungen belehrt zu werden, daß sie durch die örtliche Vernichtung des Schankers nie etwas anderes als bloß Schaden angerichtet, der im Innern präexistirenden *Syphilis* bloß ihr ableitendes Lokal-Symptom geraubt und das innere Uebel dadurch genöthigt hatten, nur desto gewisser und furchtbarer (und weit schwerer heilbar) als Lustseuche auszubrechen! Wodurch könnte man wohl eine so allgemeine, verderbliche Fehlsicht entschuldigen?

Oder warum dachten die Aerzte nie über die Entstehung der Feigwarzen nach? Warum verkannten sie stets dabei das innere, allgemeine Uebel, was diesen Auswüchsen zum Grunde liegt, um jenes im Innern präexistirende Siechthum mit seinen homöopathischen Mitteln gründlich zu heilen, wovon die Feigwarzen dann, ohne Hülfe eines äußern Zerstörungsmittels, von selbst verschwinden?

Doch, ließe sich auch nur ein Schatten von Entschuldigung für diese traurige Nachlässigkeit und Ignoranz vorbringen, und wollte man auch etwa anführen, daß die Aerzte nur erst $3^{1}/_{4}$ Jahrhundert Zeit gehabt hätten, über die wahre Natur der *Syphilis* in's Klare zu kommen, und daß sie vielleicht wohl nach einer noch längern Praxis diese Wahrheit würden haben einsehen lernen (– doch hatte ich sie schon vor mehren Jahren und so von Zeit zu Zeit dieses Irrthums, wiewohl vergeblich, zu überführen gesucht –), so bleibt dennoch jene allgemeine Fahrlässigkeit der bisherigen Aerzte, und, ich kann wohl sagen, Verblendung ganz ohne Entschuldigung, daß sie bei der seit vielen Jahrtausenden die Menschen ansteckende Krätzkrankheit die dem Ausschlage zu Grunde liegende, präexistirende innere Krankheit, die *Psora* , nicht erkannten, und alle darauf hinweisende Thatsachen mit stolzem Leichtsinn zu ignoriren sich beflissen, um die Täuschung fortsetzen und die Welt bei dem verderblichen Wahne lassen zu können: die unerträglich jückendem Pusteln wären nur ein bloß oberflächliches Hautübel, und durch ihre örtliche Vernichtung sey der Mensch frei von allem Uebel geworden und rein genesen.

vitriolsaurem Zinke, vorzüglich aber mit Salbe, aus Fett und Schwefelblüthen oder Quecksilber-Präcipitaten bereitet, den Ausschlag wohlgemuth und leichtfertig vernichten, unter der Versicherung: „es sey nur eine in der Haut sitzende Unreinigkeit, welche fortgeschafft werden müsse; dann sey alles gut und der Mensch bleibe gesund und von allen Beschwerden frei.“ Wer soll es ihnen verzeihen, wenn sie durch jene, in den Schriften älterer, gewissenhafter Beobachter verzeichneten Warnungs-Beispiele und viele Tausend andre oft, ja täglich vor ihre Augen tretende, ähnliche nicht klug werden, nicht zur Einsicht und Ueberzeugung kommen wollen, welches gewisse, schnell tödtende oder lebenslängliche, schleichende Unglück sie dem Krätzigen durch Vertilgung seines Ausschlags zuziehen, indem sie hierdurch die von unzähligen Leiden schwangere, innere Krätzkrankheit (*Psora*) bloß entfesseln, statt sie zu vernichten und zu heilen, und so das tausendköpfige Ungeheuer, statt es zu besiegen, durch Niederreißung der dasselbe einschließenden

---

Nicht etwa nur medicinische Alltags-Scribenten; nein! die größten und berühmtesten Aerzte der neuern und neuesten Zeit haben sich dieses schweren Irrthums (oder, soll ich sagen, geflissentlichen Verbrechens?) schuldig gemacht, von van Helmont an bis auf die neuesten Wortführer in der allöopathisch-medicinischen Praxis. –

Durch Anwendung oben angeführter Mittel erreichten sie freilich meist ihren Zweck, Ausschlag und Jücken von der Haut zu vertilgen, und wähnten in ihrer Geistes-Trunkenheit (oder gaben wenigstens vor), die Krankheit selbst und zwar völlig vernichtet zu haben, und verabschiedeten die so mißhandelten Kranken mit der Versicherung, sie wären gesund.

Alle die Leiden, welche auf jene einseitige Vernichtung des zur naturgemäßen Gestalt der *Psora* gehörenden Hautausschlags hinterdrein erfolgten, gaben sie für neu entstandene Krankheiten ganz andern Ursprungs aus. Sie achteten in ihrer Geistesbefangenheit nicht jene unzähligen, so laut sprechenden Zeugnisse redlicher Beobachter älterer Zeit, welche die traurigen Folgen örtlicher Vertreibung des Krätz-Ausschlags berichten, die oft so schnell darauf folgten, daß man seinen Verstand verleugnen müßte, wenn man sie nicht für unmittelbare Erzeugnisse der inwohnenden, großen Krankheit (der *Psora*) anerkennen wollte, welcher das zur Beschwichtigung des innern Uebels von der Natur bestimmte Lokal-Symptom (der Hautausschlag) geraubt worden, wodurch das ungeheilte, innere Siechthum zum lauten Ausbruche seiner sekundären Symptome gezwungen ward.

Schranken, unerbittlich auf den betrogenen Kranken loslassen, zu dessen Verderben?

Es läßt sich leicht erachten, wie auch die Erfahrung lehrt, daß, je mehre Monate der vernachlässigte Krätz-Ausschlag auf der Haut wucherte, die innere *Psora* unter demselben desto gewisser in einem mäßigen Zeitraume schon eine große, endlich ihre größte Höhe erreichen konnte, welchen fürchterlichen Anwuchs sie dann auch durch die um desto gefährlichern Folgen beurkundet, welche die Vertreibung eines so langwierigen Ausschlags jedesmal unausbleiblich nach sich zieht.

Dagegen ist es eben so gewiß, daß der erst seit wenigen Tagen auf eine unlängst vorher entstandene Ansteckung hervorgekommene, anfängliche, mindere Ausschlag einiger wenigen Krätzbläschen mit weniger unmittelbarer Gefahr vertrieben wird, wo die im ganzen Organism entstandene, innere *Psora* noch nicht Zeit gehabt hatte, zu einem hohen Grade zu erwachsen, und man muß gestehen, daß eine solche Vertreibung ganz kürzlich entstandener, weniger Krätzbläschen oft keine auffallend starke, böse Folgen unmittelbar darauf sehen läßt, daher es vorzüglich bei zärtlichen und vornehmen Personen oder ihren Kindern gewöhnlich unbekannt bleibt, daß das einzelne, oder die wenigen, erst seit einigen Tagen entstandenen, heftig jückenden Bläschen, wenn sie, vom geschäftigen Hausarzte sogleich mit Bleisalbe oder Bleiwasser belegt, schon den folgenden Tag wieder verschwunden sind, eine Krätz-Ansteckung zum Grunde hatten.

So klein aber auch die innere *Psora* zur Zeit der schnellen Vertreibung eines nur so eben erst in wenigen Bläschen hervorgekommenen Krätz-Ausschlags seyn mag, wie die dann oft nur mäßigen darauf erfolgenden Unbäßlichkeiten und Beschwerden zeigen (welche jedoch vom Hausarzte aus Unwissenheit gewöhnlich auf andre, geringfügige Ursachen geschoben werden); so bleibt die innere Psora-Krankheit, obschon dann noch klein, gleichwohl in ihrem Wesen und in ihrer chronischen Natur dieselbe allgemeine psorische Krankheit des ganzen Organisms, das ist, ohne Hülfe der Kunst unauslöschlich, durch die eignen Kräfte selbst der besten, robustesten Körper-Konstitution unvertilgbar und stets im Zunehmen begriffen bis an's Ende des Lebens. Zwar pflegt sie, so zeitig wie möglich von den ersten Spuren ihres Haut-Symptoms durch örtliche Mittel befreiet, Anfangs gewöhnlich nur allmählig anzuwachsen, und nur langsame Fortschritte im Organism zu thun – ungleich langsamere, als wo der Ausschlag lange Zeit auf der Haut geduldet ward (in welchem Falle, wie schon erwähnt, die Fortschritte der innern *Psora* reißend schnell sind) –; aber sie vergrößert sich dennoch unablässig und, auch im besten Falle und bei den günstigsten äußern Verhältnissen, so im Stillen, und oft Jahre lang so wenig in die Augen fallend, daß, wer die Zeichen ihrer schlummernden Anwesenheit nicht kennt, diese Personen durchaus für gesund und frei von allem inneren Uebel halten und erklären würde. Oft Jahre lang pflegt sie sich nicht in großen Symptomen hervorzuthun, welche man auffallende Krankheit nennen könnte.

Viele hundert Beobachtungen haben mir *) nach und nach die Zeichen verrathen, an denen die innerlich schlummernde, **) bisher latent gebliebne *Psora* (Krätz-Siechthum) auch in den Fällen zu erkennen ist, wo sie noch nicht zur auffallenden

---

*) Mir ward es möglicher, als vielen Hundert Andern, die Zeichen sowohl der noch im Innern schlummernden und latenten, als der zu ansehnlichen, chronischen Uebeln aus dem Innern erwachten Psora zu finden und zu erkennen durch genaue Vergleichung des Befindens aller der so Behafteten mit mir, der ich, was selten ist, nie psorisch war und daher von allen diesen hier und weiter unten angeführten Beschwerden (kleinern und größern) von meiner Geburt an bis in mein jetziges achtzigstes Lebensjahr gänzlich frei blieb, obwohl übrigens sehr empfänglich für akute, epidemische Krankheiten, und obwohl unter vielen Geistes-Anstrengungen und tausendfachen Gemüths-Kränkungen.

**) Die Allöopathie hatte im kranken Menschen ebenfalls verborgne (latente Krankheits-Zustände angenommen, um ihr oft blindes Eingreifen mit heftigen Arzneien, Blutvergießen, Schmerzmitteln u.s.w. zu motiviren oder wenigstens zu entschuldigen. Diese sogenannten *qualitates occultae Fernelii* sind aber rein aus der Luft gegriffen und erdichtet, da (nach dieser Aerzte eigner Angabe) dieselben sich durch keine Aeußerungen und Symptome zu erkennen geben sollen. Was aber durch keine Zeichen sein verborgnes, angebliches Daseyn zu verstehen giebt, existirt nicht für uns Menschen, die wir auf Erkenntnis der Dinge einzig durch Beobachtung vom Schöpfer angewiesen sind – ist folglich ein Phantom verirrter Phantasie. Ganz anders ist es mit mehren in der Natur schlummernden (latenten) Kräften; sie zeigen sich, ungeachtet ihrer gewöhnlichen Verborgenheit, dennoch unter den gehörigen

Krankheit sich hervorgethan hat, um dann noch um desto leichter das Uebel mit der Wurzel ausrotten und gründlich heilen zu können, ehe die innere *Psora* zu einer offenbaren (chronischen) Krankheit emporstieg und zu jener fürchterlichen Höhe sich entwickelte, deren bedenkliche Zustände die Heilung oft schwierig, und in einigen Fällen unmöglich machen.

Es giebt der Zeichen der im Innern sich allmählig vergrößernden, vor der Hand jedoch noch schlummernden, nicht zum vollen Ausbruche einer auffallenden Krankheit gediehenen *Psora* viele; aber Eine Person hat sie nicht alle zugleich; der Eine hat mehre davon in seinem Befinden, der Andre weniger; der Eine nur bloß diese vor der Hand, im Laufe der Zeit auch die andern, und jene nicht, je nach der besondern Anlage seines Körpers oder nach Maßgabe der äußern Lage dieses oder jenes Individuums.

Meist bei Kindern: öfterer Abgang von Spulwürmern und Maden, unleidliches Kriebeln von letztern im Mastdarm.

Oft aufgetriebner Unterleib.

Bald unersättlicher Hunger, bald Appetitlosigkeit.

Blässe des Gesichts und Schlaffheit der Muskeln.

Oeftere Augenentzündungen.

Halsdrüsen-Geschwülste (Skropheln).

Schweiß am Kopfe, Abends nach dem Einschlafen.

Nasenbluten bei Mädchen und Jünglingen (seltner bei ältern), oft von großer Heftigkeit.

Gewöhnlich kalte oder inwendig schweißige Hände (Brennen in den Handflächen).

Kalte trockne, oder übelriechende schweißige Unterfüße (Brennen in den Fußsohlen).

Bei geringer Veranlassung, Einschlafen der Arme oder Hände, der Beine oder Füße.

Oefterer Klamm in den Waden (den Arm- und Hände-Muskeln).

Umständen und Bedingungen, z.B. der latente Hitz-Stoff in den selbst kalt anzufühlenden Metallen, bei ihrer Reibung, so wie die latente Psora z.B. als Zieh-Schmerz in den Muskel-Scheiden zur Erscheinung kömmt, wenn der mit latenter Psora Behaftete sich der Zugluft ausgesetzt hatte, u.s.w.

Schmerzloses Aufhüpfen einzelner Muskeltheile hie oder da am Körper.

Ofter oder langwieriger Stock- oder Fließschnupfen oder Katarrh*) (oder Unmöglichkeit, einen Schnupfen zu bekommen, selbst bei der stärksten Veranlassung, bei übrigem, steten Uebelbefinden solcher Art).

Langwierige Verstopfung des einen oder beider Nasenlöcher.

Geschwürige Nasenlöcher (böse Nase).

Lästiges Trockenheitsgefühl in der Nase.

Oeftere Halsentzündung, öftere Heiserkeit.

Kurzes Frühhüsteln.

Oeftere Engbrüstigkeitsanfälle.

Leichtes Verkälten (theils des ganzen Körpers, theils bloß des Kopfes, des Halses, der Brust, des Unterleibes, der Füße, z. B. in Zugluft**) gewöhnlich bei Neigung dieser Theile zu Schweiße), und mancherlei davon, oft anhaltende Beschwerden.

Leichtes Verheben, oft schon vom Tragen oder Aufheben eines kleinen Gewichts, oft schon vom über sich Langen und Ausstrecken der Arme noch hohen Gegenständen (und eine Menge von dieser oft mäßigen Streckung der Muskeln erfolgender Beschwerden: Kopfschmerz, Uebelkeit, Sinken der Kräfte, Spannschmerz in den Genick- und Rückenmuskeln u.s.w.).

Oft einseitiges Kopfweh oder Zahnweh schon von mäßigen Gemüthsstörungen.

Oeftere, fliegende Gesichtshitze und Röthe, nicht selten mit einiger Aengstlichkeit.

Oefteres Ausfallen der Kopfhaare, Trockenheit derselben, viel Schuppen auf dem Haarkopfe.

Neigung zu Rothlauf (Rose) hie und da.

Mangel der Regeln, Unordnungen in der Monatreinigung, zu viel, zu wenig, zu zeitig (zu spät), zu lange anhaltend, zu wässerig, mit mancherlei Körperbeschwerden verbunden.

---

*) Hieher gehören nicht die epidemischen, fast jeden, auch den gesündesten Menschen ergreifenden Schnupfenfieber und Katarrhe (z. B. die Grippe, Influenza).

**) Personen, die nicht psorisch sind, leiden von Zugluft oder feuchter Kälte, wenn sie ihnen auch nicht angenehm ist, keine Verkältung, keine Nachbeschwerden.

Zucken der Glieder beim Einschlafen.

Müdigkeit früh beim Erwachen; erquickungsloser Schlaf.

Früh-Schweiß im Bette.

Gar zu leichtes Schwitzen am Tage, bei geringer Bewegung (oder Unfähigkeit, in Schweiß zu kommen).

Weiße, oder doch sehr blasse, noch öfter, rissige Zunge.

Viel Rachenschleim.

Uebler Mundgeruch oft, oder fast stets, besonders früh und während des Monatlichen, welcher entweder fade, oder säuerlich, oder wie von verdorbnem Magen, oder moderig, auch faulig gespürt wird.

Säure-Geschmack im Munde

Früh-Uebelkeit.

Leerheits-Empfindung im Magen.

Widerwillen gegen gekochte warme Speisen, besonders Fleisch (vorzüglich bei Kindern).

Widerwillen gegen Milch.

Die Nacht oder früh, Trockenheit im Munde.

Leibschneiden oft, oder täglich (besonders bei Kindern), mehr früh.

Harter, gewöhnlich über einen Tag zögernder Stuhl in Knoten, oft mit Schleim überzogen (oder fast steter weicher, durchfälliger, gähriger Stuhlgang).

Blutader-Knoten am After, Blutabgang mit dem Stuhle.

Schleim-Abgang durch den After, mit oder ohne Koth.

Jücken am After.

Dunkler Harn.

Geschwollene, erweiterte Adern an den Beinen (Aderkröpfe, Wehadern).

Frostbeulen und Frostbeulen-Schmerz außer der strengen Winterkälte, auch wohl selbst im Sommer.

Hüneraugenschmerz, ohne äußern Druck der Schuhe.

Leichtes Verknicken, Verstauchen, Vergreifen dieses oder jenes Gelenks.

Knacken einiger oder mehrer Gelenke bei Bewegung.

Ziehende, spannende Schmerzen im Genicke, dem Rücken, den Gliedern, besonders in den Zähnen (bei feuchtem, stürmischen Wetter, bei Nordwest- und Nordostwinde, nach Verkälten, Verheben, unangenehmen Leidenschaften u.s.w.).

Erneuerung von Schmerzen und Beschwerden in der Ruhe, die bei Bewegung vergehen.

Die meisten Beschwerden sind des Nachts und erneuern oder erhöhen sich bei tiefem Barometerstande, bei Nord- und Nordostwinde, im Winter und gegen den Frühling zu.

Unruhige, schreckhafte oder doch allzu lebhafte Träume.

Unheilsame Haut; jede kleine Verletzung geht in Verschwärung über, rissige Haut der Hände und Unterlippen.

Oeftere Blutschwäre, öftere Nagelgeschwüre (Fingerwurm).

Dürre Haut an den Gliedmaßen, Ober-Armen, Ober-Schenkeln, auch wohl auf den Backen.

Hie oder da eine rauhe, sich abschuppende Stelle der Haut, die zuweilen wohllüstiges Jücken und, nach dem Reiben, Brennen verursacht.

Hie oder da zuweilen, obgleich selten, ein einzelnes, unleidlich wohllüstig, aber unerträglich jückendes Bläschen, in seiner Spitze bald mit Eiter gefüllt und nach dem Reiben ein Brennen verursachend, an einem Finger, an der Handwurzel oder sonst wo.

Mit einigen oder mehren dieser Beschwerden (auch öfter und oft) behaftet, hält sich der Mensch noch für gesund und auch Andre halten ihn dafür. Er kann auch viele Jahre dabei ein sehr erträgliches Leben führen und ziemlich ungehindert seinen Geschäften obliegen, so lange er jung oder noch in seinen kraftvollen Jahren ist und kein besondres Ungemach von außen erdulden darf, sein hinreichendes Auskommen hat, nicht in Aergerniß oder Kummer lebt, sich nicht über seine Kräfte anstrengt, vorzüglich aber ganz heitrer, gelassener, geduldiger, zufriedener Gemüthsart ist. Da kann die *Psora* (inneres Krätz-Siechthum), welche sich durch einige oder mehre der obigen Symptome dem Kenner bemerkbar macht, viele Jahre im Innern fortschlummern, ohne den Menschen in eine anhaltende chronische Krankheit zu versetzen.

Doch selbst bei diesen günstigen äußern Verhältnissen können, sobald die Person in die Jahre kommt, schon oft geringe Anlässe (eine mäßige Aergerniß, oder Erkältung, ein Diätfehler u.s.w.) einen oft heftigen Anstoß von (obgleich nur kurzer) Krankheit hervorbringen: eine heftige Kolik, Brust-, Hals-Entzündung, Rothlauf, Fieber und dergleichen – Krankheits-Anfälle, deren Heftigkeit oft in keinem Verhältnisse zu der mäßigen Erregungsursache steht. – Dergleichen pflegt sich am meisten zur Herbst- und Winterzeit, oft aber auch vorzugsweise im Frühlinge zu ereignen.

Wo jedoch die Person, es sey nun ein Kind oder ein Erwachsener, mit im Innern schlummernder *Psora,* auch vielen Anschein von Gesundheit hat, aber in das Gegentheil der eben angedeuteten, günstigen Lebens-Verhältnisse geräth, wenn z.B. sein Befinden und sein ganzer Organism durch ein umhergehendes epidemisches Fieber, oder eine ansteckende akute Krankheit,*) Pocken, Masern, Keichhusten, Scharlachfieber, Purpurfriesel u.s.w., oder durch eine äußere schwere Verletzung, Stoß, Fall, Verwundung, bedeutende Verbrennung, Bein- oder Arm-Bruch, schwere Niederkunft und durch das Krankenlager (gemeiniglich mit Beihülfe unrichtiger und schwächender allöopathischer Behandlung) von allen diesen sehr geschwächt und erschüttert worden ist – wenn Einschränkung auf sitzendes Leben in düstrer, dumpfer Stubenluft die Lebenskraft schwächen, traurige Todesfälle geliebter Angehörigen das Gemüth durch Gram niederbeugen, oder tägliche Aergerniß und Kränkung das Leben verbittert – oder Verfall der Nahrung, oder gänzlicher Mangel an dem Nothwendigen und Unentbehrlichen eintritt und Blöße und geringe Kost Muth und Kräfte niederschlagen; da erwacht die bisher schlummernde *Psora* und zeigt in den weiter unten folgenden, erhöheten und gehäuften Symptomen sich in ihrem Uebergange zur Bildung schwerer Uebel; diese oder jene von den namenlosen (psorischen) chronischen Krankheiten**) bricht aus und verschlim-

---

*) Zu Ende der akuten Fieber kommt nicht selten, gleichsam als durch Anregung von einem solchen Fieber, ein Ausbruch älterer, im Körper wohnender *Psora,* als Krätz-Ausschlag wieder zum Vorschein, den die Aerzte für eine neue Erzeugung von Krätze in diesem von bösen Säften (*scilicet*) angefüllten individuellen Körper erklären, weil sie von einer langwierig oft im Menschen schlummernden *Psora* nichts wissen. Aber Krätzkrankheit kann sich jetzt bei keinem einzelnen Menschen neuerdings von selbst erzeugen, von selbst entstehen oder erschaffen werden, so wie keine Menschenblattern oder Kuhpocken, keine Masern, keine venerische Schankerkrankheit u.s.w. bei irgend einem Menschen jetzt noch jemals ohne vorgängige Ansteckung zum Vorschein kommen kann.

**) Diese oder jene – je nachdem die ursprüngliche Körper-Konstitution, die angenommene, besondre Lebensweise, die besondre, oft durch individuelle Erziehung erlangte Gemüths-Anlage, oder ein oder der andre am meisten empfängliche oder geschwächte Theil des Körpers die Richmert sich (am meisten unter der schwächenden und angreifenden, schiefen Behandlung durch allöopathi-

---

tung giebt und so das Krätz-Siechthum mehr zur Entstehung dieses als jenes Uebels leitet, damit es vorzugsweise in dieser Seite des Befindens und gerade so modificirt sich entfalte. Eine zornige, grämliche Gemüthsart befördert den Ausbruch der *Psora* ungemein, so wie vorausgegangene Erschöpfungen durch häufige Schwangerschaften, übertriebenes Kindersäugen, übermäßige Strapatzen, angreifende ärztliche Fehl-Kuren, Schwelgerei und lüderliche Lebensart. Das innere Krätz-Siechthum ist, wie gesagt, von so sonderbarer Natur, daß es unter sehr günstigen, äußern Umständen lange Zeit gleichsam gebunden und verdeckt bleiben kann, so daß der Mensch dem oberflächlichen Beobachter als gesund erscheint, Jahre, oft viele Jahre lang, bis ungünstige Umstände für Geist und Körper oder für beide sich einmal ereignen, welche gleichsam als feindlicher Anstoß das innen ruhende Uebel zum Erwachen und seine Keime zur Entwickelung bringen. Da können die Bekannten, da kann der Arzt, ja selbst der Patient kann dann nicht begreifen, wie er auf einmal mit seiner Gesundheit so sehr in Verfall gerathen konnte. Da entwickeln sich – um einige Beispiele zur Erläuterung aus meiner Erfahrung beizubringen – z. B. nach einem einfachen Beinbruche auf einem fünf- sechswöchentlichen Lager Krankheits-Zustände andrer Art, deren Quelle man nicht errathen kann, Krankheitszustände, die nach erträglicher Beseitigung dennoch wiederkehren und, selbst bei nicht fehlerhafter Diät, bei erneuerter Wiederkehr in verstärktem Grade erscheinen, am meisten in den Jahreszeiten des Herbstes (Winters) und Frühlings, und zu einem von Jahre zu Jahre wachsenden, langwierigen Leiden werden, dessen dauernde Abhülfe, ohne daß durch die allöopathische Kur ein andres, noch beschwerlicheres Uebel an seine Stelle trete, man vergebens im Rathe der bisherigen Aerzte, und eben so oft vergeblich im Gebrauche der mineralischen Bäder sucht. Solcher Anstöße im Leben, solcher ungünstigen Begegnisse, welche die bis dahin (vielleicht lange schon) schlummernde *Psora* (inneres Krätz-Siechthum) zum Erwachen und ihre Keime zum Emporwachsen zu bringen pflegen, giebt es unzählige; sie sind oft so geartet, daß die großen Uebel, welche auf sie nach und nach folgen, mit jenen Begegnissen in keinem Verhältnisse stehen, so daß kein verständiger Mann jene Anlässe als hinreichenden Grund dieser nachfolgenden, oft ungeheuern, chronischen Krankheiten ansehen kann, sondern gezwungen ist, eine tiefer gelegene, jetzt bloß zur Entwickelung gelangte, feindliche Ursache dieser Erscheinungen anzuerkennen.

Z. B. eine, obenhin und nach gewöhnlichem Maßstabe betrachtet, gesunde, junge Frau (in ihrer Kindheit mit *Psora* angesteckt) hat das sche Aerzte) von Zeit zu Zeit fast ohne Nachlaß oft bis zur fürchterlichsten Höhe, wenn für den Kranken nicht bald

---

Unglück, im dritten Monate ihrer Schwangerschaft mit dem Wagen umzuwerfen, wovon sie, außer einer geringen Beschädigung und dem gehabten Schrecke, eine unzeitige Niederkunft erleidet, wovon der starke Blutverlust sie ziemlich zurücksetzt. In einigen Wochen hat sich jedoch die junge Natur meist wieder erholt und man könnte ihr nahe, dauerhafte Gesundheit verkündigen, als die Botschaft von einer lebensgefährlichen Krankheit ihrer geliebten, entfernten Schwester sie wieder in ihrem Befinden zurückwirft und ihre vorige, noch nicht ganz besiegte Kränklichkeit mit einer Menge Nervenübeln und Krämpfen vermehrt, welche sie zu einer ernstlich Kranken machen. Es kommt zwar bessere Nachricht von ihrer Schwester, endlich gute. Zuletzt besucht die völlig wieder genesene Schwester sie sogar selbst. Aber die kranke, junge Frau bleibt dennoch krank, und wenn sie sich auch auf 8 oder 14 Tage wieder zu erholen scheint, so kehren die Leiden dennoch ohne sichtliche Veranlassung wieder; jedes folgende, selbst glückliche Wochenbett, jeder stürmische Winter fügt neue zu den alten Uebeln, oder die ehemaligen scheinen mit andersartigen, aber noch beschwerlichern abzuwechseln, so daß wie eine chronische, bedeutende Kranke erhalten, ohne daß abzusehen ist, wie die Vollkräftigkeit der Jugend, mit glücklichen äußern Verhältnissen begleitet, nicht die Folgen jener einzelnen unzeitigen Niederkunft bald hätte auslöschen können, und noch weniger, wie der üble Eindruck von jener traurigen Nachricht nicht alsbald hätte verschwinden müssen auf die Botschaft von der Genesung ihrer Schwester, oder doch wenigstens durch die wirkliche Gegenwart ihrer völlig wieder hergestellten Schwester.

Wenn jederzeit die Ursache ihrer Wirkung, der Grund seiner Folge angemessen und gleich seyn muß, wie stets in der Natur, so sieht niemand ein, wie hier, nach Hebung jener äußern Anfälle auf ihre Gesundheit, die nachgängigen Uebel nicht nur fortdauern konnten, sondern sich sogar von Jahre zu Jahre noch erhöhen sollten, wenn nicht der Grund in etwas Anderm, Höherm läge – so daß jene widrigen Ereignisse (die unzeitige Niederkunft und die traurige Nachricht), da beide von selbst verschwanden, und also unmöglich den hinreichenden Grund zu der nachfolgenden, chronischen Krankheit darreichen konnten, bloß als Anstöße und Anlässe zur Entwickelung einer schon im Innern vorhanden gewesenen, nur bis dahin im Innern wie im Schlummer gelegenen, feindlichen Potenz von höherer Wichtigkeit, zu betrachten sind.

So sieht man einen robusten, trotz einiger, bloß dem Kenner merkbaren Spuren innerer *Psora*, gesund scheinenden Kaufmann durch mehre unglückliche Handels-Ereignisse allmählig in Verfall seiner Vermögens-Umstände bis zum nahen Bankerote und so nach und nach zugleich wieder günstigere, äußere Verhältnisse eintreten, die dann das Siechthum zu einem gemäßigtern Fortgange bestimmen.

---

in allerlei Kränklichkeit, endlich in bedeutende Krankheit gerathen. Jedoch der Tod eines reichen Verwandten und der Gewinn eines großen Looses in der Lotterie ersetzt seine Handels-Verluste überflüssig; er wird zum wohlhabenden Manne – aber seine Krankheit dauert dessen ungeachtet nicht nur fort, sondern erhöhet sich von Jahr zu Jahre, trotz aller ärztlichen Recepte, trotz aller Besuche der berühmtesten Bäder, (oder vielmehr unter Mithülfe beider letztern).

Ein wohlgesittetes, Zeichen von innerer *Psora* abgerechnet, für ganz gesund gehaltenes Mädchen wird zu einer Heirath gezwungen, welche sie an der Seele unglücklich macht, und in gleichem Maße geräth auch ihre körperliche Gesundheit in Verfall, ohne Spur einer venerischen Ansteckung. Keine allöopathische Arznei lindert ihre traurigen Uebel, die immer bedenklicher werden. Aber mitten in der Verschlimmerung, nach einem Jahre voll Leiden, wird plötzlich ihr Unglückbringer, der ihr verhaßte Gatte, durch den Tod von ihr genommen, und sie scheint wieder aufzuleben in der Ueberzeugung, nun von allem Anlasse zu Gemüths- und Körperleiden befreit zu seyn, und hofft auf baldige Genesung; und dieß hoffen alle ihre Freunde mit ihr, da die Erregungs-Ursache ihrer Krankheit im Grabe liegt. Sie bessert sich auch schnell; aber, was man nicht befürchtet hätte, sie bleibt doch kränklich, trotz der Kraft ihrer Jugend – ja ihre Zufälle verlassen sie nur selten, um sich von Zeit zu Zeit ohne äußere Veranlassung zu erneuern und selbst von Jahre zu Jahre (in den rauhen Monaten) mehr und mehr zu verschlimmern.

Eine unschuldig in Verdacht gekommene und in einen schweren Criminal-Prozeß verwickelte Person, welche vordem, jene Zeichen latenter *Psora* abgerechnet, gesund schien, geräth während dieser peinlichen Monate in mancherlei Krankheits-Zustände. Aber endlich wird ihre Unschuld erkannt und sie mit allen Ehren freigesprochen. Man sollte glauben, dieß glückliche, befriedigende Ereigniß würde und müßte ihr neues Leben geben und alle ihre Körperbeschwerden heben. Es geschiehet aber nicht; sie leidet immer noch abwechselnd an ihrer Krankheit, ja diese erneuert sich, nach längern und kürzern Unterbrechungen, und erhöhet sich mit den Jahren immer mehr, besonders in den winterlichen Jahreszeiten.

Wie? wenn jenes widrige Ereigniß der Grund, der hinreichende Grund dieser Krankheits-Zufälle gewesen wäre; sollte und müßte da, nach Hinwegräumung dieser Ursache, die Wirkung, die Krankheit nicht gänzlich aufgehört haben? Die Uebel hören aber nicht auf; sie erneuen, sie erhöhen sich sogar allmählig mit der Zeit, und es

Doch wenn auch wieder eine günstige äußere Lage den reißenden Fortgang des ausgebrochenen Uebels hemmen sollte, so ist dann doch durch keine bisher bekannt gewesene Kurart wahre Gesundheit wieder herzustellen auf die Dauer, und gewöhnliche allöopathische Kuren mit ihren angreifenden, unpassenden Mitteln – Bäder, Quecksilber, Blausäure, Jodine, Digitalis, China, Hungerkur und die andern Modemittel mit eingeschlossen – beschleunigen bloß die Ankunft des Todes, des Endes aller von den Aerzten nicht zu heilenden Leiden. *)

Ist unter den angegebnen, ungünstigen äußern Verhältnissen nur erst der Uebergang der *Psora* aus ihrem schlummernden und gebundenen Zustande in ihrem Erwachen und ihrem Ausbruche geschehen und der Kranke überläßt sich dann der schädlichen Vielgeschäftigkeit des gewöhnlichen allöopathischen Arztes, der es seinem Amte und seinem Erwerbe für angemessen hält, ohne Schonung mit den Mauerbrechern seiner heftigen, unpassenden Mittel und schwächenden Behandlungen, wie man täglich mit Bedauern sieht, auf den Organism des Kranken loszustürmen, da mögen indeß auch die äußern Umstände des Kranken und seine Lage zu seinen Umgebungen noch so vortheilhaft sich geändert haben, die Ver-

---

wird offenbar, daß jene widrigen Begegnisse der hinreichende Grund der nun vorhandnen Uebel und Beschwerden nicht seyn konnten – es wird begreiflich, daß sie bloß einen Anstoß und Anlaß zur Entwickelung eines im Innern bis dahin nur schlummernd gelegenen Siechthums abgaben.

Die Erkenntniß dieses alten, so häufigen, innern Feindes und die Wissenschaft, ihn besiegen zu können, bringt es an den Tag, daß meist ein inwohnendes Krätz-Siechthum (*Psora*) der Grund aller dieser, selbst durch die Kraft der besten Natur nicht zu beschwichtigenden, nur durch die Kunst zu besiegenden Leiden war.

*) Diese oder jene – je nachdem die ursprüngliche Körper-Konstitution, die angenommene, besondere Lebensweise, die besondre Gemüthsanlage, oder ein oder der andre, am meisten empfängliche oder geschwächte Theil des Körpers die Richtung giebt und Krätz-Siechthum mehr zur Entstehung dieses als jenes Uebels leitet, damit es vorzugsweise in dieser Seite des Befindens und gerade so modificirt sich entfalte. Eine zornige, grämliche Gemüthsart befördert den Ausbruch der *Psora* ungemein, so wie vorausgegangene Erschöpfungen durch häufige Schwangerschaften, übertriebnes Kindersäugen, übermäßige Strapatzen, angreifende ärztliche Kuren, Schwelgerei und lüderliche Lebensart.

schlimmerung der Krankheit geht dennoch vorwärts, ohne Rettung, unter solchen Händen.

Das Erwachen der innern, bisher schlummernden, latenten und (durch gute Körper-Konstitution und günstige äußere Verhältnisse) gleichsam gebunden gehaltenen *Psora* und ihre Ausbruch zu ernsthaftern Uebeln und Siechthumen kündigt sich durch Erhöhung obiger, die schlummernde *Psora* andeutenden und durch eine zahllose Menge verschiedner andrer Zeichen und Beschwerden an – verschieden je nach der verschiednen Körper-Konstitution des Menschen, seiner Erb-Anlage, den verschiednen Fehlern in seiner Erziehung und seiner Angewohnheiten, seiner Lebensweise und Diät, seiner Beschäftigungen, seiner Geistes-Richtung, seiner Moralität u.s.w. –

Bei sich zur offenbaren, sekundären Krankheit entwickelndem Krätz-Siechthume zeigen sich dann folgende Symptome, welche ich bloß aus Geschichten von Krankheitsfällen, die ich selbst mit Erfolg behandelte und die geständlich aus Krätz-Ansteckung entsprossen, auch weder mit Lustseuche noch mit Feigwarzen-Uebel vermischt waren, entnommen und beobachtet habe. Ich bescheide mich gern, daß in der Erfahrung Andrer noch weit mehre vorkommen können.

Ich erinnere hier nur noch, daß unter den angeführten zuweilen einander ganz entgegengesetzte Symptome mit vorkommen, wovon der Grund in den verschiednen Körper-Beschaffenheiten beim Ausbruche der innern *Psora* zu suchen ist. Doch wird die eine Art seltner als die andre angetroffen, und es entsteht davon keine besondere Hinderung der Heilung.

Schwindel, Taumel beim Gehen.

Schwindel; wenn er die Augen zuthut, geht alles mit ihm herum; es wird ihm dabei brecherlich.

Schwindel; bei schnellem Umdrehen fällt er fast über den Haufen.

Schwindel, wie ein Ruck im Kopfe, wovon er auf einen Augenblick die Besinnung verliert.

Schwindel mit häufigem Aufstoßen.

Schwindel beim Herabsehen selbst auf den ebenen Boden, oder beim Sehen in die Höhe.

Schwindel beim Gehen auf einem, von beiden Seiten nicht eingeschlossenen Wege, auf freien Ebenen.

Schwindel; sie kommt sich selbst, oder andre Gegenstände kommen ihr bald zu groß, bald zu klein vor.

Schwindel, ohnmachtartiger.

Schwindel, in Bewußtlosigkeit übergehend.

Düseligkeit, Unvermögen zu denken und Geistesarbeiten zu vollführen.

Sie hat ihre Gedanken nicht in ihrer Gewalt.

Sie ist zu Zeiten ganz wie ohne Gedanken (sitzt wie in Gedanken).

Von freier Luft düselig und dämisch im Kopfe.

Es wird ihm zuweilen ganz dunkel und schwarz vor den Augen, beim Gehen oder Bücken, oder Wiederaufrichten nach Bücken.

Andrang des Blutes nach dem Kopfe.[1])

Hitze im Kopfe (und im Gesichte).[2])

Ein kalter Druck oben auf dem Kopfe.[3])

Kopfschmerz, dumpfer, gleich früh beim Erwachen oder Nachmittags bei starkem Gehen oder beim Lautsprechen.

Kopfschmerz, einseitiger in gewissen Zeitperioden (nach 28, 14 oder weniger Tagen), mehr beim Vollmonde oder beim Neumonde, oder nach Gemüths-Erregungen, Verkältungen u.s.w. ein Drücken oder andrer Schmerz oben auf, oder in dem Kopfe, oder ein Bohren über einem Auge.[4])

---

1) Wobei oft das Gemüth verstimmt wird, mit Bänglichkeit und Arbeits-Scheu.

2) Nicht selten mit Kälte der Hände und Füße.

3) Gewöhnlich mit Aengstlichkeit.

4) Dabei oft eine große, innere Unruhe und Aengstlichkeit, besonders im Unterleibe, Mangel an Stuhl, oder öftere, kleine, ängstliche Stuhlgänge, Schwere in den Gliedern. Beben im ganzen Körper, Spannung aller Nerven mit großer Reizbarkeit und Empfindlichkeit; das Auge verträgt kein Licht, es thränt, schwillt auch wohl; die Füße sind kalt; zuweilen dabei Stockschnupfen, oft Frost, bald auch fliegende Hitze; dabei stete Uebelkeit, auch wohl Würgen und Erbrechen; sie liegt entweder wie betäubt da, oder wirft sich angstvoll herum – in Anfällen von 12, 24 und mehren Stunden. Nach dem Anfalle entweder große Ermattung mit Traurigkeit, oder Gefühl von Gespanntheit im ganzen Körper. Vor dem Ausbruche oft Glieder-Rucke im Schlafe und Aufschrecken, ängstliche Träume, Zähneknirschen im Schlafe und große Schreckhaftigkeit bei jählingem Geräusche.

Kopfschmerz täglich zu gewissen Stunden, z.B. ein Stechen in den Schläfen[1])

Anfälle von pochendem Kopfschmerze (z.B. in der Stirne) mit arger Uebelkeit zum Umsinken oder auch Erbrechen von früh bis Abend, alle 14 Tage, oder eher, oder später.

Kopfschmerz, als wenn der Hirnschädel auseinanderginge.

Kopfschmerz, ziehender.[2])

Kopfschmerz, Zucken im Kopfe (zu den Ohren heraus).[3])

Kopfschmerz, Stechen im Kopfe (zu den Ohren heraus).[4])

Getöse im Gehirne, Singen, Sausen, Lärmen, Donnern u.s.w.

Haarkopf voll Schuppen, mit oder ohne Jücken.

Kopf-Ausschläge; Kopfgrind, böser Grind, mit mehr oder weniger dicken Krusten, mit empfindlichen Stichen, wenn eine Stelle nässen will; beim Nässen ein arges Jücken; der ganze Scheitel schmerzhaft empfindlich gegen die freie Luft; dabei harte Drüsen-Geschwülste im Nacken.

Kopfhaare, wie ausgedörrt.

Kopfhaare fallen häufig aus, am meisten am Vorderkopfe, am Scheitel und Wirbel (Glatze) oder Kahlwerden einzelner Stellen.

Auf der Kopfhaut schmerzhafte Knollen, kommend und vergehend, wie Beulen und runde Geschwülste.[5])

Zusammenziehende Empfindung in der Kopf- und Gesichtshaut.

Gesichtsblässe im ersten Schlafe, mit blauen Rändern um die Augen.

Oeftere Gesichts-Röthe und Hitze.[6])

---

1) Die auch wohl anschwellen, mit Thränen des einen Auges.

2) In einigen Fällen ein ziehender Schmerz aus dem Genicke äußerlich zum Hinterhaupte heran, auch wohl über den ganzen Kopf und das Gesicht, welches davon oft aufgedunsen wird und wobei der Kopf bei Berührung schmerzt, nicht selten mit Uebelkeit.

3) Gewöhnlich beim Gehen, besonders beim Gehen und Bewegen nach dem Essen.

4) Dabei wird es ihr oft ganz schwarz vor den Augen.

5) Die wohl auch, in seltnen Fällen, in Eiterung übergehen.

6) Er wird auch wohl ganz schwach und matt dabei, oder ängstlich und schwitzt über den Oberleib; zuweilen werden dabei die Augen trübe, es wird ihm schwarz vor den Augen, das Gemüth traurig; dabei deuchtet auch wohl der Kopf wie zu voll, mit Brennen in den Schläfen.

Gilbliche, gelbe Gesichtsfarbe.

Erdfahl gilbliche Gesichtsfarbe.

Rothlauf im Gesichte.[1])

Auf die Augen, Druckschmerz, besonders spät Abends; er muß sie zudrücken.

Er kann nicht lange auf etwas sehen, sonst flimmert ihm Alles; die Gegenstände scheinen sich zu bewegen.

Augenlider, vorzüglich früh, wie verschlossen, er kann sie (Minuten, ja wohl Stunden lang) nicht aufmachen; die Augenlider sind wie lähmig schwer, oder krampfhaft zugezogen.

Augen höchst empfindlich gegen das Tageslicht; sie schmerzen davon und schließen sich unwillkürlich zu.[2])

In den Augen Kälte-Empfindung.

Augenwinkel voll von eiterigem Schleime (Augenbutter).

Augenlid-Ränder voll trockner Schorfe.

An den Augenlid-Rändern Entzündung einzelner (Gerstenkorn) oder mehrer Meibomschen Drüsen.

Augen-Entzündungen vieler Art.[3])

Gelbheit um die Augen herum.

Gilbe des Augenweißes.[4])

Trübe, undurchsichtige Hornhaut-Flecke.[5])

Wassersucht des Auges.

Verdunkelte Krystall-Linse, grauer Star.

Schielen.

Langsichtigkeit; er sieht weit in die Ferne, kann aber kleine Gegenstände, nahe gehalten, nicht deutlich erkennen.

Kurzsichtigkeit; er kann auch sehr kleine Gegenstände deutlich sehen, wenn er sie nahe hält; je entfernter aber der Gegenstand ist, desto undeutlicher sieht er ihn, in größerer Entfernung gar nicht.

Falsches Sehen; er sieht die Gegenstände doppelt oder vielfach oder nur eine Hälfte derselben.

---

1) In einigen Fällen mit vielem Fieber, auch wohl mit brennend-jückend stechenden Wasserblasen im Gesichte, die zu Schorfen werden (Blatterrose).

2) Gewöhnlich mit mehr oder weniger Entzündung.

3) Wohl nie hat die Thränenfistel einen andern Ursprung als Krätz-Siechthum.

4) Oder graue Farbe desselben.

5) Selbst ohne vorher eine Augen-Entzündung gehabt zu haben.

Es schweben ihm wie Fliegen, oder schwarze Punkte, oder dunkle Streifen, oder Netze vor den Augen, besonders beim Sehen in's helle Tageslicht.

Die Augen sehen wie durch Flor oder Nebel; das Gesicht wird trübe zu gewissen Zeiten.

Nachtblindheit; am Tage sieht er wohl, aber in der Dämmerung sieht er nichts.

Tagesblindheit; bloß in der Dämmerung sieht er gut.

Schwarzer Staar; ununterbrochne Trübheit des Gesichts,[1]) endlich bis zur Blindheit erhöhet.

Schmerzhaftigkeit mehrer Stellen des Gesichts, der Backen, der Backenknochen, des Unterkiefers u.s.w. beim Betasten, beim Sprechen, beim Kauen, wie unterköthig, auch wie Stechen und Zucken; beim Kauen besonders zuckt's, sticht's, spannt's, daß er nicht essen kann.[2])

Gehör übertrieben reizbar und empfindlich; sie kann keine Glocke lauten hören, ohne zu zittern; vom Trommelschlage bekommt er Convulsionen u.s.w., mancher Ton macht Schmerz im Ohre.

Im Ohre sticht's heraus.[3])

Im Ohre, Kriebeln und Jücken.

Im Ohre, Trockenheit, inwendig trockne Schorfe, ohne Ohrschmalz.

Aus dem Ohre, Ausfluß dünnen, gewöhnlich übelriechenden Eiters.

Im Ohre, Pulsieren.

Im Ohre, vielfaches Geräusch und Getön.[4])

Taubhörigkeit von verschiednen Graden bis zur gänzlichen Taubheit, mit oder ohne Geräusch, auch nach der Witterung abwechselnd schlimmer.

---

1) Oefter ohne undurchsichtige Krystal-Linse als zugleich mit derselben.

2) Beim Kauen oder Sprechen auch wohl ein ähnliches Zucken an den Seitentheilen des Kopfs, wo dann oft Hervorragungen, wie schmerzhafte Beulen entstehen. Ist der Schmerz noch unerträglicher, auch wohl mit Brennschmerz verbunden, dann führt er den Namen: Fothergilscher Gesichts-Schmerz.

3) Vorzüglich beim Gehen im Freien.

4) Wie Klingen, Rauschen, Sieden, Brausen, Summen, Zirpen, Läuten, Trommeln, Donnern, Fauchen, Flattern, Murmeln u.s.w.

Ohrdrüsen-Geschwulst.[1])

Nasenbluten mehr oder weniger, öfter oder seltner.

Nasenlöcher wie verstopft.[2])

Nasen-Trockenheits-Gefühl, lästiges, auch bei gutem Durchgange der Luft.

Nasen-Polypen (gewöhnlich mit Geruchlosigkeit), die auch wohl durch die Choanen bis in den Rachen sich erstrecken.

Geruch, schwacher, verlorner.

Geruch, falscher.[3])

Geruch, allzu heftiger, hohe und höchste Empfindlichkeit selbst für die unmerklichsten Gerüche.

In der Nase Schorfe, Eiterausfluß oder verhärtete Schleimpfropfe.[4])

Nasen-Gestank.

Nasenlöcher oft geschwürig, mit Blüthen und Schorfen besetzt.

Geschwulst und Röthe der Nase oder Nasenspitze, öfters oder stets.

Unter der Nase oder auf der Oberlippe, langdauernde Schorfe oder jückende Blüthen.

Das Lippen-Roth ist ganz blaß.

Das Lippen-Roth ist trocken, schorfig, schälig, springt auf.

Lippen-Geschwulst, besonders der Oberlippe.[5])

Das Innere der Lippen ist mit Geschwürchen oder Blasen besetzt.[6])

Haut-Ausschläge des Bartes und der Wurzeln der Barthaare mit Jücken.

Gesichts-Ausschläge unzähliger Art.[7])

Unterkiefer-Drüsen, geschwollen, auch wohl in langwierige Eiterung übergehend.

---

1) Oft mit stechenden Schmerzen darin.

2) Entweder das eine oder beide, oder abwechselnd das eine und das andre; oft ist nur das Gefühl von Verstopftheit, während er doch gute Luft hindurch ziehen kann.

3) Z. B. Mistgeruch oder andrer, besondrer in der Nase.

4) Auch zuweilen Ausfluß scharfen Schleims aus der Nase.

5) Zuweilen mit brennend beißendem Schmerze.

6) Oft sehr schmerzhaft – kommend und vergehend.

7) Milch-Schorf, Blüthen, Finnen, Kupfer, Flechten und Geschwüre bis zum Nasen-, Lippen- und Gesichts-Freß-Geschwüre (auch Krebs genannt) mit brennendem und stechendem Schmerze.

Drüsen-Geschwülste an den Seiten des Halses herab.
Zahnfleisch bei geringer Berührung blutend.
Zahnfleisch, das äußere oder innere, wundschmerzhaft.
Am Zahnfleische fressendes Jücken.
Zahnfleisch weißlicht, geschwollen, bei Berührung schmerzhaft.
Zahnfleisch verschwindend, die Vorderzähne und ihre Wurzel entblößend.
Zähneknirschen im Schlafe.
Zahn-Lockerheit und Zahn-Verderbnisse vieler Art, selbst ohne Zahnweh.
Zahn-Schmerzen unzähliger Art, mit mancherlei Erregungs-Bedingnissen.
Vor Zahnweh kann sie nicht die Nacht im Bette bleiben.
An der Zunge schmerzhafte Blasen und wunde Stellen.
Zunge weiß, weißbelegt oder rauhweiß.
Zunge blaß, bläulich-weiß.
Zunge voll tiefer Furchen hin und her, wie obenher zerrissen.
Zunge trocken.
Trockenheits-Gefühl auf der Zunge bei gehöriger Feuchtigkeit.
Stottern, Stammeln – auch wohl jählinge Anfälle von Unfähigkeit zu sprechen.
Im Innern der Backen, schmerzhafte Blasen oder Geschwürchen.
Bluten, oft starkes, aus dem Munde.
Trockenheits-Empfindung des ganzen innern Mundes, oder bloß einzelner Stellen, oder tief im Halse.[1])
Gestank aus dem Munde.
Brennen im Halse.
Beständiger Speichel-Zufluß, besonders beim Sprechen, vorzüglich früh.
Stetes Speichelspucken.
Häufiger Schleim tief unten im Halse (Rachen), den er oft des Tages, besonders früh, herauf rachsen und auswerfen muß.
Oefters, innere Halsentzündung und Geschwulst der zum Schlingen dienenden Theile.
Lätschig schleimiger Geschmack im Munde.
Unerträglich süßer Geschmack im Munde, fast stets.

---

1) Am meisten beim Erwachen in der Nacht und früh, mit oder ohne Durst; bei einem hohen Grade von Trockenheit im Halse oft stichlichter Schmerz beim Schlingen.

Geschmack im Munde bitter, am häufigsten früh.[1])

Geschmack im Munde, säuerlich und sauer, besonders nach dem Essen, obgleich die Speisen richtig schmecken.[2])

Fauler, stänkeriger Geschmack im Munde.

Uebler Mundgeruch, in einigen Fällen moderig, in andern Fällen faulig, wie alter Käse, auch wohl wie stinkender Fußschweiß, oder wie fauliger Sauerkohl.

Aufstoßen nach dem Geschmacke der Speisen, ein paar Stunden nach dem Essen.

Aufstoßen, leeres, lautes, von bloßer Luft, unaufhaltbar, oft Stunden lang, auch Nachts nicht selten.

Versagendes Aufstoßen, was bloß krampfhafte Stöße im Schlunde verursacht, ohne aus dem Munde herauszukommen.

Aufstoßen, saures, theils nüchtern, theils nach Genüssen, besonders Milch.

Aufstoßen, was zum Erbrechen reizt.

Aufstoßen, ranziges (besonders nach Fettgenusse).

Aufstoßen, fauliges oder moderiges, früh.

Häufiges Aufstoßen vor Tische, mit einer Art von wildem Hunger.

Soodbrennen, mehr oder weniger häufiges, es brennt die Brust heran, besonders nach dem Frühstücke, oder bei Bewegung des Körpers.

Würmerbeseigen (Waterkulk), stromweises Auslaufen eines speichelartigen Saftes aus dem Magen, nach vorgängigem, windenden Schmerze um den Magen (der Magendrüse), bei Weichlichkeit (Wabblichkeit), ohnmachtartiger Uebelkeit und Zusammenlaufen des Speichels im Munde; selbst Nachts.[3])

Erregung der herrschenden Beschwerden in irgend einem Theile des Körpers nach Genuß von frischem Obste, besonders dem säuerlichen, und von Essigsäure (bei Salaten u.s.w.).

Früh-Uebelkeit.[4])

---

1) Nicht selten, auch stets.

2) In seltnen Fällen ein widerlich-süßer Geschmack im Munde, außer dem Essen und Trinken.

3) Es artet auch wohl in Erbrechen von Wasser, Schleim oder Ausschwulken ätzender Säure aus – öfterer nach Genuß von Mehlklößen, blähenden Genüssen, gebackenen Pflaumen u.s.w.

4) Oft sehr plötzlich entstehend.

Uebelkeit, auch bis zum Erbrechen, früh gleich nach dem Aufstehen aus dem Bette, die sich bei Bewegung mindert.

Uebelkeit jedesmal nach Fettigem oder nach Milch.

Blut-Erbrechen.

Schlucksen nach Essen oder Trinken.

Krampfhaft verhindertes Schlingen, zuweilen bis zum Hungertode.

Krampfhaftes, unwillkürliches Schlingen.

Oft Nüchternheit und Leerheits-Empfindung im Magen (oder Unterleibe), nicht selten mit vielem Speichel im Munde.

Heißhunger (wilder Hunger) vorzüglich früh; er muß gleich essen, sonst wird es ihm übel, matt und zitterig (muß sich auch wohl stracks auf die Erde legen, wenn er im Freien ist).

Heißhunger mit Kollern und Murksen im Bauche.

Appetit ohne Hunger; sie bekommt Lust, allerlei hastig zu verschlingen, ohne ein Bedürfnis dazu im Magen zu spüren.

Eine Art Hunger; aber wenn sie dann auch noch so wenig ißt, wird sie gleich satt und voll.

Wenn sie essen will, ist's ihr voll in der Brust und schleimig im Halse.

Mangel an Eßlust; bloß ein Nagen, Drehen und Winden im Magen nöthigt sie zu essen.

Widerwillen gegen gekochte, warme Speisen, besonders gekochtes Fleisch, und fast bloß Verlangen nach schwarzem Brode (mit Butter) oder nach Kartoffeln.[1])

Früh, gleich Durst, steter Durst.

In der Herzgrube, wie geschwollen und beim Befühlen schmerzhaft.

Kälte-Gefühl in der Herzgrube.

Drücken im Magen oder in der Herzgrube, wie von einem Steine, oder wie Klammschmerz (*crampus*).[2])

Im Magen, Klopfen und Pulsiren, selbst nüchtern.

Magenkrampf; in der Herzgrube Schmerz wie zusammengezogen.[3])

---

1) Besonders in der Jugend und Kindheit.

2) In einigen Fällen auch nüchtern und selbst Nachts aus dem Schlafe weckend, es beklemmt auch wohl den Athem.

3) Gewöhnlich eine kurze Zeit nach dem Essen.

Magen-Raffen, ein schmerzhaftes Greifen im Magen;[1]) es rappt ihm den Magen zusammen, besonders auf kaltes Trinken.

Magenschmerz, wie wund, beim Genusse selbst der unschuldigsten Speisen.

Magendrücken, selbst nüchtern, doch mehr von jeder Speise, oder von besondern Speisen, Obst, grünem Gemüse, schwarzem Brode, essigsäuerlichen Speisen u.s.w.[2])

Während des Essens düselig und schwindlich; er will auf die Seite fallen.

Nach dem mindesten Abendessen, Nachthitze im Bette (und früh Leibverstopfung und ungemeine Mattigkeit).

Nach dem Essen, Aengstlichkeit mit Angstschweiße.[3])

Gleich beim Essen, Schweiß.

Gleich nach dem Essen, Erbrechen.

Nach dem Essen, Drücken und Brennen im Magen oder im Oberbauche, fast wie Soodbrennen.

Nach dem Essen, Brennen im Schlunde herauf.

Nach dem Essen, Leibauftreiben.[4])

Nach dem Essen, sehr müde und schläfrig.[5])

Nach dem Essen, wie betrunken.

Nach dem Essen, Kopfschmerz.

Nach dem Essen, Herzklopfen.

Erleichterung mehrer, auch entfernter Beschwerden durch Essen.

Blähungen gehen nicht fort, versetzen sich und erregen eine Menge Beschwerden des Körpers[6]) und Geistes.

---

1) Nicht selten, mit Erbrechen von Schleim und Wasser, ohne welches sich in diesem Falle das Magenraffen nicht lindert.

2) Selbst nach dem geringsten Genusse solcher Dinge auch wohl Kolik, Schmerz oder Taubheit der Kinnladen, Reißen in den Zähnen, starke Schleim-Anhäufung im Halse und dgl.

3) Auch wohl hie und da sich erneuernde Schmerzen, z. B. Stiche in den Lippen, Greifen und Wühlen im Unterleibe, Drücken in der Brust, Schwere im Rücken und Kreuze, bis zur Uebelkeit; da dann bloß ein mit Fleiß erregtes Erbrechen lindert. Bei einigen Personen erhöhet sich auf's Essen die Angst bis zum Triebe sich das Leben zu nehmen durch Erdrosseln.

4) Dabei auch wohl Mattigkeit in Armen und Beinen.

5) Oft bis zum Niederlegen und Schlafen.

6) Zuweilen, ziehende Schmerzen in den Gliedmaßen, besonders dem unteren, oder Stiche in der Herzgrube oder in der Unterleibs-Seite u.s.w.

Blähungen treiben den Leib auf,[1]) der Unterleib ist wie voll, besonders nach Essen.

Blähungen treten wie in die Höhe; es kommt Aufstoßen – dann oft Brennen im Halse, oder Erbrechen, bei Tage und Nacht.

Schmerz in den Hypochondern beim Befühlen und Bewegen, oder auch in Ruhe.

Im Oberbauche, dicht unter den Ribben, zusammenziehender Schmerz.

Leibschneiden wie von versetzten Blähungen; dabei der Unterleib immer wie voll – die Blähungen steigen aufwärts.

Leibschneiden fast täglich, vorzüglich bei Kindern, früh öfterer, als zu andrer Tageszeit, in einigen Fällen, Tag und Nacht, ohne Durchfall.

Leibschneiden besonders in der einen Bauch- oder Schooßseite.[2])

Im Unterleibe Wüstheit, Oedigkeit, unangenehme Leerheits-Empfindung,[3]) selbst, wenn er eben erst gegessen hatte, war's ihm, als hätte er nichts gegessen.

Vom Kreuze aus, um den Unterleib, besonders unter dem Magen eine zusammenziehende Empfindung, wie von einem Bande, wenn sie in etlichen Tagen keinen Stuhlgang gehabt hat.

Leberschmerz beim Befühlen der rechten Bauchseite.

Leberschmerz, ein Drücken und Spannen – ein Spannen unter den rechten Ribben.

Unter den letzten Rippen (in den Hypochondern) herüber, Spannung und Druck, wovon der Athem gehemmt und das Gemüth ängstlich und bekümmert wird.

Leberschmerz, Stiche – am meisten beim schnellen Bücken.

Leber-Entzündung.

---

1) Oft steigen die Blähungen aufwärts; in seltnern Fällen gehen, vorzüglich früh, eine ungeheure Menge Blähungen fort, ohne Geruch und ohne Erleichterung der übrigen Beschwerden; in andern Fällen, eine große Menge abgehender, ungemein stinkender Blähungen.

2) Der schneidende Schmerz geht auch wohl in den Mastdarm und den Oberschenkel herab.

3) In einigen Fällen mit Zusammenzieh-Schmerz im Unterleibe abwechselnd.

Drücken im Unterbauche wie ein Stein.[1])

Härte des Unterbauchs.

Krampfkolik, ein Klammschmerz der Gedärme.

Bei Kolik, Kälte der einen Bauchseite.

Gluckern, Kulkern, hörbares Kollern und Murksen im Unterleibe.[2])

Sogenannte Mutter-Krämpfe, wehenartige, klammartige, oft zum Liegen nöthigend, den Bauch oft schnell, ohne Blähungen auftreibend.

Im Unterbauche ein Drängen nach den Geburtstheilen.[3])

Leistenbrüche; oft beim Sprechen und Singen schmerzhaft.[4])

Geschwollene Drüsen im Schooße, die auch zuweilen in Eiterung übergehen.

Leibverstopfung; oft mehre Tage zögernder Stuhlgang, nicht selten mit öfterem, vergeblichen Drange dazu.

Stuhlgang hart, wie verbrannt, in kleinen Knoten, wie Schaflorbern, oft mit Schleime, auch wohl zugleich mit Blutäderchen umzogen.

Stühle bloßen Schleims (Schleim-Hämorrhoiden).

Abgang von Spulwürmern durch den After.

Abgang von Bandwurm-Stücken.

Stuhlgang, dessen erster Theil gewöhnlich sehr hart ist und mühsam abgeht, der folgende aber durchfällig ist.

Sehr blasser, weißlicher Stuhl.

Grauer Stuhl.

Grüne Stühle.

Lehmfarbiger Stuhl.

Stuhlgang von faulig sauerm Geruche.

Beim Stuhlgange, Schneiden im Mastdarme.

---

1) Was oft herauf in die Herzgrube tritt, wo es wühlt und Brechen erregt.

2) Zuweilen bloß in der linken Bauchseite aufwärts gehend beim Einathmen und abwärts beim Ausathmen.

3) Es preßt nach unten, als wollte ein Vorfall entstehen, und wenn dieß vorüber ist, liegt es ihr in allen Gliedern, die Glieder schlafen ihr ein, sie muß sich dehnen und recken.

4) Leistenbrüche entstehen in der Regel bloß von innerer *Psora*, die wenigen Fälle ausgenommen, wo diese Theile von großer, äußerer Gewalt beschädigt worden, oder der Bruch von übermenschlicher Anstrengung des Körpers durch Heben oder Schieben in großer Angst jähling entstanden war.

Stuhlgang durchfällig, mehre Wochen, Monate, Jahre.[1])
Oft wiederkehrender mehrtägiger Durchfall mit Leibschneiden.
Nach erfolgtem Stuhlgange, besonders nach einem weichern, ergiebigeren, große, jählinge Entkräftung.[2])
Durchfall bald so schwächend, daß sie nicht allein gehen kann.
Unschmerzhafte und schmerzhafte Blutaderknoten[3]) am After, im Mastdarme (blinde Hämorrhoiden).
Blutende Aderknoten am After oder im Mastdarme[4]) (fließende Hämorrhoiden) vorzüglich beim Stuhlgange, worauf die Knoten oft lange heftig schmerzen.
Bei Blutabgang aus dem After, Blutwallung durch den Körper und kurzer Odem.
Kriebeln und jückendes Kriebeln im Mastdarme mit oder ohne Abgang von Madenwürmern.
Jücken und Fressen im After und dem Mittelfleische.
Polypen im Mastdarme.
Beim Abgange des Harns, Aengstlichkeit, auch wohl Entkräftung.
Zuweilen geht zuviel Harn ab und es erfolgt dann eine plötzliche Ermattung.[5])
Schmerzhafte Harnverhaltung (bei Kindern und im Alter).
Wenn er Frost hat (durch und durch kalt ist), kann er sein Wasser nicht lassen.
Zuweilen kann sie wegen Aufblähung keinen Harn lassen.
Die Harnröhre ist an mehren Stellen verengert, vorzüglich früh.[6])

---

1) Gewöhnlich vorher Kollern oder Gährung im Unterleibe, am meisten früh.

2) Vorzüglich Entkräftung in der Herzgrube, Aengstlichkeit, Unruhe, auch wohl Frost am Unterleibe, oder im Kreuze u.s.w.

3) Welche nicht selten schleimige Feuchtigkeit aussiepern.

4) Wohl nie haben die Mastdarmfisteln einen andern Ursprung als aus diesem Siechthum, vorzüglich wenn eine reizende Diät, viel geistige Getränke, fleißige Abführungsmittel, sitzende Lebensart und Mißbrauch des Geschlechtstriebs hinzukommen.

5) Die so gewöhnlich bei allöopathischen Mitteln tödtlichen Harnruhren haben wohl nie eine andere Quelle als dieses Siechthum.

6) Der Harnstrahl ist oft so dünn als ein Faden; der Harnstrahl spreizt sich aus einander; der Urin geht nur in einzelnen Sprüngen ab, oft von langen Pausen unterbrochen – welches letztere jedoch auch oft von einem

Drücken auf die Blase, wie Nöthigung zum Harnen, gleich nach dem Trinken.

Er kann den Urin nicht lange halten (es drückt auf die Blase); er verliert ihn beim Gehen, Niesen, Husten, Lachen.

Oefteres Nachtharnen; er muß Nachts vielmal dazu aufstehen.

Der Harn entgeht ihm unwillkürlich im Schlafe.

Nach dem Harnen tröpfelt der Urin noch lange nach.

Weißlicher, süßlicht riechender und schmeckender Harn geht in übermäßiger Menge ab, unter Sinken der Kräfte, Magerkeit und unauslöschlichem Durste (Diabetes).

Beim Harnen brennende, auch ritzende Schmerzen in der Harnröhre und im Blasenhalse.

Harn von durchdringend scharfem Geruche.

Der Harn setzt schnell eine Bodensatz ab.

Der Harn geht gleich molkig trübe ab.

Mit dem Harne geht von Zeit zu Zeit rother Sand (Nierengries) ab.

Dunkelgelber Harn.

Brauner Harn.

Schwärzlicher Harn.

Harn mit Bluttheilen, auch wohl völliges Blutharnen.

Abgang des Vorsteher-Drüsen-Saftes nach Harnen, vorzüglich nach etwas härterm Stuhlgange (auch wohl fast stetes Abträufeln desselben).[1])

Nächtlicher Samen-Erguß allzu oft, die Woche ein, zwei, drei Mal, auch wohl alle Nächte.[2])

Nächtlicher Abgang des genitalen Saftes beim Weibe unter wohllüstigen Träumen.

---

mit der Blase selbst antagonisirenden Krampfe des Blasenhalses herrührt und aus demselben Siechthum entspringt. Eben so ist die Blasen-Entzündung von verengerten Stellen der Harnröhre, und die davon erfolgende Harnfistel bloß psorischen Ursprungs, obgleich in seltnen Fällen die *Sycosis* (der Feigwarzen-Tripper) mit der *Psora* komplicirt seyn kann.

1) Auch wohl Auszehrung von dem steten Abgange des Vorsteher-Drüsen-Saftes.

2) Bei gesunden, keuschen Jünglingen erfolgt er naturgemäß nur alle 12, 14 Tage, ohne Beschwerde, und hat Munterkeit, Kraft und Heiterkeit zur Folge.

Nächtlicher Samen-Erguß, wenn auch nicht oft, doch unmittelbar mit üblen Folgen.[1])

Der Samen entgeht fast unwillkürlich am Tage bei geringer Aufreizung, selbst oft ohne Ruthe-Steifigkeit.

Ruthe-Steifheit sehr oft, lang anhaltend, sehr schmerzhaft, ohne Pollution.

Der Samen geht selbst in langfortgesetztem Beischlafe, und bei gehöriger Erektion, dennoch nicht ab,[2]) wohl aber darauf in nächtlichen Pollutionen oder mit dem Urine.

Wasser-Anhäufung in der Scheiden-Haut des Hodens (Wasserbruch).

Die Ruthe wird nie ganz steif, auch bei der wohllüstigsten Anreizung.

Schmerzhaftes Zucken in den Muskeln der Ruthe.

Jückender, auch wohl mit Blüthen und Schorfen besetzter Hodensack.

Ein Hode oder beide langwierig geschwollen, oder knotig verhärtet (*Sarcocele*).

Verzehrung, Verkleinerung, Verschwinden des einen oder beider Hoden.

Verhärtung und Vergrößerung der Vorsteher-Drüse.

Ziehender Schmerz im Hoden und dem Samenstrange.

Quetschungs-Schmerz im Hoden.

Mangel an Geschlechtstriebe bei beiden Geschlechtern, oft oder stets.[3])

---

1) Düsterheit, Eingenommenheit, Benebelung der Denkkraft, verminderte Lebhaftigkeit der Einbildungskraft, Gedächtnißmangel, Niedergeschlagenheit, Trübsinn; die Sehkraft wird geschwächt, so wie die Verdauung und die Eßlust; der Stuhlgang bleibt zurück, es entsteht Blutdrang nach dem Kopfe, nach dem After u.s.w.

2) Die Hoden sind dabei nie straff an den Bauch herangezogen, sondern hangen herab mehr oder weniger.

3) Oft Jahre, ja viele Jahre lang. Dann sind die männlichen und die weiblichen Geschlechtstheile zu keiner angenehmen oder wohllüstigen Empfindung zu erregen – der Körper der männlichen Ruthe hängt schlaff herab, ist dünner als die Eichel, welche kalt anzufühlen und von bläulicher oder weißer Farbe ist; bei den weiblichen – die Wasserlefzen der Scham unerregbar, schlaff und klein, die Mutterscheide fast taub und gefühllos und gewöhnlich trocken; zuweilen Ausfallen der Schamhaare oder gänzliche Kahlheit der weiblichen Geschlechts-Theile.

Unbändige, unersättliche Geilheit,[1]) bei mißfarbigem Ansehn und kränklichem Körper.

Unfruchtbarkeit, Zeugungs-Unvermögen, ohne ursprünglichen organischen Fehler der Geschlechtstheile.[2])

Unordnung der Monatreinigung; sie kommt nicht regelmäßig am achtundzwanzigsten Tage nach dem Erscheinen der vorherigen, tritt nicht ohne Befindensbeschwerden und nicht jähling ein, geht nicht in mäßiger Menge gutfarbigen, milden Blutes drei, vier Tage unabgesetzt fort, bis sie am vierten Tage unvermerkt ihre Endschaft erreicht, ohne Nachtheil des Befindens am Körper und Geiste; ihre Dauer geht auch nicht bis zum 48sten, 50sten Lebensjahre fort, und verschwindet dann auch nicht allmählig und ohne Beschwerde.

Die Monatreinigung zögert zu entstehen nach dem funfzehnten und spätern Jahren, oder wenn sie schon ein oder mehre Male erfolgt war, bleibt sie aus mehre Monate und Jahre.[3])

Die Periode hält ihre richtige Zeit nicht, kommt um mehre Tage zu zeitig, auch wohl alle drei Wochen oder nach 14 Tagen schon wieder.[4])

Die Periode geht nur einen Tag, nur etliche Stunden, oder unmerkbar wenig ab.

Die Periode geht 5, 6, 8 und mehre Tage, aber es kommt

---

1) Die Mutterwuth und Nymphomanie ist gleichen Ursprungs.

2) Allzu ofter Beischlaf aus impotenter Geilheit mit allzuschnellem Abgange eines unreifen, wässerigen Samens, oder Mangel an Erektion, oder Mangel an Abgang des Samens, oder Mangel an Begattungstriebe – allzustarker monatlicher Blutfluß, steter Blutgang, wässerige oder allzugeringe, oder fehlende Menstruation, starker Schleimfluß aus der Scheide (Weißfluß), verhärtete Eierstöcke, geschwundene oder knotige Brüste, Unempfindlichkeit, oder bloß schmerzhafte Empfindlichkeit der Geschlechtstheile sind nur die nächsten gewöhnlichen Symptome der Unfruchtbarkeit bei dem einen und dem andern Geschlechte.

3) Davon erdfahle Blässe und Gedunsenheit des Gesichts, Schwere der Beine, Fußgeschwulst, Frostigkeit, Mattigkeit, Engbrüstigkeit, (Bleichsucht) u.s.w.

4) Selten kommt sie einige Tage zu spät und fließt dann in allzugroßer Menge unter hinfälliger Ermattung und vielen andern Beschwerden.

nur etwas aller 6, 12, 24 Stunden, und steht so halbe und ganze Tage still, ehe wieder etwas davon kommt.

Die Periode fließt allzustark, wochenlang, oder kommt fast täglich wieder (Blutgang).[1])

Periode wässerigen Blutes oder brauner Blutstücke.

Periode sehr übelriechenden Blutes.

Periode mit vielen Beschwerden, Ohnmachten oder (meist stechenden) Kopfschmerzen oder zusammenziehend krampfhaften, schneidenden Bauch- und Kreuzschmerzen; sie muß sich legen, sich erbrechen u.s.w.

Polypen in der Mutterscheide.

Weißfluß aus der Mutterscheide, einige oder mehre Tage vor, öfter bald nach dem monatlichen Blutabgange, oder in der ganzen Zeit von einer Periode zur andern, unter Verminderung des Monatlichen, oder an seiner Statt einzig fortdauernd, als Abgang wie Milch, wie weißer oder gelber Schleim, oder wie scharfes, auch wohl übelriechendes Wasser.[2])

---

1) Darauf oft Geschwulst des Gesichts, der Hände und Füße, schmerzhafte Brust- und Bauchkrämpfe, unzählige Uebel von Nervenschwäche, Ueberempfindlichkeit, sowohl allgemeine als auch einiger Sinnorgane u.s.w., und vor dem Eintritte des Blutganges ängstliche Träume, öfteres Erwachen unter Blutwallungen, Herzklopfen, Unruhe u.s.w. Bei stärkerm Bährmutter-Blutflusse, oft schneidende Schmerzen in der einen Bauchseite und im Schooße; das Schneiden geht auch wohl nach dem Mastdarme und in den Oberschenkel herab; dann kann sie auch oft keinen Harn lassen, oder vor Schmerz nicht sitzen; nach diesen Schmerzen thut der Bauch wie unterköthig weh.

2) Den Weißfluß, vorzüglich der schlimmern Art, begleiten eine unzählige Menge Uebel. Der kleinern nicht zu gedenken, (nämlich des Jückens an der Scham und in der Scheide, mit Wundheit an der Außenseite der Scham und dem an sie gränzenden Theile des Oberschenkels, besonders beim Gehen) folgen den hohen Graden dieses lästigen Abgangs nicht selten hysterische Zustände aller Art, auch Gemüths- und Geistesstörungen, Melancholie, Wahnsinn, Fallsucht u.s.w. Oft kommt er anfallsweise und dann geht vorher oft Wühlen in der einen Bauchseite, oder Brennen im Magen, im Unterbauche, in der Mutterscheide, oder Stiche in der Mutterscheide und dem Bährmuttermunde, oder Klemmschmerz in der Bährmutter und Pressen nach der Scheide zu, als wenn alles herausfallen wollte, auch wohl vorher Schmerzen der empfindlichsten Art im Kreuze;

Unzeitige Geburten.

In Schwangerschaften große Mattigkeit, Uebelkeiten, öfteres Erbrechen, Ohnmachten, schmerzhafte Venen-Geschwülste (Wehadern, Krampfadern, Aderkröpfe an den Ober- oder Unter-Schenkeln, auch wohl an den Schamlefzen), hysterische Uebel mancherlei Art u.s.w.

Schnupfen sogleich, wenn sie in die freie Luft kommt; dann gewöhnlich im Zimmer Stockschnupfen.

Stockschnupfen und verstopfte Nase oft, oder fast stets, auch wohl ununterbrochen.

Fließschnupfen bei der mindesten Verkältung, daher am meisten in der rauhen Jahreszeit und bei nasser Witterung.

Fließschnupfen sehr oft, oder fast stets, auch wohl ununterbrochen.

Unmöglichkeit den Schnupfen zu bekommen, ungeachtet starker Vorzeichen dazu, bei großen andern Uebeln von Krätz-Siechthum.

Heiserkeit nach dem mindesten Sprechen; sie muß kotzen, um den Ton wieder rein zu machen.

Heiserkeit, auch wohl Tonlosigkeit (sie kann nicht laut, muß heimlich reden), nach geringer Verkältung. –

Stete, Jahre lange Heiserkeit und Tonlosigkeit; er kann kein lautes Wort sprechen.

Kehlkopf- und Luftröhr-Eiterung (Kehl-Luftröhr-Schwindsucht).[1])

Heiserkeit und Katarrh sehr oft, oder fast stets; es liegt ihm immer auf der Brust.

Husten; oft reizt's und kriebelt's in der Kehle; der Husten quält ihn, bis Schweiß im Gesichte (und an den Händen) ausbricht.

Husten, der nicht nachläßt, bis Würgen und Erbrechen kommt – meist früh oder Abends.

---

die Blähungen versetzen sich schmerzhaft u.s.w. Hat der sogenannte Mutterkrebs einen andern Ursprung als jenes (Psora-)Siechthum?

1) Die Luftröhr-Entzündung (häutige Bräune) kann bei keinem Kinde sich ereignen, was von latenter Psora frei ist oder durch Heilung frei gemacht worden war.

Husten, der sich jedesmal mit Niesen endigt.

Husten meist Abends nach dem Niederlegen und bei jedem Tiefliegen mit dem Kopfe.

Husten nach dem ersten kurzen Schlafe aufweckend.

Husten besonders die Nacht.

Husten früh nach dem Erwachen am ärgsten.

Husten nach dem Essen am meisten.

Husten sogleich bei jedem Tiefathmen.

Husten, welcher Wundheitsschmerz in der Brust oder zuweilen Stiche in der Brust- oder Bauchseite zuwege bringt.

Trockner Husten.

Husten mit gelbem eiterigen Auswurfe, mit oder ohne Blutauswurfe.[1])

Husten mit ungemein viel Schleimauswurfe und sinkenden Kräften (Schleimschwindsucht).

Krampfhusten-Anfälle.[2])

Heftige, zuweilen unerträgliche Stiche in der Brust bei jedem Athemzuge, Husten unmöglich vor Schmerz, ohne Entzündungs-Fieber (unächtes Seitenstechen).

Brustschmerz beim Gehen, als sollte die Brust bersten. –

Druckschmerz in der Brust beim Tiefathmen und Niesen.

Oft ein leicht beengender Schmerz auf der Brust, der, wenn er nicht bald vergeht, zum tiefsten Mißmuthe wird.[3])

Brennschmerz in der Brust.

Oeftere Stiche in der Brust, mit oder ohne Husten.

Hitziges Seitenstechen; bei großer Hitze des Körpers fast

---

1) Die geschwürigen Lungensuchten haben wohl selten einen andern Grund als dieses Siechthum, selbst wenn Quecksilber- oder Arsenikdämpfe dergleichen zuwege gebracht zu haben scheinen; wenigstens entstehen die meisten eiterigen Lungensuchten von mit Aderlässen mißhandelten Brust-Entzündungen, welche stets als Aufloderungen latenter Psora anzusehen sind.

2) Es treibt sie jählings zum Husten, sie kann aber nicht, da ihr der Odem plötzlich entgeht bis zum Ersticken, bei dunkelrothem, aufgetriebnen Gesichte; gewöhnlich ist dann auch der Schlund zugezogen, so daß kein Tropfen Wasser niedergeschluckt werden kann; nach 8, 10 Minuten erfolgt dann gemeiniglich Aufstoßen aus dem Magen und der Krampf löset sich.

3) Gewöhnlich in Anfällen von Abend bis früh, die ganze Nacht hindurch.

unmögliches Einathmen vor Stichen in der Brust, mit Bluthusten und Kopfschmerz; er liegt danieder.

Alp-Drücken; er erwacht die Nacht gewöhnlich aus einem beängstigenden Traume plötzlich, kann sich aber nicht regen, nicht rufen, nicht sprechen, und wenn er sich bestrebt, sich zu rühren, so fühlt er unerträgliche Schmerzen, als ob er zerreißen sollte.[1])

Athemversetzung mit Stichschmerz in der Brust beim mindesten Gehen;[2]) er kann keinen Schritt weiter (Brustbräune).

Engbrüstigkeit bloß bei Bewegung der Arme, nicht beim Gehen.

Erstickungsanfälle vorzüglich nach Mitternacht; der Kranke muß sich aufsetzen, muß auch wohl aus dem Bette, muß gebückt stehend sich mit den Händen aufstützen, die Fenster öffnen oder muß hinaus in die freie Luft u.s.w., das Herz klopft; es erfolgt dann Aufstoßen oder Gähnen und der Krampf löset sich mit oder ohne Husten und Auswurf.

Herzklopfen mit Angst, vorzüglich die Nächte.

Engbrüstigkeit; lautes, schweres, auch wohl pfeifendes Athmen.

Kurzäthmigkeit.

Engbrüstigkeit bei Bewegung, mit oder ohne Husten.

Engbrüstigkeit am meisten beim Sitzen.

Engbrüstigkeit, krampfhafte; wenn sie an die freie Luft kommt, so benimmt es ihr den Athem.

Engbrüstigkeit in Anfällen von mehren Wochen.

Verschwinden der Brüste, oder übermäßige Vergrößerung derselben, mit eingefallenen Brustwarzen.

Rothlauf an einer der Brüste (besonders beim Kindersäugen).

Eine harte, sich vergrößernde und verhärtende Drüse mit Stichschmerz in einer der Brüste.[3])

Jückende, auch feuchtende und schorfige Ausschläge um die Brustwarzen.

Im Kreuze, im Rücken, im Genick ziehende (reißende), spannende Schmerzen.

---

1) Solche Anfälle kommen auch wohl mehrmal in einer Nacht, besonders wenn er am Tage nicht in die freie Luft gegangen ist.

2) Vorzüglich beim Steigen nach einer Anhöhe zu.

3) Haben wohl die verschiednen Abarten von sogenanntem Brustkrebse einen andern Grund als dieses Psora-Siechthum?

Stechend-schneidend schmerzhafte Steifheit des Genickes, des Kreuzes.

Drücken zwischen den Schulterblättern.

Schweredruck auf den Schultern.

In den Gliedmaßen ziehende (reißende), spannende Schmerzen, theils in den Muskeln, theils in den Gelenken (Rheumatism).

In der Beinhaut der Knochen hie und da, besonders der Knochenröhren drückende und drückend-ziehende Schmerzen.[1])

Stechen in den Fingern, oder Zehen.[2])

Stechen in den Fersen und Fußsohlen, beim Auftreten.

Brennen in den Fußsohlen.[3])

In den Gelenken, eine Art Reißen, wie ein Schaben auf dem Knochen mit rother, heißer Geschwulst, die bei Berührung und gegen die Luft unleidlich empfindlich ist, mit unleidlich empfindlichem, ärgerlichen Gemüthe (Gicht, Podagra, Chiragra, Gonagra u.s.w.).[4])

Die Fingergelenke geschwollen, drückenden Schmerzes, beim Befühlen und beim Biegen schmerzhaft.

Die Gelenke verdicken sich, bleiben hart geschwollen und schmerzen beim Biegen.

Gelenke wie steif, mit schmerzhafter, schwieriger Bewegung; die Gelenkbänder sind wie zu kurz.[5])

Gelenke schmerzhaft bei Bewegung.[6])

Die Gelenke knarren bei der Bewegung, oder knacken.

Die Gelenke verstauchen oder verknicken sich sehr leicht.[7])

---

1) Dann schmerzen die Stellen auch bei Berührung, wie zerschlagen oder wund.

2) Was sich in schlimmern, veralteten Fällen zu einem Schneiden erhöhet.

3) Vorzüglich die Nacht unterm Federbette.

4) Die Schmerzen sind entweder Tags oder Nachts schlimmer. Nach jedem Anfalle und wenn die Entzündung vorüber ist, schmerzen die Gelenke der Hand, des Kniees, des Unterfußes, der großen Zehe bei Bewegung, beim Auftreten u.s.w. unerträglich taub und das Glied ist geschwächt.

5) Z. B. die Achillsenne beim Auftreten, Steifheit des Unterfußgelenkes, der Kniee, theils überhingehend (nach Sitzen, beim Aufstehen), theils bleibend (Kontraktur).

6) Z. B. das Achselgelenk bei Erhebung des Arms, das Gelenk des Unterfußes beim Auftreten schmerzhaft, als wolle es zerbrechen.

7) Z. B. das Unterfußgelenk, das Handgelenk, das Daumengelenk.

Steigende Aufgelegtheit sich zu verheben und, wie man sagt, sich Schaden zu thun schon bei sehr geringer Anstrengung der Muskeln, bei kleinen Handarbeiten, beim über sich Reichen und Langen nach etwas Hohem, beim Aufheben nicht schwerer Dinge, schnellem Wenden des Körpers, Schieben u.s.w. Diese oft nur geringe Anspannung oder Ausdehnung der Muskeln bringt dann oft die schwersten Krankenlager zuwege, Ohnmachten, alle Grade hysterischer Beschwerden,[1]) Fieber, Blutspeien u.s.w., da doch eine nicht psorische Person solche Lasten hebt, als ihre Muskelkräfte nur irgend vermögen, ohne die mindesten Nachbeschwerden.[2])

Die Gelenke renken sich leicht aus, bei falscher Bewegung.[3])

Im Gelenke des Unterfußes, beim Auftreten, Schmerz, als wollte es zerbrechen.

Erweichung der Knochen, Verkrümmung der Knochenröhren der Ober- oder Unterschenkel (englische Krankheit, Rhachitis).

Leichte Zerbrechlichkeit der Knochen.

Schmerzhafte Empfindlichkeit der Haut, der Muskeln und der Beinhaut bei mäßigem Drucke.[4])

---

1) Oft auch sogleich starker Kopfschmerz im Scheitel – was dann auch äußerlich bei Berührung schmerzt – oder sogleich Kreuzschmerzen, oder Schmerzen in der Bährmutter, nicht selten Stechen in der Brustseite oder zwischen den Schulterblättern, was den Odem hemmt, oder schmerzhafte Steifheit des Genicks oder Rückgrats, oftes lautes Aufstoßen und dergl.

2) Der gemeine Mann, besonders auf dem Lande, sucht sich dann mit einer Art mesmerischem Streichen, und zwar oft mit einigem, doch nicht dauerndem Erfolge zu erleichtern; die Aufgelegtheit sich zu verheben bleibt jedoch. Mit den Daumenspitzen pflegt vorzüglich eine Weibsperson (Streiche-Frau) gewöhnlich über den Schulterblättern nach den Achseln zu, oder den Rückgrat entlang, auch wohl von der Herzgrube aus, unter den Ribben hin (nur meist mit allzuheftigem Aufdrücken) mehrmals hinzustreichen.

3) Z. B. das Unterfußgelenk bei einem falschen Tritte – so auch das Achselgelenk. Hieher gehört auch die allmählige Ausrenkung des Hüftgelenks (des Hüftbeinkopfs aus seiner Pfanne, wobei das Bein länger oder kürzer wird und Hinken entsteht).

4) Wenn er sich an etwas mäßig stößt, so schmerzt es heftig und sehr lange; die Stellen, worauf er im Bette liegt, schmerzen empfindlich, daher öfteres Umwenden die Nacht; die hintern Oberschenkelmuskeln, worauf

Unerträglicher[1]) Schmerz in der Haut (oder den Muskeln, oder der Beinhaut) eines Körpertheils, bei geringen Bewegungen desselben oder eines entferntern Theils, z. B. vom Schreiben – in der Achsel, oder der Halsseite u.s.w., während Sägen oder andre starke Arbeit mit derselben Hand keinen Schmerz erregt; – ähnlicher Schmerz in nahen Theilen vom Sprechen und Bewegung des Mundes; Lippen- und Backenschmerz bei leisem Berühren.

Taubheit der Haut oder der Muskeln einzelner Theile und Glieder.[2])

Abgestorbenheit einzelner Finger, oder der Hände oder Unterfüße.[3])

Kriebeln, auch wohl stichlichtes Kriebeln, wie von Eingeschlafenheit, in Armen, in Beinen und andern Theilen (selbst in den Fingerspitzen).

Kriebelnde oder wirbelnde, oder innerlich jückende Unruhe, besonders in den Untergliedmaßen (Abends im Bette oder früh beim Erwachen); alle Augenblicke müssen sie in eine andre Lage gebracht werden.

Kälte-Schmerz an einzelnen Theilen.

Brenn-Schmerz an einzelnen Theilen (oft ohne Veränderung der äußern gewöhnlichen Körperwärme).

Kälte, öftere oder stete, des ganzen Körpers oder der einen Körperseite; so auch, einzelner Theile – kalte Hände,

---

sie sitzt, und die Sitzbeine schmerzen empfindlich; ein geringer Schlag mit der Hand auf die Oberschenkel macht großen Schmerz. Geringes Anstoßen an etwas Hartem hinterläßt blaue Flecke, Blutunterlaufungen.

1) Unglaublich verschieden. Oft brennend, zuckend, stechend, oft aber auch unbeschreiblich sind diese, das Gemüth in ähnliche, unleidliche Ueberempfindlichkeit versetzende Schmerzen, besonders der obern Körpertheile, des Gesichts (*tic douloureux*), der Haut des Halses u.s.w., bei leiser Berührung, beim Sprechen und Kauen – in der Schulter bei leisem Drucke oder Bewegung der Finger.

2) Es fehlt das Tastgefühl; sie fühlen sich wie boll oder erböllt an, entweder anfallweise oder bleibend (anhaltende Gefühllosigkeit).

3) Das Glied ist ganz weiß, blutlos, gefühllos und ganz kalt, oft Stunden lang – vorzüglich bei kühler Luft (Streichen mit einem Stückchen Zink nach den Finger- oder Zehenspitzen hin vertreibt's gewöhnlich schnell, doch nur palliativ).

kalte Füße, die sich auch wohl die Nacht im Bette nicht erwärmen lassen.

Frostigkeit, stete, auch ohne äußerlich veränderte Körperwärme.

Oeftere fliegende Hitze, besonders im Gesichte, öfterer mit als ohne Röthe; schnelles, heftiges Heißwerden in der Ruhe oder bei geringer Bewegung, oft schon beim Sprechen, mit oder ohne ausbrechenden Schweiß.

Jede Wärme der Luft im Zimmer (oder in der Kirche) ist ihr höchst zuwider, macht ihr Unruhe, treibt sie hin und her (zuweilen mit Pressen im Kopfe über den Augen – was sich nicht selten durch Nasenbluten erleichtert).

Blutwallungen, auch wohl Gefühl von Klopfen in allen Adern (wobei er oft ganz blaß aussieht und Abspannung durch den ganzen Körper fühlt).

Blutdrang nach dem Kopfe.

Blutdrang nach der Brust.

Blutader-Geschwülste, Aderkröpfe, Wehadern (*varices*) an den Untergliedmaßen (Ader-Geschwülste an der Scham), auch an den Armen (selbst bei Männern), oft mit reißendem Schmerze darin (bei Sturmwetter), oder auch Jücken in denselben.[1])

Rothlauf, theils im Gesichte (mit Fieber), theils an den Gliedmaßen, theils an der kindsäugenden Brust, besonders an einer verwundeten Stelle (mit Nadelstechen und Brennschmerz).

Fingerwurm, Nagelgeschwür (böser Finger von heiler Haut).

Frostbeulen (auch außer dem Winter) an den Zehen und Fingern, jückend-brennenden und stechenden Schmerzes.

Hüneraugen, welche auch ohne äußern Druck brennend-stechend schmerzen.

Blutschwäre (*furunculi*) von Zeit zu Zeit wiederkehrend, vorzüglich an den Hinterbacken, den Oberschenkeln, Ober-Armen und dem Rumpfe. – Betasten erregt feine Stiche darin.

Schenkel-Geschwüre, besonders an und über den Fußknöcheln und am Untertheile der Waden, mit kitzelnd-fressendem Jücken um die Ränder, und Beißen wie von Salz im Geschwürboden selbst, die Umgebungen von brauner und

---

1) Die Schlagader-Geschwülste (*aneurysmata*) scheinen keine andre Quelle als die *Psora* zu haben.

bläulichter Farbe und Aderkröpfen in der Nähe, welche bei Sturm und Regen reißend schmerzen, besonders Nachts, oft mit Rothlauf vergesellschaftet, nach Aerger oder Schreck, oder mit Wadenklamm.

Auftreibung und Vereiterung der Röhrknochen des Oberarms, des Oberschenkels, des Schienbeins, auch der Finger und Zehen (Winddorn).

Verdickung und Versteifung der Gelenke.

Ausschläge, theils von Zeit zu Zeit entstehende und wieder vergehende, einzelne, wohllüstig-jückende Eiterbläschen, besonders an den Fingern oder andern Theilen, welche nach Kratzen brennen und mit dem ursprünglichen Krätz-Ausschlage größte Aehnlichkeit haben;

theils Nessel-Ausschlag, wie Quaddeln und Wasserblasen, meist brennenden Schmerzes;

theils Blüthen, ohne Schmerz im Gesichte, der Brust, dem Rücken, den Armen und Oberschenkeln;

theils Flechten und Schwinden in feinfrieseligen Körnern, dicht in runde, größere oder kleinere Flecke zusammengedrängt von meist röthlicher Farbe, theils trocken, theils nässend, von ähnlichem Jücken wie der Krätz-Ausschlag, und Brennen nach dem Reiben. Sie breiten sich mit Röthe in ihrem Umkreise immer weiter aus, während die Mitte frei von Ausschlage zu werden scheint, mit glatter, glänzender Haut (Ring-Flechte). (Die nässenden Flechten an den Unterschenkeln nennt man Salzflüsse);

theils Krusten, über der Haut erhaben, von runder Gestalt, hochrothen Umgebungen und unschmerzhaft, bei öftern heftigen Stichen auf den noch freien Hautstellen;

theils Abgänge, kleine, runde Hautstellen, mit kleienartigen, trocknen Schuppen besetzt, die sich oft abschälen und wieder erneuern, ohne Empfindung;

theils rothe Hautstellen, trocken anzufühlen, brennenden Schmerzes, etwas über die übrige Haut erhaben.

Sommersprossen, kleine und runde, braune oder bräunliche Flecke im Gesichte, den Händen und auf der Brust, ohne Empfindung.

Leberflecke, große bräunliche Flecke, die oft ganze Glieder, die Arme, den Hals, die Brust u.s.w. überziehen, ohne Empfindung oder mit Jücken.

Gilbe der Haut, gelbe Flecke, gleicher Natur, um die Augen, den Mund, am Halse u.s.w., ohne Empfindung.[1])

Warzen im Gesichte, an den Vorderarmen, Händen u.s.w.[2])

Balg-Geschwülste in der Haut, dem Zellgewebe darunter, oder den Schleimbeuteln der Flechsen (Ueberbeine) von mancherlei Gestalt und Größe, kalt, ohne Empfindung.[3])

Drüsen-Geschwülste um den Hals, im Schooße, in den Gelenkbiegungen, der Ellbogenbeuge, der Kniekehle, in den Achselgruben,[4]) auch in den Brüsten.

Dürre der (Ober-) Haut theils am ganzen Körper mit Unfähigkeit, bei Bewegung und Hitze in Schweiß oder merkliche Ausdünstung zu kommen – theils einzelner Theile.[5])

Widriges Trockenheits-Gefühl am ganzen Körper (auch im Gesichte, am und im Munde, im Halse oder in der Nase, obgleich der Athem frei durch sie hindurchgeht).

Allzuleichtes Schwitzen bei geringer Bewegung, ja anfallsweise selbst im Sitzen über und über, oder bloß an einzelnen Theilen, z.B. fast steter Hände- und Fuß-Schweiß,[6]) so auch in den Achselgruben[7]) und um die Schamtheile starkes Schwitzen.

---

1) Nach Fahren im Wagen entsteht Hautgilbe am ehesten, wenn sie noch nicht ständig, sondern nur noch überhingehend ist.

2) Besonders in der Jugend. Viele derselben stehen nur kurze Zeit und verschwinden, um einem andern Psora-Symptome Platz zu machen.

3) Der in neuern Zeiten fürchterlich gewordene Blutschwamm hat, wie ich von einigen Fällen schließen zu müssen glaube, keine andre Quelle, als die *Psora*.

4) Sie gehen zuweilen nach stechenden Schmerzen in eine Art langwieriger Verschwärung über, woraus aber, statt Eiters, nur ein farbeloser Schleim abgesondert wird.

5) Vorzüglich an den Händen, der äußern Seite der Arme und Beine, und selbst im Gesichte; die Haut ist trocken, rauh, dürre, riebisch anzufühlen, oft auch kleienartig schuppig.

6) Letzterer gewöhnlich von sehr stinkendem Geruche und zuweilen von solcher Heftigkeit, daß Fußsohlen, Fersen und Zehen bei geringem Gehen schon durchweicht und wund werden.

7) Nicht selten von rother Farbe, oder von bockigem, knoblauchartigen Geruche.

Tägliche Frühschweiße, oft triefend stark, viele Jahre über, oft von saurem, oder beißigsaurem Geruche.[1])

Einseitiger Schweiß, bloß auf der einen Körperseite, oder bloß am Oberkörper, oder bloß an den Untergliedmaßen.

S t e i g e n d e V e r k ä l t l i c h k e i t theils des ganzen Körpers (oft schon durch öfteres Benetzen der Hände mit bald warmem, bald kaltem Wasser, wie beim Waschen der Wäsche), bald bloß einzelner Theile, des Kopfs, des Halses, der Brust, des Unterleibes, der Füße u.s.w. in oft mäßigem oder geringem Luftzuge, oder nach geringer Befeuchtung dieser Theile;[2]) selbst schon im kühlern Zimmer, bei Regenluft in der Atmosphäre oder niederm Barometerstande.

Sogenannter K a l e n d e r, die bei bevorstehender, großer Wetterveränderung in starke Kälte, Sturm, so wie bei Gewitterluft erneuerten, empfindlichen Schmerzen an ehedem beschädigten, verwundeten, zerbrochenen, obschon wieder vernarbten und geheilten Körpertheilen.

Wässerige Geschwulst theils der Füße allein, oder des einen Fußes, theils der Hände oder des Gesichtes, oder des Bauches oder Hodensacks u.s.w. allein, theils Haut-Geschwulst über den ganzen Körper (Wassersuchten).

Anfälle von jählinger Schwere der Arme oder Beine.

Anfälle von lähmiger Schwäche und Mattigkeits-Lähmung des einen Arms, der einen Hand, des einen Beins, ohne Schmerz, theils jähling entstehend und schnell überhin gehend, theils allmählig anfangend und anhaltend sich mehrend.

Knicken der Kniee.

Leichtes Fallen der Kinder ohne sichtbare Veranlassung. Auch

---

1) Dahin gehört auch das Schwitzen psorischer Kinder am Kopfe, Abends nach dem Einschlafen.

2) Die davon, unmittelbar darauf, erfolgenden Nachtheile werden dann bedeutend und sind mancherlei: Gliederschmerzen, Kopfschmerzen, Schnupfen, Halsweh und Halsentzündung, Katarrh, Halsdrüsen-Geschwulst, Heiserkeit, Husten, Beengung des Athems, Stechen in der Brust, Fieber, Verdauungsbeschwerden, Koliken, Erbrechen, Durchlauf, Magenweh. Würmerbeseigen, auch wohl Zuckungen im Gesichte und andern Theilen, gelbsüchtige Hautfarbe u.s.w. Kein nicht-psorischer Mensch leidet von solchen Veranlassungen die mindesten Nachbeschwerden.

bei Erwachsenen dergleichen Schwäche-Anfälle in den Beinen, so daß beim Gehen der eine Fuß hiehin, der andre dorthin rutscht u.s.w.

Beim Gehen im Freien, jählinge Schwäche-Anfälle, besonders in den Beinen.[1])

Im Sitzen fühlt sich die Person unerträglich müde, beim Gehen wird sie kräftiger.

Das leichte Verknicken oder Verstauchen der Gelenke bei einem Fehlgriff oder Fehltritt nimmt zu, zuweilen bis zur völligen Ausrenkung, z. B. des Unterfußgelenkes, des Schultergelenkes u.s.w.

Das Knarren und Knacken der Gelenke bei einiger Bewegung des Gliedes nimmt zu, mit unangenehmer Empfindung.

Die Eingeschlafenheit der Glieder nimmt zu und kommt auf geringe Veranlassung, z. B. Stützen des Kopfes mit dem Arme, Uebereinanderlegen der Beine beim Sitzen u.s.w.

Der schmerzhafte Klamm in mehren muskelichten Theilen nimmt zu und kommt ohne merkbare Veranlassung.

Langsames, krampfhaftes Anziehn der Beugemuskeln der Glieder.

Schnelles Zucken einzelner Muskeln und Glieder selbst beim Waschen, z. B. der Zunge, der Lippen, der Gesichtsmuskeln, der Schlundmuskeln, der Augen, der Kiefer, der Hände und Füße.

Tonische Verkürzung der Beugemuskeln (Starrkrämpfe).

Unwillkürliches Drehen und Wenden des Kopfes oder der Glieder bei voller Besinnung (Veits-Tanz).

Plötzliche Ohnmachts-Anfälle und Sinken der Kräfte mit Unbewußtseyn.

Anfälle von Zittern der Glieder, ohne Aengstlichkeit. Anhaltendes, stetes Zittern, auch wohl Schlagen mit den Händen, Armen, Beinen.

Anfälle von augenblicklicher oder minütlicher Bewußtlosigkeit mit seitwärts Neigen des Kopfes auf die eine Schulter, mit oder ohne Rucke des einen oder des andern Theils.

Fallsuchten verschiedner Art.

Fast beständiges Gähnen, Dehnen und Renken der Glieder.

---

1) Zuweilen scheint dann das Schwäche-Gefühl herauf bis in die Herzgrube zu steigen, wo es zu einem Heißhunger wird, der ihm alle Kräfte plötzlich nimmt; er wird zitterig und muß sich sogleich eine Weile niederlegen.

Tagesschläfrigkeit, oft gleich nach dem Niedersetzen, besonders nach dem Essen.

Schweres Einschlafen Abends im Liegen, wohl unter mehren Stunden nicht.

Er bringt die Nächte in bloßem Schlummer hin.

Schlaflosigkeit wegen ängstlicher Hitze jede Nacht – eine Aengstlichkeit, die oft so hoch steigt, daß er aus dem Bette fliehen und umhergehen muß.

Von früh 3 Uhr an, kein, oder doch kein fester Schlaf mehr.

Schon beim Zuthun der Augen, allerhand schwärmerische Bilder, Fratzen.

Beim Einschlafen beunruhigen sie wunderliche, ängstliche Phantasien; sie muß aufstehen und lange umhergehen.

Träume sehr lebhaft, wie im Wachen, oder traurige, schreckhafte, ängstliche, ärgerliche, geile Träume.

Lautreden, Lautschreien im Schlafe.

Nachtwandeln; er steht die Nacht im Schlafe mit verschlossenen Augen auf und verrichtet allerlei Geschäfte, auch gefährliche, mit Leichtigkeit, ohne nach dem Erwachen etwas davon zu wissen.

Erstickungsanfälle im Schlafe (Alp-Drücken).

Mancherlei unleidliche Schmerzen die Nacht, oder Nachtdurst, Trockenheit des Halses, des Mundes, oder öfteres Nachtharnen.

Früh beim Erwachen, düselig, träge, unausgeschlafen, unerquickt und müder als Abends, da er sich niederlegte; er braucht früh ganze Stunden, ehe er sich (und zwar erst nach dem Aufstehn) von dieser Mattigkeit erholen kann.

Nach einer sehr unruhigen Nacht hat er früh oft mehr Kräfte, als nach ruhigem, festen Schlafe.

Wechselfieber, wenn sonst keine beim Volke weder sporadisch, noch epidemisch,[1]) noch auch endemisch herrschen, von sehr verschiednen Formen, Dauer und Typus, alltägige, drei-, vier-, fünf- und siebentägige.

Alle Abende Fieberfrost mit blauen Nägeln.

Alle Abende einzelne Schauder.

---

1) Epidemisch herrschende Wechselfieber befallen wohl nie von Psora freie Menschen, so daß Geneigtheit dazu für ein Psora-Symptom zu achten ist.

Alle Abende Hitze mit Wallung nach dem Kopfe mit rothen Backen, auch wohl mit untermischtem Froste.

Wechselfieber von etlichen Wochen Dauer, worauf ein nässender, jückender Ausschlag einige Wochen lang folgt, aber beim Ausbruch einer gleichen Wechselfieber-Periode abheilt, und so abwechselnd Jahre lang fort.

Gemüths- und Geistesstörungen aller Art.[1])

Melancholie allein, oder mit Wahnsinn, auch wohl mit Wuth und vernünftigen Stunden abwechselnd.

Beängstigungen früh nach dem Erwachen.

Beängstigungen Abends nach dem Niederlegen.[2])

Bänglichkeit mehrmal des Tages (mit und ohne Schmerzen), oder zu gewissen Stunden des Tages oder der Nacht; gewöhnlich hat die Person dann nirgend Ruhe, muß da und dorthin laufen, geräth auch wohl in Schweiß.

Schwermuth, Herzklopfen und Beängstigung weckt sie die Nacht aus dem Schlafe (am meisten gleich vor Eintritt des Monatlichen).

Selbst-Entleibungs-Wahnsinn[3]) (*Spleen?*).

---

1) Ich habe weder in meiner Praxis, noch in irgend einem Irrenhause je einen Melancholischen, einen Wahnsinnigen, oder Wüthigen angetroffen, bei dessen Krankheit nicht *Psora* zum Grunde gelegen hätte, obwohl zuweilen, doch selten, mit *Syphilis* komplicirt.

2) Wovon Einige in starken Schweiß verfallen; Andre fühlen dann bloß Wallungen des Bluts und Pulsiren in allen Adern; Andern will die Angst die Kehle zuziehen, daß sie ersticken wollen, und wieder Andern däuchtet das Blut in allen Adern stillzustehen, was ihnen dann die Angst verursacht. Bei Einigen ist die Angst mit ängstlichen Bildern und Gedanken vergesellschaftet und scheint von diesen herzukommen, bei Andern sind keine ängstlichen Vorstellungen und Gedanken bei der Beängstigung.

3) Man scheint diese Art Geiste- oder Gemüthskrankheit, welche ebenfalls rein psorisch ist, nicht beachtet zu haben. Ohne Aengstlichkeit zu fühlen, ohne ängstliche Gedanken, also auch, ohne daß man oft solchen Personen eine Angst ansieht und anscheinend bei vollem Verstande, treibt sie, nöthigt sie, zwingt sie ein gewisses Gefühl von Nothwendigkeit zur Selbsttödtung. Bloß durch Heilung der *Psora* derselben werden sie gerettet, wenn man ihre Aeußerungen davon zeitig beachtet. Ich sage „zeitig", denn in den letzten Graden des Uebels ist es dieser Art Wahnsinn charakteristisch eigenthümlich, gegen Niemand mehr etwas über diesen ihren unverbrüchlichen Entschluß zu äußern. Sie kommt

Weinerliche Laune; sie weinen oft Stunden lang, ohne eine Ursache dazu zu wissen.[1])

Anfälle von Furcht, z. B. vor Feuer, vor Alleinseyn, vor Schlagfluß, vor Irrewerden u.s.w.

Anfälle von wahnsinnartiger Zornmüthigkeit.

Schreckhaftigkeit oft bei der geringsten Kleinigkeit; sie gerathen davon oft in Schweiß und Zittern.

Arbeitsscheu bei den sonst thätigsten Personen; kein Trieb zu Geschäften, vielmehr entschiedener Widerwille.[2])

Ueberempfindlichkeit.
Schwäche-Reizbarkeit. } [3])

---

bloß in Anfällen von halben oder ganzen Stunden, gewöhnlich zuletzt täglich, oft zu gewissen Tagszeiten. Doch haben diese Personen außer diesen Anfällen von Selbstentleibungs-Wahnsinn auch gewöhnlich noch (doch von jenen unabhängig scheinende und zu andern Stunden kommende) Anfälle von Beängstigung, meist mit Pulsiren in der Herzgrube, worin aber jener Drang, sich das Leben zu nehmen, sie nicht quält. Diese Angstanfälle, welche mehr körperlich zu seyn scheinen und nicht mit besonders ängstlichen Gedanken verknüpft sind, können jedoch auch fehlen, während die Anfälle von Selbstmords-Drang in hohem Grade herrschen, oder auch öfterer wiederkehren, wenn letzterer schon durch die antipsorischen Mittel größtentheils getilgt ist, so daß beide unabhängig von einander zu seyn scheinen, ob sie gleich dasselbe Grundübel zur Quelle haben.

1) Ein Symptom, welches jedoch, um mehre und größere Nervenleiden auf einige Zeit zu beschwichtigen, von der kranken Natur, besonders des weiblichen Geschlechts, hervorgebracht zu werden scheint.

2) Eine solcher Personen bekam, wenn sie eins ihrer hausmütterlichen Geschäfte beginnen wollte, Angst und Bangigkeit; es zitterten ihr die Glieder und sie ward plötzlich so matt, daß sie sich niederlegen mußte.

3) Alle physische und psychische Eindrücke, selbst die schwächern und schwächsten, erregen krankhaft, oft in hohem Grade. Gemüthliche Ereignisse nicht nur trauriger und ärgerlicher, sondern auch freudiger Art machen oft erstaunenswürdige Beschwerden und Leiden; rührende Erzählungen, ja auch nur das Denken und Erinnern daran, bringen dann die Nerven in Aufruhr, treiben die Angst nach dem Kopfe u.s.w. Schon weniges Lesen gleichgültiger Dinge oder aufmerksames Sehen auf einen Gegenstand, z. B. beim Nähen, aufmerksames Hören auch nur auf gleichgültige Dinge – allzuhelles Licht, lautes Gerede mehrer Menschen zugleich, selbst einzelne Töne auf einem musikalischen Instrumente,

Schneller Launenwechsel; oft sehr lustig und überlustig, oft und plötzlich niedergeschlagen, z. B. über seine Krankheit oder andre, geringe Gegenstände. – Schneller Uebergang von Heiterkeit in Traurigkeit, oder Aergerlichkeit ohne Ursache.

Dieß sind einige der vorzüglicheren, von mir beobachteten Symptome, die, wenn sie sich oft wiederholen oder anhaltend werden, den Hervortritt der innern *Psora* aus ihrer Verborgenheit bezeichnen. Sie sind zugleich die Elemente, aus denen sich das (unter ungünstigen äußern Verhältnissen des Menschen) laut werdende Krätz-Siechthum zu der unübersehligen Zahl chronischer Krankheiten zusammensetzt und bei dem einen Menschen so, bei dem andern anders sich gestaltet, je nach eines Jeden Körper-Konstitution, Erziehungs-Fehlern, Angewöhnungen, Beschäftigung, äußern Verhältnissen, und so noch durch verschiedene psychische oder physische Eindrücke modificirt, zu mancherlei Krankheitsformen sich entfaltet, mit so vielen Abänderungen, daß sie durch die in der Pathologie der alten Schule aufgestellten Krankheits-Symptome (fälschlich von ihr für in sich abgeschlossene, ständige, eigne Krankheiten*) ausgegeben) bei weitem nicht erschöpfet werden.

Glockengeläute u.s.w. bringen üble Eindrücke zuwege: Zittern, Ermattung, Kopfschmerz, Frost u.s.w. Oft sind auch Geruch und Geschmack übermäßig empfindlich. Ja es schadet in vielen Fällen selbst mäßige Körperbewegung, oder Sprechen, auch mäßige Wärme, Kälte, freie Luft, Benetzung der Haut mit Wasser u.s.w. Nicht Wenige leiden schon im Zimmer von jählinger Veränderung der Witterung, wo dann die Meisten bei stürmischem und feuchten Wetter klagen, Wenige bei trocknem, heitern Himmel. Auch Vollmond bei Einigen, bei Andern Neumond machen ungünstigen Eindruck.

*) Mit den Namen: Skropheln, Rhachitis, Winddorn, Atrophie, Marasmus, Schwindsucht, Lungensucht, Asthma, Schleimschwindsucht, Luftröhrenschwindsucht, chronischer Katarrh, steter Schnupfen, schweres Zahnen, Wurmkrankheiten, Dyspepsie, Unterleibskrämpfe, Hypochondrie, Hysterie, Hautwassersucht, Bauchwassersucht, Wassersucht der Eierstöcke, der Bährmutter, Wasserbrüche, Kopfwassersucht, Amenorrhöe und Dismenorrhöe, Mutterblutflüsse, Bluterbrechen, Bluthusten und andre Blutflüsse, Scheideflüsse, Dysurie, Ischurie, Enuresis, Diabetes, Blasenkatarrh, Blasenhämorrhoiden, Nephralgie und Nierengries, Verengerung der Harnröhre, Verengerung der Gedärme, blinde und flüssige

Es sind die charakteristischen, sekundären Symptome*) des zur offenen Erscheinung gelangenden miasmatischen Ur-Uebels, der *Psora* , jenes so lange verkannten, unglücksschwangern, tausendköpfigen Ungeheures.**)

Hämorrhoiden, Mastdarmfistel, Hartleibigkeit, Leibverstopfung, chronischer Durchfall, Leberverhärtung, Gelbsucht, Blaukrankheit, Herzkrankheiten, Herzklopfen, Brustkrämpfe, Brustwassersucht, Abortiren, Unfruchtbarkeit, Mutterwuth, Impotenz, Hodenverhärtung, Hodenverzehrung, Bährmuttervorfälle, Umbeugung der Bährmutter, Leisten-, Schenkel- und Nabelbrüche, Gelenk-Ausrenkungen aus innerer Ursache, Rückgrats-Verkrüppelungen, langwierige Augen-Entzündungen, Thränenfistel, Kurz- und Langsichtigkeit, Tages- und Nachtblindheit, Verdunkelung der Hornhaut, Katarakten, Glaukome, Amaurosen, Taubheit, Mangel an Geruch oder Geschmack, chronisches, halbseitiges Kopfweh (Kopfgicht), Gesichtsschmerz, Kopfgrind, Ansprung, Milchkruste, Flechten (Schwinden), Hitzblüthen, Nesselsuchten, Balg-Geschwülste, Kropf, *varix, aneurysma*, Rothlauf, Fleischgeschwüre, Knochengeschwüre, Skirrhen, Lippen-, Wangen-Krebs, Brustkrebs, Mutterkrebs, Blutschwamm, Rheumatismen, Hüftgicht, Knotengicht, Podagra, Schlagfluß-Anfälle. Ohnmachten, Schwindel, Lähmungen, Kontrakturen, Starrkrämpfe, Zuckungen, Epilepsieen, Veitstanz, Melancholie, Wahnsinn, Blödsinn, Nervenschwäche u.s.w.

*) Der sich ungern der Homöopathie und nur halb und halb nähernde Allöopath, Ober-Hofrath Kopp, will chronische Krankheiten von selbst haben vergehen sehen – einzelne Symptome kann er vergehn gesehen haben, die die alte Schule mit ihm, kurzsichtig genug, für eben so viele ganze Krankheiten ausgiebt!

**) Ich gebe zu, daß die Lehre: „alle langwierigen (unvenerischen), weder bei geregelter Lebensordnung, noch bei äußern günstigen Umständen von der Lebenskraft vertilgbaren, mit den Jahren sogar zunehmenden, chronischen Krankheiten sind psorischen Ursprungs“, für alle, welche meine Gründe nicht reiflich erwogen, so wie für eingeschränkte Köpfe allzu groß, ja übermannend ist. Aber darum ist sie nicht weniger wahr. Oder soll etwa eine solche chronische Krankheit nur deßhalb nicht für psorisch gehalten werden, weil der Kranke bis zu seiner Geburt zurück, einige oder mehre (unerträglich wohllüstig) jückende Haut- (Krätz-) Bläschen hie oder da gehabt zu haben, sich nicht erinnern konnte, oder (weil Krätze für etwas Schimpfliches gehalten wird) nicht gestehen wollte? Sein Nicht-Geständniß beweist hier gar nichts dagegen.

So lange mir also – während zu allen Zeiten alle die unzählbaren, langwierigen Krankheiten nach geständig vorausgegangener Krätze, (wenn sich nicht geheilt werden) unvertilgbar durch die Lebenskraft, gleichen Gang als psorische Uebel vorwärts gehen und sich mehr und mehr verschlimmern – die Bezweifler des Psora-Lehrsatzes keine, wenigstens eben so wahrscheinliche andre Quelle für ein (unvenerisches) bei günstigen, äußern Verhältnissen, tadelloser Diät, guter Moralität und kräftiger Körper-Konstitution dennoch alljährig für sich zunehmendes Leiden, ohne erinnerlich vorgängige Krätz-Ansteckung, nachweisen können, so lange habe ich eine überwiegende, analoge Wahrscheinlichkeit, wie 100 gegen 1 auf meiner Seite, daß auch die einzelnen Fälle von chronischer Krankheit gleichen Hergangs, obschon der Kranke sich einer ehemaligen Ansteckung nicht erinnern kann oder nicht will, ebenfalls psorischer Natur seyn werde und müsse.

Zweifeln an Dingen, die nicht materiell vor Augen gelegt werden können, ist eine leichte Sache, beweist aber an sich gar nichts, denn, *negantis est probare* , nach der alten Rechts-Regel.

So bedürfen wir auch zum Erweise der psorischen Natur dieser chronischen Krankheiten, ohne geständige Ansteckung, nicht einmal der Hülfreichheit der antipsorischen Arzneien bei denselben; diese dient uns bloß, wie die Probe auf ein schon gut verfertigtes Rechnungs-Exempel.

Da nun, zudem, die übrigen, obgleich ebenfalls nach Symptomen-Aehnlichkeit gewählten Arzneien lange nicht so dauerhafte und gründliche Heilung in so gearteten chronischen Krankheiten gewähren, als die für antipsorische anerkannten und eben so homöopathisch gewählten, weil diese für den ganzen Umfang der unendlichen Zahl von Symptomen der großen Psora-Krankheit mehr als jene geeignet sind; so sehe ich nicht ein, warum man letzteren (wie es scheint, bloß aus Rechthaberei) die Benennung der vorzugsweise antipsorischen verweigern will.

Und eben so wenig kann man mit Grunde widersprechen, wenn ich die von Zeit zu Zeit wiederkehrenden akuten Krankheiten, z. B. Hals-Entzündungen, Brust-Entzündungen u.s.w., für aus latenter Psora auflodernde, (*Organon, § 73*) erkläre, und zwar unter dem Vorwande widersprechen, weil der Entzündungs-Zustand derselben meist mit den nicht anti-psorischen, antiphlogistischen Arzneien (Akonit, Belladonna, Quecksilber u. dergl.) zu bekämpfen sey. Sie haben aber gleichwohl ihre Quelle in latenter Psora, weil ihre gewohnte Rückkehr durch nichts als durch eine Nachkur mit antipsorischen Arzneien verhindert werden kann.

Heilung
der chronischen Krankheiten

Heilung

Wir gehen nun zur ärztlich homöopathischen Behandlung der unübersehlich großen Zahl der chronischen Krankheiten über, die nach obiger Erkennung der Natur ihres dreifachen Ursprungs, wo nicht leicht, doch – was ohne Erkennung desselben bisher durchaus unmöglich war – nun zu heilen möglich werden, nachdem die für jede dieser drei verschiednen Miasmen homöopathisch-specifischen Heilmittel größtentheils ausfindig gemacht worden sind.

Die ersten beiden Miasmen, welche den bei weitem kleinsten Theil der chronischen Krankheiten hervorbringen, die venerische Schanker-Krankheit (Syphilis) und die Feigwarzen-Krankheit (Sykosis), mit ihren Folgen, wollen wir zuerst abhandeln, um uns freien Weg zur Heillehre der unermeßlich größern Zahl der verschiedenartigsten chronischen Krankheiten zu ebnen, welche aus *Psora* entspringen.

Sykosis

Zuerst also von der Sykosis, als demjenigen Miasm, welches die bei weitem wenigsten, chronischen Krankheiten erzeugte und nur von Zeit zu Zeit herrschend war. Diese Feigwarzen-Krankheit – welche in neuern Zeiten, vorzüglich während der französischen Kriege, in den Jahren 1809 bis 1814, so sehr verbreitet war, seitdem aber sich immer seltner und seltner zeigte – ward fast stets vergeblicher und schädlicher Weise (weil man sie für gleichartig mit der venerischen Schanker-Krankheit hielt) innerlich mit Quecksilber behandelt, die an den Zeugungs-Theilen entstandnen Auswüchse hingegen (denn an diesen Theilen pflegen sie zuerst sich hervorzuthun), welche gewöhnlich, doch nicht immer, unter Ausfluß einer Art Trippers*) aus der Harnröhre, nach geschehner Ansteckung durch Beischlaf nach mehren Tagen, auch wohl nach mehren, und selbst vielen Wochen ausbrechen, seltner trocken und warzenartig, öfterer weich, schwammig, specifisch (süßlicht und fast wie Heringslake) stinkende Feuchtigkeit aussiepernd, leicht blutend, in Form eines Hahnekamms oder des Blumenkohls (*brassica botrytes*) beim Manne auf der Eichel und an, oder unter der Vorhaut aufsprießen, beim Weibe aber die Umgebungen der Scham und die dann geschwollene Scham selbst, oft in großer Menge, überziehn, wurden bisher von den allöopathischen Aerzten nie anders, als durch die gewaltthätigste, äußere Behandlung, durch Wegätzen, Brennen, Abschneiden oder Abbinden zerstört, mit dem natürlichen, nächsten Erfolge, daß sie gewöhnlich wieder hervorkamen und wiederum ähnlicher,

*) Gewöhnlich ist bei dieser Art Tripper der Ausfluß gleich vom Anfange an dicklich eiterartig, das Harnen wenig schmerzhaft, aber der Körper der Ruthe härtlich geschwollen, auch wohl auf deren Rücken mit Drüsen-Knoten besetzt und bei Berührung sehr schmerzhaft.

schmerzhafter, grausamer Behandlung vergeblich unterworfen wurden, oder wenn sie sich ja auf diese Weise zerstören ließen, mit dem Erfolge, daß die Feigwarzen-Krankheit, nachdem ihr das, für das innere Leiden vikarirende Lokal-Symptom geraubt worden, nun auf andre, und schlimmere Weise in sekundären Uebeln zum Vorscheine kommt, indem weder durch die äußern Zerstörungen der gedachten Auswüchse, noch durch das innerlich gebrauchte, der Sykosis unangemessene Quecksilber das den ganzen Organism beherrschende Feigwarzen-Miasm im Geringsten vermindert ward. Außer der Untergrabung der allgemeinen Gesundheit durch das hier nur schädliche, meist in den größten Gaben und den schärfsten Präparaten gereichte Quecksilber, brechen dann theils ähnliche Auswüchse an andern Stellen des Körpers, entweder weißliche, schwammige, empfindliche, platte Erhöhungen in der Mundhöhle, auf der Zunge, dem Gaumen, den Lippen, oder als große, erhabene, braune, trockne Knollen in den Achselgruben, am äußern Halse, auf dem Haarkopfe u.s.w. hervor, oder es entstehen andre Leiden des Körpers, von denen ich bloß die Verkürzung der Flechsen der Beugemuskeln, namentlich der Finger nennen will.

Der vom Feigwarzen-Miasm abhängige Tripper*) sowohl, als auch die genannten Auswüchse (d. i. die ganze Sykosis) werden aber am gewissesten und gründlichsten durch den innern Gebrauch des hier homöopathischen Saftes des Lebensbaums,**) in einer Gabe von etlichen, Mohnsamen großen

---

*) Das Miasm der gemeinen, übrigen Tripper scheint den ganzen Organism nicht zu durchdringen, sondern nur die Harn-Organe örtlich zu reizen. Sie weichen entweder einer Gabe von einem Tropfen frischen Petersilien-Saftes, wenn der öftere Harndrang seinen Gebrauch anzeigt, oder einer kleinen Gabe Hanfkraut-Saftes, der Canthariden oder des Kopahu-Balsams, je nach der verschiednen Beschaffenheit und den übrigen Beschwerden dabei, doch immer in den höhern und höchsten Kraft-Entwicklungs- (Potenzirungs-) Graden angewendet, wenn nicht schon vorher eine angreifende, reizende oder schwächende Kur durch allöopathische Aerzte eine im Körper des Kranken schlummernde Psora zur Entwicklung gebracht hat; da dann, wie häufig, oft sehr langwierige Nachtripper übrig bleiben, welche einzig durch eine antipsorische Kur geheilt werden können.

**) M. s. Reine Arzneimittell. Th. V.

Streukügelchen, mit decillionfach potenzirter Verdünnung*) befeuchtet, und wenn diese nach 15, 20, 30, 40 Tagen ausgewirkt hat, mit einer eben so kleinen Gabe billionfach verdünnter Salpetersäure abgewechselt, deren Wirkungsdauer eben so lange abgewartet werden muß, um Tripper und Auswüchse, das ist, die ganze Sykosis hinwegzunehmen, ohne daß etwas Aeußeres anzubringen nöthig wäre, als in den veraltetsten und schwierigsten Fällen das täglich einmalige Betupfen der größern Feigwarzen mit dem milden, ganzen (mit Weingeist zu gleichen Theilen gemischten) Safte, aus den grünen Blättern des Lebensbaums gepreßt.

War jedoch der Kranke zugleich mit andern chronischen Leiden behaftet, wie gemeiniglich nach so angreifenden Kuren, als bei Feigwarzen durch die allöopathischen Aerzte geschehen, so findet man oft entwickelte Psora**) mit Sykosis komplicirt, wenn vorher dergleichen, wie sehr oft, latent in ihm schlummerte, auch wohl, wenn üble Behandlung der venerischen Schanker-Krankheit vorangegangen war, diese beiden Miasmen zur dreifachen Komplikation noch mit Syphilis verbunden. Da ist es nöthig, zuerst dem schlimmern Theile, nämlich der *Psora*, mit den unten folgenden specifisch-antipsorischen Arzneien zu Hülfe zu kommen, und dann erst die für die Sykosis angezeigten Mittel zu brauchen, ehe man die gehörige Gabe des besten Quecksilber-Präparats, wie man gleich sehen wird, gegen die Syphilis verordnet; worauf man dann dieselbe abwechselnde Behandlung, wo nöthig, bis zur völligen Heilung er-

---

*) Sind fernere Gaben Thuja erforderlich, so werden sie am hülfreichsten aus andern Potenz-Graden (VIII, VI, IV, II) genommen, eine Abwechselung von Modification des Heilmittels, die dessen Kraft, die Lebenskraft zu afficiren, erleichtert und verstärkt.

**) Die man fast nie in entwickeltem Zustande (folglich noch nicht der Komplicirung mit andern Miasmen fähig) bei solchen jungen Leuten antrifft, welche von Feigwarzen-Krankheit eben erst angesteckt und behaftet worden waren, ohne vorher eine gewöhnliche Quecksilber-Kur ausgestanden zu haben, die ohne heftigen Angriff auf die Konstitution bei Behandlung durch allöopathische Aerzte nie abzulaufen pflegt, dessen verderbliche Zerrüttung des ganzen Organisms dann auch die noch so tief schlummernde Psora erweckt, wenn dergleichen, wie so oft, im Innern vorhanden war.

neuert. Nur muß man jeder dieser drei Arten Arznei gehörige Zeit lassen, ihre Wirkung zu vollenden.

Bei dieser zuverlässigen Heilung der Sykosis von innen darf kein äußeres Mittel (außer jenem Thuja-Safte in alten schlimmen Fällen) auf die Feigwarzen angebracht oder aufgelegt werden, als bloß reine trockne Charpie, wenn sie feuchtender Art sind.

Syphilis

Das zweite, weiter als die Feigwarzen-Krankheit verbreitete, chronische Miasm, welches seit fast viertehalb hundert Jahren die Quelle vieler andern chronischen Uebel gewesen, ist das der eigentlich venerischen, der Schanker-Krankheit (Syphilis), welche jedoch nur in dem Falle Schwierigkeit beim Heilen verursacht, wenn sie schon mit weit entfalteter Psora verwickelt (komplicirt) ist – mit Sykosis ist sie nur selten komplicirt, dann aber gewöhnlich auch zugleich mit Psora.

Bei der Kur der venerischen Krankheit sind drei Zustände zu unterscheiden, 1) wo sie noch allein und noch mit dem ihr zugehörigen Lokal-Symptome, dem Schanker, oder doch, wenn auch dieser örtlich vertrieben ward, mit dem ähnlich für das innere Leiden vikarirenden Lokal-Symptom, der Schooßbeule, (*bubo, boulain*) versehen ist*) – 2) wenn sie zwar allein, d.i. noch ohne Verwickelung mit einem zweiten oder dritten chronischen Miasm, doch des stellvertretenden Lokal-Symptoms selbst, des Schankers (und der Schooßbeule) schon beraubt ist – 3) wenn sie schon mit anderer langwierigen Krankheit, d.i. mit schon entwickelter Psora komplicirt ist, entweder bei noch anwesendem Lokal-Symptom, oder nach dessen örtlicher Vertreibung.

Der Schanker kommt nach einem unreinen Beischlafe gewöhnlich zwischen dem siebenten und vierzehnten Tage, selten eher oder später, meist an dem mit dem Miasm angesteckten Gliede zum Vorscheine, zuerst als ein kleines Bläschen,

*) Sehr selten erfolgt auf den unreinen Beischlaf zuerst und allein die Schooßbeule, ohne daß ein Schanker vorausgegangen war; fast immer entsteht sie nur nach äußerlicher Zerstörung des Schankers, als eine höchst beschwerliche Stellvertreterin des letztern.

was zu einem unreinen Geschwüre, mit erhabnen Rändern und stichlichtem Schmerze aufblüht, und, ungeheilt, auf dieser Stelle lebenslang stehen bleiben, nur mit den Jahren sich vergrößern würde, ohne daß je die sekundären Symptome der venerischen Krankheit, die Lustseuche, ausbrechen könnten.

Um hier helfen zu wollen, zerstört der allöopathische Arzt diesen Schanker durch beizende, ätzende, austrocknende Substanzen, indem er ihn, fälschlich, für ein durch die örtliche Ansteckung bloß äußerlich zuwege gebrachtes, das ist, für ein bloß örtliches Geschwür hält und dafür in Schriften ausgiebt, fälschlich wähnend, daß bei dessen Erscheinung noch an keine innerliche venerische Krankheit zu denken sey und er deßhalb durch seine örtliche Ausrottung des Schankers alles venerische Uebel von dem Kranken entferne und mit einem Male hinwegnehme –, wenn er dieß Geschwür nur nicht gar zu lange an Ort und Stelle stehen lasse, damit die einsaugenden Gefäße nicht Zeit hätten, das Gift in den innern Organism zu führen und so durch Zögerung eine allgemeine Ansteckung mit Syphilis zu bewirken – ohne zu wissen, daß die venerische Ansteckung des ganzen Körpers schon vom ersten Augenblicke des unreinen Beischlafs begonnen habe und schon vor Erscheinung des Schankers vollendet sey. Er vernichtet, sage ich, in seiner Verblendung, örtlich das zur Beschwichtigung des innern, großen, venerischen Gemeinleidens von der gütigen Natur bestimmte, stellvertretende, äußere Symptom (das Schanker-Geschwür), und nöthigt so unausbleiblich den Organism, den zerstörten, ersten Stellvertreter für das innere venerische Leiden (den Schanker), durch einen weit schmerzhaftern Stellvertreter, durch die zur Eiterung eilende Schooßbeule, zu ersetzen, und wenn auch diese, wie gewöhnlich, durch schädliche Kunst äußerlich von ihm, wie gewöhnlich geschieht, vertrieben ist, so sieht sich die Natur genöthigt, die innere Krankheit durch noch weit beschwerlichere sekundäre Uebel, durch Ausbruch der ganzen chronischen Lustseuche, zu entfalten, was sie zwar langsam (oft erst in mehren Monaten), aber unausbleiblich gewiß zu Stande bringt. Statt also zu helfen, schadet er.

John Hunter sagt:*) „Nicht Ein Kranker von funfzehn wird der Lustseuche entgehen, wenn man den Schanker bloß

---

*) Abh. über die vener. Krankheit, Leipzig 1787. S. 531.

örtlich vertilgt." und an einer andern Stelle seines Buchs*) versichert er: „Der Erfolg der auch noch so zeitig und selbst am Tage ihrer ersten Erscheinung örtlich zerstörten Schanker war stets die hinterdrein ausbrechende Lustseuche."

Und eben so nachdrücklich betheuert Fabre:**) „Die Lustseuche erfolge stets auf die örtliche Vertilgung des Schankers. Petit habe einem Frauenzimmer einen Theil der Schamlefze abgeschnitten, an welcher seit einem Paar Tagen venerische Schanker entstanden waren; die Wunde heilte, aber die Lustseuche brach dennoch aus."

Wie konnten doch die Aerzte nach allen diesen Thatsachen und Zeugnissen ihre Augen und Ohren noch vor der Wahrheit verschließen: daß die ganze venerische Krankheit (Syphilis) schon völlig im Innern ausgebildet gewesen, ehe der Schanker erscheinen konnte, und daß es der unverzeihlichste Fehlgriff war, durch die äußere Vertreibung und Vernichtung des Schankers den gewissen Ausbruch der im Innern schon vorhandenen Syphilis zur Lustseuche zu befördern, und so die schöne Gelegenheit in den Wind zu schlagen, wo gerade bei voller Gegenwart des Schankers diese Krankheit am leichtesten und überzeugendsten durch die innere specifische Arznei zu heilen war – sie war es nicht, so lange bei der Wirkung des innern Mittels der Schanker nicht von selbst bloß durch das innere Mittel heilte; sie war aber völlig ausgetilgt, sobald als durch das innen wirkende Medikament allein (ohne Zuthun irgend eines äußern Mittels) der Schanker, ohne eine Spur seiner ehemaligen Gegenwart zurückzulassen, vollkommen zur Heilung gebracht worden.

Nie habe ich in meiner mehr als funfzigjährigen Praxis das Mindeste von Lustseuche ausbrechen gesehn, wenn der Schanker, auf seiner Stelle unangetastet, auch mehre Jahre (denn nie vergeht er von selbst) stehen blieb, und, wie natürlich, mit der Zeit, bei innerer Zunahme des venerischen Leidens (wie bei jedem chronischen Miasm in der Folgezeit geschieht) an seinem Sitze sich um Vieles vergrößert hatte.

Aber zu jeder Zeit, wo man so unverständig ist, dieß stellvertretende Lokal-Symptom zu zerstören, ist auch der Or-

*) Abh. über die vener. Krankheit, Leipzig 1787. S. 551 – 553.

**) *Fabre, Lettres, Supplément à son traité des maladies vénériennes, Paris 1786.*

ganism bereit, die innere Syphilis als Lustseuche zum Ausbruche zu bringen, da die allgemeine venerische Krankheit im Innern vom ersten Augenblicke der Ansteckung an, schon im Körper wohnt.

An der Stelle nämlich, wo das syphilitische Miasm beim unreinen Beischlafe zuerst eingerieben worden war und gehaftet hatte, ist es in demselben Augenblicke nicht mehr örtlich – das ganze Nervensystem, der ganze lebende Körper hat seine Gegenwart schon angenommen (percipirt); das Miasm ist schon das Eigenthum des ganzen Organisms geworden. Alles, noch so schnelle Abwischen und Abwaschen, mit welcher Flüssigkeit es auch geschehe, (und wie wir gesehen haben, selbst das Ausschneiden), ist zu spät, ist vergeblich. Es ist dann zwar noch keine krankhafte Veränderung an der angesteckten Stelle, die ersten Tage über, zu bemerken; aber im Innern geht, unaufhaltbar, vom ersten Augenblicke der Ansteckung an, die specifische, venerische Veränderung vor sich, bis die Syphilis sich durch den ganzen Körper vollständig ausgebildet hat, und dann erst (nicht eher) bringt die vom innern Uebel beladene Natur das dieser Krankheit eigenthümliche Lokal-Symptom, den Schanker, gewöhnlich an der zuerst angesteckten Stelle hervor, welcher zur Beschwichtigung des innern vollendeten Leidens von der Natur bestimmt ward.

Daher geschieht die Heilung der venerischen Krankheit auch am leichtesten und überzeugendsten, so lange der Schanker (oder die Schooßbeule) noch nicht örtlich vertrieben ist, so lange er (oder die Schooßbeule), als stellvertretendes Symptom für die innere Syphilis, noch unverändert dasteht. Denn in dieser Verfassung und wenn sie noch überdieß nicht mit Psora komplicirt ist, läßt sich nach vielfältiger Erfahrung und mit Grunde behaupten, *daß es kein chronisches Miasm, keine von einem Miasm entstandene, chronische Krankheit auf der Erde giebt, welche heilbarer und leichter heilbar wäre, als diese.*

Da bedarf es (und dieß ist der *erste* einfache Zustand und die einfache Heilung), wenn der Schanker (oder die Schooßbeule) noch da und keine Komplikation mit entwickelter Psora, kein hervorragendes chronisches Leiden aus psorischer Quelle (wie gewöhnlich nicht bei jungen, muntern Personen) zugleich vorhanden ist – denn mit noch latenter Psora komplicirt sich die Syphilis eben so wenig, als die Sykosis – da bedarf es, sage ich, nur einer einzigen, kleinen Gabe des besten Merkurialmittels, um binnen 14 Tagen die ganze Syphilis sammt dem Schanker gründlich und auf immer zu heilen. Da wird ein Paar Tage nach der Einnahme einer solchen Quecksilber-Gabe der Schanker von selbst (ohne die mindeste äußere Auflegung) zu einem reinen Geschwüre mit wenigem, gutartigem Eiter und heilet von selbst – zum überzeugenden Beweise, daß das venerische Uebel auch innerlich völlig getilgt sey – ohne die mindeste Narbe und ohne eine Stelle zu hinterlassen, welche eine andre Farbe hätte, als die übrige gesunde Haut. Der nicht mit äußern Mitteln behandelte Schanker würde aber nie heilen, wenn die innere Syphilis durch die Quecksilber-Gabe nicht bereits völlig vernichtet und ausgelöscht worden wäre, da er, so lange er noch an seiner Stelle steht, der natürliche und untrügliche Anzeiger auch des mindesten Restes noch vorhandner Syphilis ist.

Ich habe zwar in der zweiten Ausgabe des ersten Theils der reinen Arzneimittellehre (Dresden, 1822.) die Bereitung eines reinen Quecksilber-Oxyduls beschrieben, was ich noch jetzt für eine der vorzüglichsten antisyphilitischen Arzneien halte, die aber nur schwierig in vollkommener Güte zu bereiten ist. Um daher dieß erwünschte Ziel noch einfacher, ganz ohne Umwege und doch eben so vollkommen zu erreichen (denn bei Verfertigung der Arzneien kann man nicht einfach genug zu Werke gehen), verfährt man am besten auf die unten angegebene Weise so, daß ein Gran ganz reines laufendes Quecksilber mit drei Mal 100 Gran Milchzucker zur millionfachen Pulver-Verdünnung binnen 3 Stunden gerieben und hievon ein Gran aufgelöst durch 27 Verdünnungs-Gläser bis zu X potenzirt wird, wie bei den Kraft-Entwickelungen der übrigen trocknen Arzneistoffe, zu Ende dieses Theils gelehrt wird.

Ehedem bediente ich mich hievon der billionfachen Kraft-Entwickelung ($\overline{\text{II}}$) zu 1, 2, 3 feinen, damit befeuchteten Streukügelchen auf die Gabe mit Erfolge zu solchen Heilungen; wiewohl die Bereitung zu höherer Potenz: $\overline{\text{IV}}$, $\overline{\text{VI}}$, $\overline{\text{VIII}}$ und endlich zur decillionfachen ($\overline{\text{X}}$) Kraft-Entwickelung gebracht noch einige Vorzüge in schneller, eindringlicher und doch milder Wirkung zu dieser Absicht besitzt, in Fällen aber, wo noch eine zweite oder dritte Gabe, (wie doch selten) nöthig würde, da kann dann ein niedrigerer Potenz-Grad genommen werden.

So wie die noch vorhandne Gegenwart des Schankers (oder der Schooßbeule) bei der Kur stets die noch inwohnende Syphilis anzeigt, so wird es, wenn der Schanker (und die Schooßbeule) von der bloß innerlich angewendeten Quecksilber-Arznei, ohne allen Beigebrauch eines auf das Lokal-Symptom gebrachten Mittels, auf der Stelle, ohne Spur seiner frühern Gegenwart verheilt, unwidersprechlich gewiß, daß auch alle Spur der innern Syphilis in dem Momente der vollendeten Heilung des Schankers (oder der Schooßbeule) ausgetilgt war.

Aber eben so unwidersprechlich geht hieraus hervor, daß alle bloß auf örtliche Zerstörung erfolgte Vergehung des Schankers (oder der Schooßbeule) – weil sie keine auf die Tilgung der innern venerischen Krankheit durch die innerlich gegebne angemessene Quecksilber-Arznei gegründete Selbstheilung ist – die Gewißheit der noch inwohnenden Syphilis zurücklasse und jeder, den man mit einer solchen örtlichen, angeblichen Heilung täuscht, für noch eben so durchaus venerisch, als er vor der Zerstörung des Schankers war, anzunehmen sey.

Der z w e i t e Zustand, in welchem (wie ich oben sagte) die Syphilis zu heilen angetroffen werden kann, ist der seltne, wo bei einer übrigens gesunden, mit keiner langwierigen andern Krankheit (also nicht mit entwickelter Psora) behafteten Person, eine solche zweckwidrige Vertreibung des Schankers durch bloß örtliche Mittel vom gemeinen Arzte in kurzer Zeit, ohne sonderlich den Organism mit äußern und mit innern Mitteln anzugreifen, erreicht worden wäre. Da wird immer noch, weil hier gewöhnlich noch keine Komplicirung mit Psora zu bestreiten ist, allem Ausbruche der sekundären venerischen Uebel, der Lustseuche, vorgebeugt und der Mensch von aller Spur venerischen Miasms befreit werden durch die eben jetzt angegebne, einfache, innere Heilung, die durch eine gleiche Gabe obiger potenzirter Quecksilber-Arznei – wiewohl die Gewißheit seiner Genesung nun nicht mehr so offenkundig darzuthun ist, als wenn der Schanker bei der innern Kur noch vorhanden gewesen, und als ein durch dieß innere Medikament allein gutartig gewordenes Geschwür, sichtlich von selbst geheilt wäre.

Indeß findet sich hier ein, wiewohl nur genauer Aufmerksamkeit sich zu Tage legendes Zeichen der nicht vollendeten, so wie der vollendeten Heilung der innern, noch nicht zur Lustseuche ausgebrochenen Syphilis. Es bleibt nämlich, im Fall der Schanker nur durch örtliche Mittel von seiner Stelle vertrieben worden, gesetzt es sey auch durch eben nicht scharfe Lokalmittel geschehen, an dem Orte, wo er gestanden, zum Zeichen der noch ungetilgten, innern Syphilis, immerdar eine mißfarbige, röthliche, rothe, oder bläuliche Narbe zurück, während, im Gegentheile, wenn die Heilung (der ganzen venerischen Krankheit) bloß durch das innere Medikament erfolgt war, und so der Schanker, ohne Zuthun eines äußern Mittels, von selbst heilt, und, als nicht mehr nöthig zur Stellvertretung und Beschwichtigung eines innern, nun nicht mehr vorhandnen, venerischen Leidens, verschwindet, die Stelle des vormaligen Schankers nicht mehr zu erkennen ist, denn eine so ebne und gleichfarbige Haut, wie die übrige, tritt an seine Stelle, daß man keine Spur mehr davon, wo das Lokal-Uebel gestanden hatte, sehen kann.

Hat nun der homöopathische Arzt die nach solcher schnellen, örtlichen Vertreibung des venerischen Lokal-Symptoms noch vorhandne, mißfarbige Narbe, als Zeichen noch ungetilgter, innern Syphilis, sorgfältig wahrgenommen, und ist der nun völlig zu Heilende noch bei übrigens guter Gesundheit, folglich sein venerisches Uebel noch nicht mit Psora komplicirt, so wird er ihn gleichfalls mit einer einzigen Gabe des besten Quecksilber-Präparats, wie oben beschrieben ist, auch nun noch, und eben so leicht von allem Reste des venerischen Miasms befreien und seine Ueberzeugung, daß die Heilung vollendet sey, darin finden, daß während der Wirkungs-Dauer des Specifikums die Narbe wieder die gesunde Farbe der übrigen Haut angenommen hat und alle Mißfarbe der Stelle verschwunden ist.

Auch wenn nach örtlicher Vertreibung des Schankers die Schooßbeule schon ausgebrochen, der Mensch aber noch mit keiner andern chronischen Krankheit behaftet, die innere Syphilis also noch nicht mit entwickelter Psora komplicirt ist (wie dann doch selten), auch hier wird dieselbe Behandlung, wenn die Schooßbeule noch erst im Entstehen ist, eine völlige Heilung bewirken, und daß dieß erfolgt sey, durch gleiches Merkmal wahrgenommen werden.

In beiden Fällen, wenn richtig verfahren worden, ist die Heilung vollendet, und es ist an keinen zu befürchtenden Ausbruch der Lustseuche mehr zu denken.

Der schwierigste unter allen Fällen, der dritte Zustand, bleibt uns noch zu behandeln übrig, wo entweder schon bei der syphilitischen Ansteckung der Mensch mit einer chronischen Krankheit behaftet, folglich die Syphilis noch bei gegenwärtigem Schanker mit Psora verwickelt war, oder wo, wenn noch keine chronische Krankheit bei Ausbruch des Schankers im Körper wohnte, und nur Zeichen die innerlich schlummernde Psora zu erkennen gaben, ein allöopathischer Arzt das Lokal-Symptom nicht nur mit sehr schmerzhaften äußern Mitteln langweilig zerstört, sondern auch lange Zeit eine theils sehr schwächende, theils sehr angreifende, innere Kur mit ihm vorgenommen, auf diese Art aber seine allgemeine Gesundheit untergraben und so die in ihm bisher noch latente Psora zur Entwickelung und zum Ausbruche in chronische Uebel gebracht hatte, welche sich nun unaufhaltbar mit der innern Syphilis verbindet, deren Lokal-Symptom zugleich so unverständiger Weise vernichtet worden war – denn nur die entwickelte und in offenbarer, chronischer Krankheit sich äußernde Psora kann sich mit der venerischen Krankheit kompliciren, nicht aber die noch latente und schlummernde. Von letzterer wird daher die Heilung der Syphilis nicht gehindert, aber mit der entwickelten Psora komplicirt, ist es unmöglich, die venerische Krankheit allein zu heilen.

Nur gar zu oft, sage ich, wird die nach örtlicher Zerstörung des Schankers ungeheilt gebliebene Syphilis mit erwachter Psora verwickelt angetroffen, nicht immer, weil die Psora vor erfolgter venerischer Ansteckung schon entwickelt gewesen wäre – denn dieß ist sie bei jungen Personen selten – sondern weil sie bei den gewöhnlichen Kuren der venerischen Krankheit mit Gewalt aufgeweckt und zum Ausbruche gebracht wird. Mit Quecksilber-Friktionen, großen Gaben Calomel, Aetz-Sublimat und ähnlichen scharfen Merkurialmitteln, welche Fieber, ruhrartige Unterleibs-Beschwerden, langwierigen, Kräfte verschwendenden Speichelfluß, Gliederschmerzen, Schlaflosigkeit u.s.w. zuwege bringen, ohne genug antisyphilitische Kraft zu besitzen, das Schanker-Miasm gelind, schnell und vollkommen zu heilen, wird oft viele Monate lang auf den venerischen Kranken hineingestürmt, unter Zwischen-Gebrauch von vielen, schwächenden, warmen Bädern und Purganzen, so daß die innere, schlummernde Psora (deren Natur es ist, durch alle große

Erschütterungen und Schwächungen der allgemeinen Gesundheit auszubrechen) eher erwacht, als die Syphilis durch eine so zweckwidrige Behandlung ausgetilgt werden konnte, und sich so mit dieser vergesellschaftet und komplicirt.

Es entsteht auf diese Weise und durch diese Verbindung, was man verlarvte, unächte Syphilis und bei den Engländern *Pseudosyphilis* nennt, ein Ungeheuer von Doppelkrankheit,*) welches kein Arzt bisher in Gesundheit verwandeln konnte, weil kein Arzt bisher die Psora nach ihrem Umfange und ihrer Natur weder in ihrem latenten, noch in ihrem entwickelten Zustande kannte, keiner diese schreckliche Kombination mit Syphilis ahnete, geschweige wahrnahm. Keiner konnte also die entwickelte Psora, die einzige Ursache der Unheilbarkeit einer solchen Bastard-Syphilis, heilen, folglich auch die Syphilis, damit sie heilbar würde, nicht von jener gräulichen Verbindung befreien, so wie auch die Psora unheilbar bleibt, wenn nicht zugleich auch die Syphilis ausgetilgt worden ist.

Um dieser sogenannten verlarvten Lustseuche mit Erfolg beizukommen, dient die allgemeine Regel, daß der homöopathische Arzt (nach Entfernung aller schädlichen Einflüsse auf den Kranken von außen, nach Einrichtung einer leicht und kräftig nährenden Diät, so wie der übrigen gesunden Lebensweise) zuerst gegen die Psora die für den dermaligen Krankheits-Zustand homöopathisch passendste, antipsorische Arznei so anwende, wie weiter unten gelehrt wird, und wenn diese ausgewirkt hat, auch wohl noch eine zweite, den noch hervorragenden Psora-Symptomen möglichst angemessene, und diese so lange gegen die Psora wirken lasse, bis sie alles ausgerichtet haben, was vor der Hand an ihr zu bessern möglich war – worauf man erst für die Lustseuche die oben beschriebene Gabe der besten Quecksilber-Arznei reicht und sie 3, 5 bis 7 Wochen wirken läßt, d.i. so lange sie noch Besserung der Lustseuche-Symptome zuwege bringt.

Doch wird man in alten schwierigen Fällen mit diesem ersten Cursus das Ziel noch nicht ganz erreicht haben. Es

---

*) Ja, es ist nach solcher Behandlung noch mehr als Doppel-Krankheit; die scharfen Merkurial-Mittel in großen öftern Gaben haben dann auch noch ihre Arznei-Krankheit hinzugefügt, was, die Schwächungen von solcher Behandlung dazu gerechnet, den Kranken in einen höchst traurigen Zustand versetzen mußte. Hier wird die Kalk-Schwefelleber als Antipsorikum dem reinen Schwefel noch vorzuziehen seyn.

bleiben dann gewöhnlich noch Leiden und Beschwerden übrig, welche nicht bestimmt für rein psorisch, und andrc, welche nicht bestimmt für rein syphilitisch erklärt werden können und so der letzten Hülfe noch bedürfen. Ein wiederholter ähnlicher Kur-Prozeß ist hier nöthig, nämlich die nochmalige Anwendung zuerst einer oder mehrer von den übrigen, noch nicht gegebnen, antipsorischen Arzneien, welche hier unter allen am besten homöopathisch passen, bis, was noch einigermaßen unsyphilitisch krankhaft, das ist, psorisch scheint, verschwindet, worauf man die genannte Gabe der Quecksilber-Arznei, aber in einem andern Potenz-Grade, nochmals reicht und die gehörige Zeit auswirken läßt, bis nicht nur die offenbaren Lustseuche-Symptome (das stichlicht schmerzende Tonsillen-Geschwür, die runden, durch die Oberhaut schimmernden, kupferfarbnen Flecke, die nicht jückenden Ausschlags-Blüthen vorzüglich im Gesichte auf bläulicht röthlichem Grunde, die glatten, blassen, reinen,, bloß mit Schleim überzognen, fast mit der gesunden Haut ebnen, unschmerzhaften Haut-Geschwüre auf dem Haarkopfe, an der Haut der Ruthe u.s.w., die bohrenden, nächtlichen Schmerzen der Exostosen u.s.w.) vergangen sind, sondern, weil diese sekundären Lustseuche-Symptome so wandelbar sind, daß ihre einsweilige Verschwindung keine Ueberzeugung von ihrer gänzlichen Auslöschung gewährt, auch jenes beweisendere Zeichen der völligen Tilgung des venerischen Miasms erscheint: die Rückkehr der gesunden Farbe und gänzliche Verschwindung der Mißfarbe der von Ausrottung des Schankers durch örtliche, ätzende Mittel übrig gebliebnen Narbe.

Nur zwei Fälle*) sind mir in meiner Praxis von dreifacher Komplikation der drei chronischen Miasmen, der Feigwarzen-

---

*) Ein Ziegelmeister aus dem sächsischen Erzgebirge, dessen lüderliche Gattin ihn mit einem venerischen Uebel an den Zeugungstheilen angesteckt hatte, was durch des Kranken Beschreibung nicht deutlich ward, ob es Schanker oder Feigwarze gewesen, war durch die angreifendsten Quecksilbermittel so gemißhandelt worden, daß das Zäpfchen verloren, der Gaumen durchbohrt und die Nase so ergriffen war, daß die fleischichten Theile meist schon weggefressen, daß Uebrige geschwollen und entzündet, von Geschwüren, wie eine Honigwabe, durchlöchert worden, unter großen Schmerzen und unerträglichem Gestanke. Noch hatte er ein psorisches Geschwür am Unterschenkel. Die antipsorischen Mittel besserten die Geschwüre bis zu einem gewissen Grade,

Krankheit mit venerischem Schanker-Miasm und zugleich mit entwickelter Psora zu behandeln vorgekommen, welche nach gleichen Grundsätzen geheilt wurden, nämlich daß zuerst auf die Psora gewirkt ward, dann auf das unter den andern beiden chronischen Miasmen, dessen Symptome zu der Zeit am meisten hervorragten, dann auf das zweite noch übrige. Nochmals mußte dann der Rest der noch vorhandenen, psorischen Symptome mit den ihnen angemessenen Arzneien bekämpft und dann erst vollends, was noch von Sykosis oder Syphilis übrig war, mit den jeder zugehörigen, oben angeführten Arzneien ausgetilgt werden. Hiebei merke ich noch an, daß die vollkommne Heilung der Sykosis, welche sich ebenfalls schon vor dem Ausbruche ihres Lokal-Symptoms des ganzen Organisms bemächtigt hat, sich wie die des Schanker-Miasms, durch völlige Verschwindung der Mißfarbe der Hautstelle beurkundet, welche nach jeder bloß örtlichen Zerstörung der Feigwarze, zum Zeichen noch ungetilgter innerer Sykosis, übrig bleibt.

---

heilten das Fußgeschwür und nahmen den Brenn-Schmerz und den meisten Gestank der Nase hinweg, auch die Mittel gegen Sykosis besserten etwas – aber im Ganzen ward nichts weiter ausgerichtet, bis er eine kleine Gabe Quecksilber-Oxydul erhielt, worauf alles schnell heilte und seine völlige Gesundheit (außer jenem Verluste der unersetzlichen Nase u.s.w.) wiederkehrte.

Psora

Es scheint mir nöthig, ehe ich zur Lehre vom dritten chronischen Miasm, dem wichtigsten unter allen, der Psora, übergehe, noch folgende allgemeine Anmerkung zu machen.

Zur Ansteckung mit den drei einzigen, bekannten, chronischen, miasmatischen Krankheiten gehört gewöhnlich nur ein Augenblick, aber die Ausbildung des so empfangenen Ansteckungs-Zunders zur allgemeinen Krankheit des ganzen Organisms bedarf längerer Zeit. Nur dann erst, nach mehren Tagen, wann die miasmatische Krankheit ihre innere, vollkommne Ausbildung im ganzen Menschen erreicht hat, nur dann erst bricht aus der Fülle des innern Leidens das Lokal-Symptom hervor, bestimmt von der gütigen Natur, die innere Krankheit in gewissem Sinne auf sich zu nehmen und sie in so weit palliativ abzuleiten und zu beschwichtigen, daß sie den Lebens-Haushalt nicht allzusehr beeinträchtigen und in Gefahr bringen könne, so lange das Lokal-Uebel auf einem der ungefährlichsten Theile des Körpers hauset, auf der äußern Haut und zwar an der Hautstelle zuerst, wo bei der Ansteckung das Miasm die nächsten Nerven berührt hatte.

Dieser sich stets und immer auf gleiche Weise wiederholende Gang der Natur bei chronischen (ja selbst bei den akuten, festständigen) Miasmen hätte, sollte ich denken, der Einsicht der Aerzte, wenigstens bei der venerischen Krankheit, nicht entgehen können, mit deren Behandlung sie sich doch nun schon weit über 300 Jahre abgegeben haben, und so würden sie auch, einen Schluß auf den Gang der Natur bei den andern beiden chronischen Miasmen zu machen, nicht umhin gekonnt haben. So unverständig es daher und so unverzeihlich gedankenlos es von ihnen war, bei jedem Venerischen dennoch den nach mehren, oft erst nach vielen Tagen vom Organism aus der Fülle des vollendeten, innern Uebels hervorgetriebenen Schanker für ein bloß von außen herbeigekommenes und auf der Haut für sich da allein sitzendes Ding zu halten, was man daher auch, ohne Bedenken, nur äußerlich wegzubeizen habe, „um zu verhindern, daß nicht das Gift aus dem Schanker (*scilicet!*) in das Innere eingesogen werden könne und so der Mensch venerisch krank werde", – so unverständig und unverzeihlich gedankenlos, sage ich, diese unwahre Vorstellung von der Entstehung des venerischen Schankers war, die jenen verderblichen Mißgriff, das äußere Wegbeizen des Schankers, erzeugte, welcher den gewissen Ausbruch der Lustseuche aus der innern, krank gebliebenen Natur (schon bei hundert Tausenden in diesen drei Jahrhunderten) zur unausbleiblichen, schändlichen Folge hatte; – eben so unverständig und unverzeihlich gedankenlos bildeten sich die Aerzte der alten Schule, selbst die der neuesten Zeit, jenen falschen Begriff von der Krätze, daß sie ein bloßes Uebel der Haut sey, woran der innere Körper keinen Antheil nehme, folglich (nach dieser grundlosen Voraussetzung) nichts Besseres zu thun sey, als dieß Uebel von der Oberfläche der Haut wegzubringen – während doch einzig die Tilgung der innern Psora-Krankheit, als der Erzeugerin des Haut-Ausschlags, zur Hülfe erforderlich war, um bei deren Heilung auch das Haut-Uebel, als die nothwendige Folge der innern Krankheit, naturgemäß verschwinden zu machen – *cessante causa, cessat effectus.*

In ihrem vollkommnen Zustande nämlich, das ist, so lange der das innere Siechthum beschwichtigende, ursprüngliche Ausschlag auf der Haut noch vorhanden ist, läßt sich die ganze Krankheit, die Psora, am leichtesten, schnellsten und sichersten heilen.

Ist sie aber durch Vernichtung dieses anfänglichen Haut-Ausschlags, welcher für das innere Siechthum stellvertretende Kraft besitzt, beraubet worden, so ist die Psora in den naturwidrigen Zustand versetzt, einseitig bloß die innern, feinsten Theile des ganzen Organismus zu beherrschen und ihre sekundären Symptome entwickeln zu müssen.

Wie wichtig und nothwendig also der Haut-Ausschlag für die anfängliche Psora sey und wie sorgfältig deshalb bei der allein gründlichen, innern Heilung der Krätze jede äußere Vertreibung des Ausschlags vermieden werden müsse, ersieht man schon aus der Thatsache, daß die schwersten, chronischen Leiden, welche als sekundäre Symptome der innern Psora nach Vertreibung des anfänglichen Krätz-Ausschlags erfolgt waren, durch den auf große Revolutionen im Organism wieder auf der Haut erscheinenden krätzartigen Haut-Ausschlag oft so schnell beseitigt werden, daß das zuweilen harte, auch wohl vieljährige, Leiden, wie durch Wunder, wenigstens auf einige Zeit zu verschwinden pflegt. Man sehe in den obigen Beobachtungen älterer Aerzte die Nummern 1. 3. 5. 6. 8. (9.) 16. (17.) (21.) 23. 33. 35. 39. 41. 54. 58. 60. 72. 81. 87. 89. 94.

Man möge sich's aber nicht einfallen lassen, hieraus folgern zu wollen, daß die, nach äußerer Vernichtung des anfänglichen Haut-Ausschlags, in sekundäre, chronische Uebel ausbrechende, innere Psora durch Wiedererscheinung eines solchen krätzartigen Ausschlags auf der Haut sonach in einen eben so naturgemäßen Zustand komme und dann eben so leicht heilbar werde, als wenn es noch der anfängliche Ausschlag und dieser noch nicht vertrieben gewesen wäre.

Dieß ist gar nicht der Fall. Denn da selbst der zuerst nach der Ansteckung erfolgte Ausschlag keine so unwandelbare Festigkeit und Beharrlichkeit auf der Haut besitzt, wie der Schanker oder die Feigwarze an den Stellen, wo sie sich zuerst zeigten,*) sondern, in nicht gar seltenen Fällen, auch aus andern Ursachen,**) als durch die mit Vorsatz angebrachten, künstlichen Vertilgungs-Mittel, und so auch aus unbekannten andern Veranlassungen***) von der Haut entweicht, und der Arzt daher auch beim ursprünglichen Ausschlage keine Zeit zu versäumen hat, um die Heilung noch während der Vollständigkeit der Krätz-Krankheit durch Gebrauch antipsorischer, innerer Arzneien zu vollenden; so ist eine solche Frist zur innern Heilung noch weit weniger bei diesem sekundären Ausschlage zu erwarten, welcher, nach der ersten örtlichen Vertilgung, durch irgend eine Ursache wieder auf die Haut getrieben worden,

*) Welche beide nie von selbst vergehen, wenn man sie nicht äußerlich mit Fleiß zerstört, oder die ganze Krankheit innerlich geheilt wird.

**) Z. B. durch Kälte, m. s. von obigen Beobachtungen Nummer 67.; durch Menschenpocken No. 39.; durch warme Bäder No. 35.

*** M. s. die Nummern 9. 17. 26. (36.) 50. 58. 61. 64. 65. – in welchen Beobachtungen man zugleich siehet, daß nach solchen Selbstverschwindungen des ursprünglichen Krätz-Ausschlags nicht weniger Nachtheile, als nach künstlicher, örtlicher Vertreibung desselben zu erfolgen pflegen.

indem dieser noch weit unbeständiger und so wandelbar zu seyn pflegt, daß er oft in wenigen Tagen, auf noch weit geringere Veranlassungen, wieder vergeht – ein Beweis, daß ihm viel von der vollständigen Eigenschaft des primitiven Krätz-Ausschlags abgehe und der Arzt daher auf ihn bei der gründlichen Heilung der Psora nicht zählen könne.

Diese leichte Vergänglichkeit des zum zweiten Male auf die Haut gerufenen, krätzartigen Ausschlags scheint offenbar darauf zu beruhen, daß die innere Psora, nach örtlicher Vernichtung des ursprünglichen Krätz-Ausschlags von der Haut, nicht mehr fähig ist, dem wieder hervorgerufenen die vollständigen Eigenschaften des zuerst nach Krätz-Ansteckung entstehenden zu ertheilen, und schon weit mehr aufgelegt ist, sich zu mancherlei andern chronischen Krankheiten zu entfalten, weshalb auch eine gründliche Heilung nun viel schwieriger und einzig wie auf die bloß innere Psora einzurichten ist.

Es hilft daher nichts zur Beförderung der Heilung, wenn es zuweilen gelang, durch innere Mittel (m. s. Nr. 3. 9. 59. 89.) einen solchen After-Ausschlag wieder hervorzubringen, oder, wenn er durch andre, unbekannte Veranlassungen (m. s. Nr. 1. 5. 6. 8. 16. 23. 28. 29. 33. 35. 39. 41. 54. 58. 60. 72. 80. 81. 87. 89. 94.), vorzüglich durch Hülfe eines entstandnen Fiebers (m. s. Nr. 64. – auch 55. 56. 74.) auf der Haut erscheint; immer bleibt ein solcher After-Ausschlag sehr vergänglich, und es ist überhaupt ein solches Ereigniß so unzuverlässig und selten, daß keine Kur darauf zu bauen, keine Beförderung gründlicher Heilung davon zu erwarten ist.

Doch auch, wenn man durch irgend eine Veranstaltung diesen After-Ausschlag gewissermaßen hervorbringen könnte und es mehr in unsrer Gewalt stünde, ihn länger auf der Haut zu erhalten, so ist dennoch auf ihn zur Erleichterung der Heilung des ganzen psorischen Uebels gar nicht zu rechnen. *)

---

*) Es gab eine Zeit, wo ich, hievon noch nicht gehörig überzeugt, noch wähnte, die Heilung der ganzen Psora durch künstliche Erneuerung des Haut-Ausschlags zu erleichtern durch eine Art Hemmung der Ausdünstungs-Fähigkeit der Haut, um hiedurch die Thätigkeit derselben in wieder Hervorbringung des Ausschlags homöopathisch aufzuregen. Ich fand hiezu dienlich das Tragen eines Pflasters, meist auf dem Rücken

Es bleibt daher eine ausgemachte Wahrheit, daß die Heilung der ganzen, verderblichen Psora durch die antipsorischen

---

(doch, wo es sich thun ließ, auch auf andern Haut-Stellen), welches bereitet ward mittels gelinden Schmelzens von sechs Unzen burgundischem Peche, worein (vom Feuer entfernt) dann eine Unze Lerchen-Terbenthin (Venedischer Terbenthin genannt) bis zur vollkommnen Vermischung gerührt und ein Theil davon auf sämisch gaares Ziegen-Leder (als das geschmeidigste) gestrichen und noch warm aufgelegt ward. Doch kann auch sogenanntes Baum-Wachs (aus gelbem Wachse und Kiefern-Terbenthin zusammengesetzt) dazu dienen; so auch Taffet mit elastischem Harze überzogen – zum Zeichen, daß keine positive Reizkraft der Masse an Hervorbringung des jückenden Ausschlags Schuld war; denn auch gedachtes Pflaster macht auf der Haut einer nicht psorischen Person weder Ausschlag, noch Jücken. Dieß war, wie ich sah, die wirksamste Methode, eine solche Thätigkeit der Haut zu erregen. Doch ward bei aller Geduld der Kranken (so psorisch krank sie auch im Innern waren) doch nie ein vollständiger Krätz-Ausschlag am wenigsten ein einige Zeit bleibender, wieder auf die Haut gebracht. Es blieb dabei, daß zuweilen einige jückende Blüthen erschienen, die aber gar bald wieder verschwanden, wenn das Pflaster von der Haut weggelassen ward. Oefterer erfolgte eine feuchtende Wundheit der Haut, oder, im besten Falle, bloß ein abendliches, mehr oder weniger heftiges Jücken, welches in seltnern Fällen sich auch auf die übrigen Theile des Körpers, die mit dieser Haut-Decke nicht belegt waren, verbreitete und dann allerdings eine auffallende Erleichterung selbst der schwersten, chronischen Krankheiten aus psorischer Quelle, z. B. Lungen-Eiterung, auf einige Zeit, zuwege brachte. – Aber theils war dieß auf der Haut vieler Kranken so weit nicht zu erreichen (es blieb oft bei mäßigem oder wenigen Haut-Jücken stehen), theils aber, wenn ich es auch zu einem hohen Grade von Jücken bringen konnte, war es dem Kranken doch oft allzu unerträglich, als daß er es eine, zur innern Kur hinreichende Zeit hätte aushalten können, und wenn dann das Pflaster zu seiner Erleichterung abgenommen werden mußte, so verging selbst das schlimmste Jücken, sammt dem noch gegenwärtigen Ausschlage, doch gar bald wieder und die Kur war wesentlich dadurch nicht gefördert worden – zur Bestätigung meiner obigen Aeußerung, daß der wieder hervorgerufene Ausschlag (und also eben so wenig das bloße Jücken) bei weitem nicht die volle Eigenschaft des zuerst vertriebnen, ursprünglichen Krätz-Ausschlags besitze, und daher auch zur wahren Beförderung einer gründlichen Heilung der Psora durch innere Arzneien wenig helfe, so wie auch dieß Wenige durch die oft unerträgliche Lästigkeit des künstlich hervorgerufenen Ausschlags und Haut-Jückens und die vom Jücke-Schmerz unzertrennliche Schwächung des ganzen Körpers vollends allen Werth verliert.

Heilmittel bloß bei noch anwesendem, ursprünglichen Krätz-Ausschlage am leichtesten statt findet, so wie auch wiederum hieraus erhellet, daß es auch in dieser Hinsicht gewissenlos von den allöopathischen Aerzten gehandelt sey, den primitiven Krätz-Ausschlag mit örtlichen Mitteln zu vernichten, statt diese unglücksschwangere Krankheit aus dem ganzen lebenden Organism durch eine dann noch leichte Kur von innen völlig auszutilgen und hiedurch alle von dem ungeheilten Uebel dereinst zu erwartenden, unseligen Folgen – jene sekundären, chronischen, namenlosen Leiden – schon im Voraus im Keime zu ersticken.

Die Ausrede des Privat-Arztes (denn der Spital-Arzt hat vollends keine Entschuldigung) gilt nichts: „daß, wenn nicht bekannt sey – wie es denn auch fast nie bis zur Evidenz bekannt werde – wo, wann, bei welcher Gelegenheit und von welcher geständlich krätzigen Person die Ansteckung erfolgt sey, er es auch dem gegenwärtigen, oft unbedeutend kleinen Ausschlage nicht ansehen könne, ob er wirklich Krätze sey, man ihm also keine Schuld an den bösen Folgen zurechnen könne, wenn er ihn für andersartig halte und mit Auflegung von Bleiwasser oder Salbe von Bleiweiß, Galmei oder weißem Quecksilber-Präcipitate, nach dem Wunsche der vornehmen Eltern, bald möglichst von der Haut wegzuschaffen suche.“

Diese Ausrede, wie gesagt, gilt gar nichts. Denn, erstlich, darf, wenn der Arzt gewissenhaft und verständig verfahren will, kein Haut-Ausschlag, gar keiner, er sey von welcher Art er wolle, durch äußere Mittel vertrieben werden.*) Die menschliche Haut bringt aus sich allein, ohne Zuthun des übrigen, lebenden Ganzen, keinen Ausschlag hervor, wird auch auf keine Weise krank, ohne vom allgemeinen, krankhaften Befinden, von der Innormalität des ganzen Organisms dazu veranlaßt und genöthigt worden zu seyn. Allemal liegt ein ungehöriger Zustand des ganzen, innern, belebten Organisms zum Grunde, welcher daher zuerst zu berücksichtigen und also auch nur durch innere, das Ganze umändernde, bessernde und heilende Arzneien zu heben ist, worauf dann auch der, auf der innern Krankheit beruhende Ausschlag, ohne Beihülfe eines

*) M. s. Organon der Heilkunst, 5te Aufl. §. 187–203.

äußern Mittels, von selbst heilet und verschwindet, oft schneller, als durch äußere Mittel.

Zweitens; bekäme der Arzt zuerst den Ausschlag auch nicht in der ursprünglichen, unzerstörten Form, also nicht das anfänglich durchsichtige, dann schnell mit Eiter angefüllte Krätz-Bläschen, mit einem schmalen, rothen Rande rundum, zu sehen, wäre er auch nur noch klein, wie einzelne Friesel-Körnchen, oder auch vom Ansehn zerriebener Blüthen oder kleiner Schorfe, so kann er dennoch keinen Augenblick zweifeln, daß der Ausschlag Krätze sey, sobald das Kind, oder auch schon der noch wenige Tage alte Säugling die Stelle unaufhaltbar reibt und kratzt, oder der Erwachsene über einen, am meisten Abends und Nachts unerträglichen, ohne Kratzen nicht auszuhaltenden Kitzel des wohllüstig-jückenden Ausschlags (oder wäre es auch nur ein einziges Blüthchen) klagt, worauf Brennschmerz erfolge. Da ist nie an Krätz-Ansteckung zu zweifeln, ob man gleich zu der Auskunft und Gewißheit, wie, wo und von wem die Ansteckung gekommen sey, bei vornehmen und wohlhabenden Familien selten gelangt; denn der unmerklichen Gelegenheiten zu dieser Ansteckung giebt es unzählige, wie ich oben lehrte.

Wenn der Hausarzt dieß zeitig bemerkt, da wird, unter gänzlicher Vermeidung alles äußerlich Aufgelegten, die Eingabe eines oder zweier, Mohnsamen großen Streukügelchen, mit dem unten angegebenen potenzirten geschwefelten Weingeiste befeuchtet, zur Befreiung und Heilung eines Kindes von der ganzen Krätz-Krankheit, dem Ausschlage und dem innern Krätz-Uebel (Psora) völlig und überflüssig hinreichend seyn.

Der homöopathische Arzt bekommt in der Privat-Praxis selten einen weit über die Haut verbreiteten Krätz-Ausschlag, frischer Ansteckung, zu sehen und zu behandeln. Die Kranken wenden sich damit, wegen des unerträglichen Jückens, gar bald an irgend ein altes Weib, an den Apotheker, oder an einen Barbirer, die ihnen, einer wie der andre, mit einem fast augenblicklich wirksamen Vertreibungs-Mittel (z. B. Schweinefett, mit Schwefelblumen gemischt) schnell – wie sie wähnen – zu Hülfe kommen. Bloß in der Praxis der Casernen, der Gefängnisse, der Spitäler, der Zucht- und der Waisen-Häuser müssen die Angesteckten sich an den Haus-Arzt halten, wenn ihm der Chirurg des Hauses nicht vorgreift.

Schon in den ältesten Zeiten, wo Krätze vorkam – denn nicht überall entartete sie bis zum Aussatze – erkannte man im Schwefel eine Art specifischer Kraft gegen die Krätze; aber man wußte sich dessen ebenfalls nur, wie der größte Theil der neuern Aerzte alter Schule, als äußern Vernichtungs-Mittels des Ausschlags zu bedienen. A. C. Celsus hat mehre Schmieren und Salben (V. 28.), wovon einige aus Schwefel, bloß mit Theer angerührt, bestehen, andre aber noch kupferige und andre Substanzen enthalten, zur Vertreibung des Krätz-Ausschlags vorgeschrieben, die er für Heilung hält. So ließen auch schon die ältesten Aerzte die Krätz-Kranken in warmen, schwefelichtem Mineral-Wasser (wie die Neuern) baden. Die mit Krätze Behafteten wurden dann auch gewöhnlich durch diese äußern Schwefel-Mittel den Ausschlag los. Daß aber die Kranken dadurch nicht wirklich genasen, ward auch schon bei ihnen zuweilen offenbar an den nachfolgenden, größern Uebeln, dergleichen die allgemeine Wassersucht war, welche ein Athenienser durch Vertreibung seines argen Krätz-Ausschlags mittels der warmen Schwefel-Bäder auf der Insel Melos (jetzt Milo genannt) sich zugezogen hatte, woran er sterben mußte, wie (300 Jahr vor Celsus) der Verfasser des, unter die Hippokratischen Schriften aufgenommenen, fünften Buchs Epidemion berichtet.

Innerlich gaben die ältesten Aerzte bei Krätze keinen Schwefel ein, eben weil sie nie, so wenig als die Neuern, einsahen, daß diese miasmatische Krankheit zugleich, und vorzüglich eine innere sey.

Die Neuern haben auch nie den Schwefel innerlich allein zur Heilung der Krätze eingegeben, weil sie die Krätze ebenfalls nie für eine zugleich innere, hauptsächlich innere Krankheit erkannten. Sie gaben ihn nur beim Gebrauche der äußern Vertreibungs-Mittel des Ausschlags, und zwar in Gaben, welche purgirten, zu 10, 20, 30 Gran auf die Gabe, öfters wiederholt, so daß es nie offenbar ward, wie nützlich oder schädlich diese innere Anwendung so großer Gaben Schwefel neben den äußern Mitteln gewesen sey; wenigstens konnte nie hiedurch die ganze Krätz-Krankheit (Psora) gründlich geheilt werden. Bloß des Ausschlags äußere Vertreibung ward dadurch, wie durch irgend ein andres Purgirmittel, und mit gleich nachtheiligen Folgen befördert, als wenn gar kein Schwefel innerlich gebraucht worden wäre. Denn wenn man auch den Schwefel, ohne Zuthun eines äußern Vernichtungs-Mittels des Ausschlags, bloß innerlich, aber in gedachten großen Gaben anwendet, so kann er doch nie eine Psora gründlich heilen, theils weil er, um als antipsorische und homöopathische Arznei helfen zu können, nur in den allerkleinsten Gaben eines Kraft-Entwickelungs-Präparates gereicht werden darf, in größern und öftern Gaben der rohen Schwefel-Substanz aber*) das Krankseyn in einigen Fällen verstärkt, oder doch eine neue Krankheit hinzufügt, theils weil ihn die Lebenskraft als ein heftig angreifendes Mittel durch Purgirstühle, oder Erbrechen ausstößt, ohne seine Heilkraft sich zu Nutze gemacht zu haben.

Wenn nun, sie die Erfahrung lehrt, nicht einmal die unter allen am leichtesten zu heilende, frische Krätz-Krankheit, d.i. innere, frisch entstandne Psora sammt dem äußern, frischen Ausschlage durch äußere Vertreibungs-Mittel, in Verbindung mit einer Menge großer Schwefelpulver zum innern Gebrauche,

---

*) Hier sind zur Erläuterung die Worte eines unpartheiischen und selbst praktischen Kenners der Homöopathie, des ungemein tief denkenden, vielseitigen Gelehrten und unermüdlichen Wahrheits-Forschers, Grafen Buquoy, in seinen Anregungen für ph. w. Forschung (Leipzig 1825. S. 386 u. f.) am rechten Orte. Nachdem er angenommen, daß ein schon im Normalbefinden die Symptome *a, b, g* – hervorrufendes Mittel, analog andern physiologischen Erscheinungen, die im abnormen Befinden sich aussprechenden Symptome ***α, β, γ*** dergestalt hervorrufe, daß die Krankheits-Symptome ***α, β, γ*** – in jene: *a, b, g* – umgestimmt werden, denen der Charakter der Vergänglichkeit, des Vorübergehens, zukomme – fährt er fort: „Dieser Charakter eines bloß vorübergehenden Zustandes erhält aber die, statt der (Krankheits-Symptomen-)Gruppe ***α, β, γ*** – hervorgerufene (Arznei-Symptomen-)Gruppe *a, b, g* – bloß dadurch, daß das Arzneimittel in außerordentlich kleiner Gabe des angezeigten Mittels angewandt wird. – Reicht der homöopathische Arzt zu große Gabe des homöopathisch angezeigten Mittels dem Kranken, so kann zwar dessen Krankheit, ***α, β, γ*** – in jene: *a, b, g* – umgewandelt werden; allein die neue Krankheit sitzt nun eben so fest, als vorhin jene ***α, β, γ*** – daher der Organismus sich eben so wenig von der Krankheit: *a, b, g* – zu befreien vermag, als er im Stande war, die ursprüngliche Krankheit ***α, β, γ*** – zu verscheuchen. Wird wohl gar eine sehr große Gabe gegeben, so wird eine neue, oft sehr lebensgefährliche Krankheit erzeugt, oder – der Organismus thut sein Möglichstes, um sich recht schnell von dem Gifte zu befreien (mittels Durchfall, Erbrechen u.s.w.)“.

gründlich geheilt werden kann, so läßt sich leicht einsehn, daß die ihres Ausschlags beraubte, nun bloß innere, veraltete, allmählig in sekundären Uebeln zu chronischen Krankheiten aller Art entwickelte Psora, aus gleicher Ursache, eben so wenig, weder durch eine Menge Schwefel in Pulvern, noch durch eine Menge Bäder in schwefelichten Mineralwassern, noch auch durch gleichzeitiges Trinken desselben, oder ähnlichen Wassers, mit einem Worte, nie durch eine Uebermenge und öftere Wiederholung dieses, obschon an sich antipsorischen Arzneimittels könne geheilt werden. *) Wahr ist es, daß viele solcher langwierig Kranken durch die erste Bade-Kur dieser Art auf einige Zeit ihre ursprünglichen Krankheits-Symptome losgeworden zu seyn scheinen (daher der unglaubliche Zudrang der vielen Tausende an unzählig verschiednen chronischen Uebeln Leidender nach Teplitz, Baden, Aachen, Nenndorf, Warmbrunn u.s.w.); doch sind sie deshalb nicht etwa gesund, sondern es ist, statt der ursprünglichen, chronischen (Psora-) Krankheit, auf einige Zeit eine Schwefel-Krankheit herrschend geworden (ein anderes, vielleicht erträglicheres Uebelbefinden), welche mit der Zeit wieder vergeht, da dann die Psora entweder mit denselben Krankheits-Symptomen, wie ehedem, oder mit andern ihrer Art, doch allmählig beschwerlichern, als die ersten, oder an edlern Theilen emporkeimenden Symptomen, ihr Haupt wieder emporhebt. Der Unwissende freut sich in letzterm Falle, daß doch wenigstens die vormalige Krankheit (die vormalige Gruppe von Psora-Symptomen) vergangen sey, und macht Hoffnung, daß die neue Krankheit durch eine wiederholte Reise in diese Bäder sich vollends legen werde; er weiß aber nicht, daß der geänderte Krankheits-Zustand bloß eine Umwandlung derselben Psora sey, und macht so, immer und immer, die Erfahrung, daß die zweite Bade-Kur dieser Art noch

---

*) In geringer Gabe angewendet, unterläßt der Schwefel nicht, als eine zu den antipsorischen gehörige Arznei, einen kurzen Anfang zur Heilung der chronischen (unvenerischen, also Psora-) Krankheiten zu machen. Ich kenne einen Arzt in Sachsen, der sich einen großen Ruf bloß dadurch erworben, daß er, ohne zu wissen, warum er's that, bei fast allen chronischen Krankheiten schier allen seinen Recepten Schwefelblumen zusetzt, was im Anfange solcher Kuren auffallend gute Wirkung hervor zu bringen pflegt – doch, natürlich, bloß im Anfange, und dann geht auch seine Hülfe zu Ende.

weniger Erleichterung schafft, oder wohl gar, wenn die Schwefel-Bäder in noch größerer Zahl gebraucht werden, beträchtliche Verschlimmerung zur Folge hat.

Also theils das Uebermaß des Schwefels in allen seinen Formen, theils die öftere Wiederholung seiner Anwendung von innen nach außen durch allöopathische Aerzte hat ihm in solchen Fällen bisher für den homöopathischen Arzt in Heilung der Menge chronischer Krankheiten (der sekundären Psora-Uebel) fast allen Werth, allen Nutzen benommen, und man kann wohl behaupten, daß bis auf diesen Tag mit demselben fast nur Schaden von den allöopathischen Aerzten angerichtet worden ist.

Doch gesetzt auch, man wollte dann, wie weiter unten gelehrt wird, den einzig richtigen Gebrauch vom Schwefel in dieser Art Krankheiten machen, so wird es doch selten mit so erwünschtem Erfolge zu thun möglich seyn, als wo dem homöopathischen Arzte eine frisch entstandene Krätz-Krankheit mit ihrem noch vorhandnen Ausschlage zu heilen vorkommt. Denn wenn er seiner, nicht zu läugnenden, antipsorischen Kräfte wegen auch an sich, nach äußerer Vertreibung des Ausschlags, theils bei der noch verborgenen und schlummernden, theils bei der, zu vielartigen, chronischen Krankheiten schon mehr oder weniger entwickelten und ausgebrochenen Psora einen Anfang zur Heilung macht, so kann er doch schon deshalb nur selten in allen diesen Zuständen hiezu gebraucht werden, weil gewöhnlich seine Kräfte da schon vernutzt sind und er in solchen Fällen bereits vorher von allöopathischen Aerzten zu dieser oder jener Absicht dem Kranken gegeben, auch wohl mehrmals schon gegeben worden ist, der Schwefel aber, so wie die meisten andern antipsorischen Arzneien in einer Kur der entwickelten und chronisch gewordenen Psora kaum drei, vier Mal (selbst nach Zwischen-Gebrauch einiger andern, antipsorischen Mittel) wiederholt werden darf, wenn die Heilung dadurch nicht wieder rückgängig gemacht werden soll.

Nie kann die Heilung einer, ihres Ausschlags beraubten, alten Psora, sie sey nun noch latent und schlummernd, oder schon in chronische Krankheiten ausgebrochen, mit Schwefel allein vollführet werden, also auch nie von Schwefel-Bädern, weder natürlichen, noch künstlichen.

Hier komme ich auf den merkwürdigen Umstand, daß überhaupt – mit Ausnahme der, wie schon gesagt, so leicht von innen zu heilenden, neu entstandnen, noch mit unvertriebenem Haut-Ausschlage begleiteten*) – jede andre Psora-Verfassung, d.i. sowohl die im Innern noch schlummernde, als auch die zu irgend einer der unzähligen, aus ihr entsprossenen, chronischen Krankheiten entwickelten Psora sehr selten von einem einzelnen, antipsorischen Mittel geheilt werden kann, sondern die Anwendung mehrer dieser Arzneien, in den schlimmsten Fällen auch wohl vieler nach und nach zur vollständigen Heilung bedürfe.

Dieser Umstand darf nicht befremden, wenn man bedenkt, daß die Psora ein chronisches Miasm von ganz eignem und besondern Charakter sey, was, schon seit vielen Jahrtausenden mehre Millionen menschlicher Organismen durchgangen, endlich einen so ungeheuern Umfang verschiedner Symptome angenommen haben mußte – die Elemente jener unzähligen, chronischen (unvenerischen) Leiden, unter denen die Menschheit seufzt – und zu einer so unbestimmlichen Menge von einander abweichender Formen in seiner Aeußerung bei den verschiednen Körper-Beschaffenheiten einzelner Menschen nach und nach sich gestalten konnte, verschieden durch ihre Wohnsitze und deren klimatische Eigenheiten, ihre Erziehung, Gewohnheiten, Beschäftigungen,**) Lebensart, Diät und andre somatische und psychische Verhältnisse gemodelt, so daß es kein Wunder ist, wenn keine einzelne und einzige Arznei zur Heilung der ganzen Psora und aller ihrer Formen hinreicht, sondern mehre antipsorische Arzneien dazu gehören, um mit den im gesunden menschlichen Körper eigenthümlich von jeder sich erweisenden, künstlichen Krankheits-Wirkungen dem übergroßen Heere der Psora-Symptome, d.i. aller der chro-

---

*) Frisch entstandne Krätz-Krankheit mit ihrem noch gegenwärtigen Haut-Ausschlage heilte, ohne Zuthun eines äußern Mittel, zuweilen schon von e i n e r sehr kleinen Gabe (gehörig potenzirter) Schwefel-Bereitung binnen 2, 3, 4 Wochen, einmal war hiezu die Gabe von 1/2 Grane millionfach potenzirter Holzkohle bei einer Familie von 7 Personen, und dreimal eine gleiche Gabe eben so hoch potenzirter Sepie völlig hinreichend.

**) Beschäftigungen, welche mehr diese oder jene Organe ihres Körpers, mehr diese als jene Funktionen ihres Geistes und Gemüths in Anspruch nehmen.

nischen (unvenerischen) Krankheiten, folglich der ganzen Psora heilkräftig, homöopathisch entsprechen zu können.*)

Also nur, wie gesagt, wenn der Krätz-Ausschlag noch in voller Blüthe und daher die Ansteckung nur noch neu ist, kann die völlige Heilung durch Schwefel allein (und dann zuweilen mit einer einzigen Gabe) vollführet werden. Ob dieß auch in jedem Falle von noch auf der Haut blühender Krätze gewiß erfolgen werde, lasse ich dahin gestellt seyn, weil das Alter des die Kranken überziehenden Krätz-Ausschlags sehr verschieden ist. Denn wenn er schon einige Zeit auf der Haut gestanden hat und (obschon nicht mit äußern Vertreibungs-Mitteln behandelt) von selbst anfängt, von der Haut zu weichen, dann hat die innere Psora schon zum Theil das Uebergewicht bekommen – der Haut-Ausschlag ist dann nicht mehr ganz stellvertretend, und es fangen dann schon Leiden anderer Art an, theils als Zeichen latenter Psora, theils als chronische Uebel, aus der innern Psora entwickelt, sich zu erzeugen. Hier ist der Schwefel allein (so wenig als ein einzelnes andres, antipsorisches Mittel) zur vollkommnen Heilung gewöhnlich nicht mehr zureichend, und die übrigen antipsorischen Arzneien müssen, ja nach den übrigen Symptomen diese, oder jene, homöopathisch zu Hülfe genommen werden.

Die homöopathisch ärztliche Behandlung der chronischen, unzählbaren Krankheiten (nicht venerischen, folglich psorischen Ursprungs) kommt, ihrem Wesentlichen nach, im Allgemeinen überein mit der homöopathischen Behandlung der menschlichen Krankheiten überhaupt, wie sie im Organon der Heilkunst gelehrt wird; was bei den chronischen insbesondere zu beachten ist, werde ich nun zeigen.

In der Diät und Lebensweise der Kranken dieser Art, worüber ich nur etwas Allgemeines zu sagen habe, die

*) Ich enthalte mich, anzudeuten, mit welcher Anstrengung mittels unzähliger, sorgfältiger Beobachtungen, Nachforschungen, Ueberlegungen und abgeänderter Versuche ich binnen 11 Jahren endlich dahin gelangt sey, jene unermeßlich große Lücke im Gebäude der homöopathischen Heilkunst, die Heilung der zahllosen, chronischen Krankheiten, zu ergänzen und so die Segnungen dieser Kunst für die leidende Menschheit möglichst vollzählig zu machen.

specielle Ausführung aber für jeden besondern Fall dem Ermessen des homöopathischen Arztes überlasse, muß zwar in der Regel hier ebenfalls alles, der Kur Hinderliches entfernt werden; da es jedoch hier besonders ankommt auf Behandlung der langwierigen, oft ungemein langwierigen, daher nicht schnell zu hebenden Krankheiten oft auch ältlicher und alter Personen in verschiednen Lebens-Verhältnissen, welche sich selten gänzlich umändern lassen weder bei Reichen, noch bei Unbemitteltern, noch selbst bei Armen, so müssen hier oft Einschränkungen und Modifikationen der strengen Lebensweise, die von der Homöopathie als Regel vorgeschrieben wird, eintreten, um die Kur so langwieriger Krankheiten bei den so sehr verschiednen Menschen-Individuen möglich zu machen.

Die strenge, homöopathische Diät und Lebensweise heilt nicht die langwierig Kranken, die wie Widersacher vorgeben, um der Homöopathie ihr Verdienst zu schmälern, sondern auf der arzneilichen Behandlung beruht die Hauptsache. Dieß sieht man an den vielen Kranken, welche, jenen falschen Vorspiegelungen trauend, die strengste homöopathische Diät Jahre lang übten, ohne ihr chronisches Uebel sonderlich mindern zu können; es nahm dessen ungeachtet allmählig noch zu, wie alle Krankheiten chronisch miasmatischen Ursprungs ihrer Natur nach thun.

Aus jenen Ursachen also, und um die Kur möglich und ausführbar zu machen, muß der homöopathische Heilkünstler bei seinen Vorschriften der Diät und Lebensweise den Umständen nachgeben, und so erreicht er den Zweck der Heilung weit gewisser und daher auch vollkommner, als beim hartnäckigen Bestehen auf strengen, in vielen Fällen unausführbaren Vorschriften.

Wenn er die Kräfte dazu hat, muß der Tagelöhner seine Handarbeiten dabei fortsetzen, der Handwerksmann sein Handwerk, der Landmann, so viel er vermag, bei seiner Feldarbeit bleiben, und die Hausfrau ihre Wirthschaft, so viel ihre Kräfte erlauben, fort betreiben – nur daß der Gesundheit auch der Gesunden schadende Verrichtungen untersagt werden, was der Einsicht des verständigen Arztes überlassen bleibt.

Die Klasse von Menschen, welche nicht von Körper-Anstrengung, sondern mit feinen Arbeiten im Zimmer, gewöhnlich sitzend, sich beschäftigt, muß bei der Kur mehr zum Gehen in freier Luft angehalten werden, ohne deshalb ihre Geschäfte gänzlich bei Seite zu setzen.

Der vornehmern Klasse muß ebenfalls mehr, als ihr gewöhnlich ist, das Gehen zu Fuße zur Pflicht gemacht werden. Der Arzt kann ihr die unschuldigen Vergnügungen eines mäßigen, anständigen Tanzes, mit Diät vereinbarer Zerstreuungen auf dem Lande, oder meist in mündlicher Unterhaltung bestehender Gesellschaften guter Bekannten erlauben; er wird sie nicht von ihnen unschädlicher Musik oder vom Anhören nicht anstrengender Vorlesungen abhalten, aber kann ihnen nur in seltnen Fällen das Theater, nie aber das Kartenspiel erlauben; allzu oftes Fahren und Reiten wird der Arzt einschränken und moralisch und psychisch nachtheiligen Umgang zu verbannen wissen, da dieser auch das Physische beeinträchtigt. Die Liebeleien und leeren Aufreizungen der Sinnlichkeit zwischen beiden Geschlechtern sind, so wie alles Lesen schlüpfriger Romane und ähnlicher Dichtungen, und so auch abergläubiger und schwärmerischer Bücher gänzlich zu untersagen. *)

Den Gelehrten wird er ebenfalls mehr zu (gemäßigter) Körperbewegung in freier Luft und bei übelm Wetter zu kleinen Handarbeiten im Hause anhalten, aber während der Kur seine geistigen Beschäftigungen fast bloß auf Ausarbeitungen aus freiem Kopfe beschränken, indem Kopf-Anstrengungen durch Lesen beinahe nie, oder doch nur mit großer Beschränkung und strenger Bestimmung der Menge und Beschaffenheit des zu Lesenden, bei Heilung irgend einer bedeutenden chronischen Krankheit erlaubt werden können; bei Geistes-Krankheiten gar nicht.

---

*) Oft wollen sich Aerzte dadurch wichtig machen, daß sie den langwierig kranken Verheiratheten ohne Unterschied allen Beischlaf untersagen. Sind aber beide Theile zu demselben fähig und geneigt, so ist ein solches Verbot zum wenigsten lächerlich, da es in solchem Falle weder gehalten werden kann, noch gehalten wird (wenn nicht ein größeres Familien-Unheil daraus entstehen soll). Kein Gesetzgeber sollte etwas befehlen, was weder gehalten, noch kontrolirt werden kann, oder wohl gar größern Nachtheil bei der Befolgung nach sich zieht. Ist ein Theil von beiden unfähig dazu, so verbietet sich die Begattung von selbst. Unter allen Funktionen eines Ehepaares aber ist Begattung gerade diejenige, welche sich am wenigsten anbefehlen oder untersagen läßt. Bloß arzneilich greift die Homöopathie hier ein, um den unfähigen Theil antipsorisch (oder antisyphilitisch) dazu zu befähigen, oder den krankhaft lüsternen Gatten zum natürlichen Bedürfnisse herabzubringen.

Allen Klassen von chronischen Kranken ist die Anwendung von Hausmitteln und der Zwischen-Gebrauch von Arzneien irgend einer Art, auf eigne Hand, zu verbieten, so wie den höhern Klassen besonders die Parfümerieen, die Riechwasser und die Zahnpulver, so wie andre Zahnarzneien. Eine schon lange Angewöhnung an schaafwollene Bekleidung der bloßen Haut kann der homöopathische Arzt nicht schnell abschaffen, sondern nur bei fortgeschrittener Besserung der Krankheit und bei warmer Witterung mit einer vorerst baumwollenen Bekleidung vertauschen, bis der Kranke dann bald, bei warmer Witterung, zu Leinwand übergehen kann. Alle Fontanelle können bei chronischen Krankheiten von Bedeutung nur erst dann abgeschafft werden, wenn die innere Kur schon Fortschritte zur Besserung gemacht hat, vorzüglich bei bejahrten Kranken.

Dem Anliegen des Kranken um Fortsetzung angewöhnter Hausbäder kann der Arzt nicht nachgeben; bloß schnelles Abwaschen, so viel von Zeit zu Zeit die Reinlichkeit gebietet, erlaubt er; und so wird er den Aderlaß oder das Schröpfen nie zugeben, so sehr auch der Kranke an öftere Wiederholung desselben gewöhnt zu seyn versichern mag.

Was die Diät anlangt, so können alle Klassen von Menschen, wenn sie von einer langwierigen Krankheit hergestellt werden wollen, sich einige Einschränkungen gefallen lassen. Besteht die chronische Krankheit nicht in Leiden des Unterleibe, so bedarf es der allzustrengen Einschränkungen bei der niedern Menschen-Klasse nicht, vorzüglich wenn der Kranke im Stande ist, bei seiner Handarbeit und seinem, Körper bewegenden Geschäfte zu bleiben. Der Arme kann auch bei Salz und Brod durch die Arznei genesen und weder mäßiger Genuß von Kartoffeln, Mehlbrei oder jungem Käse werden ihn an der Genesung hindern, nur schränke er die Zuthat der Zwiebeln und des Pfeffers zu seiner dürftigen Kost ein.

Wem seine Genesung lieb ist, kann auch an der Hof-Tafel Speisen finden, die allen Erfordernissen einer naturgemäßen Diät entsprechen.

Am schwierigsten ist für den homöopathischen Arzt die Bestimmung der Getränke. Der Kaffee besitzt größtentheils die Nachtheile für die Gesundheit Leibes und der Seele, die ich in meinem Büchelchen (Wirkungen des Kaffees, Leipzig 1803) angegeben habe; er ist aber dem größten Theile der sogenannten gebildeten Nationen dergestalt zur Gewohnheit und zum Bedürfnisse geworden, daß er so wenig leicht, als Vorurtheil und Aberglauben, auszurotten seyn wird, wenn nicht der homöopathische Arzt bei der Kur langwieriger Krankheiten auf einem allgemeinen, unbedingten Verbote besteht. Nur jungen Leuten bis zum zwanzigsten, höchstens bis zum dreißigsten Jahre kann er ihn jähling, ohne sonderliche Nachtheile, sogleich und auf einmal hinwegnehmen, Personen aber über 30 und 40 Jahre, wenn sie ihn von Kindheit an tranken, schlägt man vor, sich denselben allmählig abzugewöhnen, und täglich etwas weniger davon zu trinken, bis sie denselben gänzlich abgeschafft haben; und siehe! die Meisten lassen ihn sogleich, ohne sonderliche Beschwerden (außer etwa noch einige der erstern Tage) davon zu spüren. Noch vor 6 Jahren wähnte ich, daß älteren Personen, die ihn nicht gern entbehren wollten, der Kaffee noch in geringer Maße zu gestatten sey. Er wird aber, wie ich mich seitdem überzeugt habe, durch keine lange Gewohnheit unschädlich und da der Arzt bloß das Beste seinen Kranken erlauben kann, so bleibt es fest stehen, daß die chronisch Kranken sich dieses, als Diätstück schleichend nachtheiligen Getränks durchaus entäußern müssen – was sie dann auch (Hohe und Niedrige), wenn sie das nöthige Vertrauen zu ihrem Arzte haben, auf gehörig eindringliche Vorstellungen, fast Alle ohne Ausnahme gern und willig, zum großen Vortheile für ihre Gesundheit thun. In der Trommel gerösteter Rogken (oder Waizen) hat, wie Kaffee gekocht und zubereitet, im Geruche und Geschmacke viel Aehnlichkeit mit Kaffee, und Reiche wie Arme bedienen sich, seit einiger Zeit, dieses Getränks mit gutem Willen, in mehren Ländern.

Ein Gleiches läßt sich sowohl von den theuern, sogenannten feinen, als von den geringern Sorten des die Nerven so schmeichlerisch lockenden, und so heimlich und unausbleiblich angreifenden und schwächenden, chinesischen Thees sagen. Selbst sehr schwach bereitet und nur sehr wenig davon, auch nur einmal des Tages getrunken, ist er für jüngere Personen, so wie für ältere, die ihn von Kindheit an tranken, bei der Kur langwieriger Krankheiten nie unschädlich und sie müssen ihn mit einem unschädlichen, warmen Getränke vertauschen. Sie folgen auch nach meiner vielfachen Erfahrung den Gründen ihres treuen Rathgebers, ihres Vertrauen erweckenden Arztes, gern und willig.

In Hinsicht der Einschränkung des Weins wird der Heilkünstler weit nachsichtiger seyn können, da bei chronisch Kranken wohl nie ein absolutes Verbot desselben nöthig wird. Kranke, die von Jugend an puren Wein*) reichlich getrunken haben, können ihn, je älter sie sind, desto weniger schnell oder gänzlich unterlassen. Dieß würde schnelles Sinken der Kräfte und Hinderung der Kur, auch wohl Lebens-Gefahr zur Folge haben. Sie werden sich jedoch die ersten Wochen begnügen, ihn mit gleichen Theilen Wasser gemischt zu trinken, in der Folge aber Wein allmählig mit zwei, drei, vier, endlich mit fünf oder sechs Theilen Wasser und etwas Zucker gemischt, welche letztere Mischung man zum gewöhnlichen Getränke allen chronisch Kranken erlauben kann.

Unerläßlicher noch ist bei der Kur chronischer Krankheiten die Abgewöhnung des Branntweins. Sie erfordert aber vom Arzte eben so viel Ueberlegung bei der Verminderung desselben, als Festigkeit in der Ausführung. Wo die Kräfte bei gänzlicher Abstellung desselben merklich leiden, muß eine kleine Portion guten puren Weins dafür genossen werden, auf eine Zeit lang, ferner aber mit einigen Theilen Wasser gemischt, je nach den Umständen.

So wie nach einem unverbrüchlichen Natur-Gesetze unsre Lebenskraft stets das Gegentheil von der Einwirkung physischer und arzneilicher Potenzen im menschlichen Organism hervorbringt in allen Fällen, wo es ein Gegentheil solcher Einwirkungen giebt, so ist es begreiflich, wie auch genaue Beobachtung bezeugt, daß die geistigen Getränke, nachdem sie gleich nach ihrem Genusse Stärkung und erhöhete Lebens-Wärme geheuchelt hatten, gerade das Gegentheil in der Nachwirkung zur Folge haben müssen vermöge jener gegentheiligen Reaktion der Lebenskraft unsers Organisms; es folgt unausbleiblich Schwäche und Minderung der Lebenswärme auf ihren Genuß, – Zustände, die nicht weit genug von dem zu heilenden chronisch Kranken durch den wahren Arzt entfernt gehalten werden können. Nur der nie zum Beobachten, nie zum Nach-

*) Auch für ganz gesunde Menschen ist es unanständig und vielfach nachtheilig, puren Wein als gewöhnliches Getränk zu trinken, und nur bei Freuden-Festen in geringer Menge von der Sittlichkeit erlaubt. Der Jüngling kann seine lüsternen Begierden nicht bis zum Ehestande mäßigen, wenn er Trink-Gelage nicht gänzlich meidet; Tripper und Schanker datiren sich immer von einem solchen her.

denken gewöhnte, nie die Schädlichkeit seiner Palliative in der Erfahrung einsehn wollende Allöopath kann seinen chronisch Kranken den verderblichen Rath geben, zur Stärkung täglich starken, puren Wein zu trinken, was ein ächter Homöopath nie thun wird (*sed ex ungue leonem!*).

Die Verstattung des Bieres ist eine bedenkliche Sache! Da in den neuern Zeiten die Künsteleien der Brauer beim Zusatze vegetabilischer Substanzen zu dem Malz-Absude nicht zur Verwahrung der Biere vor Säuerung, sondern auch, und vorzüglich, Gaumen-Lockung und Rausch-Bewirkung zu beabsichtigen scheinen, ohne Rücksicht zu nehmen auf die Schädlichkeit dieser, die Gesundheit beim täglichen Trinken oft tief untergrabenden, von keiner Polizei zu entdeckenden, böslichen Zusätze; so kann der rechtliche Arzt seinem Kranken nicht das Alles zum Getränke erlauben, was den Namen Bier führt, indem selbst den, wegen Mangel an Bitterkeit unverdächtiger scheinenden Weiß- oder Luftmalz-Bieren, um ihnen bei verminderter Malz-Menge dennoch die so beliebte, berauschende Kraft zu geben, nicht selten narkotische Dinge zugesetzt werden.

Zu den für chronisch Kranke allgemein nachtheiligen Diäts-Gegenständen ist auch der Genuß der essig- und citronsauern Dinge zu zählen, welche vorzüglich mit Nerven- und Unterleibs-Leiden Behafteten widrige Empfindungen und Beschwerden zu erzeugen pflegen, auch die Wirkung mehrer Arzneien theils aufheben, theils übermäßig erhöhen. So ist auch für dergleichen Kranke das sehr saure Obst (saure Kirschen, unreife Stachelbeere, Johannisbeere) nur in geringer, das süße aber nur in mäßiger Menge zu gestatten, daher auch gebackne Pflaumen als Palliativ zu Leibverstopfung Geneigten nicht zu rathen sind. Letztern und denen, die an schwacher Verdauung leiden, dient allzu junges Kalbfleisch nicht. Diejenigen, deren Geschlechts-Vermögen gesunken ist, haben sich im Genusse von jungen Hühnern und Eiern einzuschränken und die reizenden Gewürze der Vanille, die Trüffeln, den Caviar zu meiden, da sie als Palliative deren Heilung hindern. Frauenzimmer mit spärlichem Monat-Flusse müssen sich vor dem Gewürze des Safrans und des Zimmtes aus gleichem Grunde hüten, so wie Personen mit schwachem Magen ebenfalls vor Zimmt, Würznelken, Amomum, Pfeffer, Ingwer und bittern Dingen, die ihnen ebenfalls als Palliative in der homöopathischen Kur nachtheilig sind. Und so müssen blähende Gemüße aller Art bei Unterleibs-

Uebeln, bei Neigung zu Leibverstopfung und Hartleibigkeit untersagt werden. Rindfleisch nebst gutem Waizen- oder Rogken-Brode scheint nebst Kuhmilch und mäßigem Genusse der frischen Butter die natürlichste und unschädlichste Nahrung für Menschen und so auch für chronisch Kranke zu seyn, nur mit wenig Kochsalze zugerichtet. Nächst dem Fleisch vom Rind kömmt das von Hammeln, von Wildpret, ältern Hühnern und jungen Tauben; das Fleisch und Fett von Gänsen und Enten ist chronisch Kranken noch weniger zu erlauben, als das vom Schweine. Von gepökeltem und geräucherten Fleische darf nur selten und sehr wenig Gebrauch gemacht werden.

Rohe, gehackte Kräuter auf Suppen zu streuen, Gewürz-Kräuter an Gemüße und alten faulen Käse lasse man vermeiden.

Beim Genuß der Fische guter Art ist vorzüglich auf deren Zubereitung zu sehen, so daß sie am besten nur in Wasser gesotten genossen werden dürfen, und doch nur sehr mäßig, und nicht mit gewürzhaften Brühen; – dagegen keinen in der Luft getrockneten, keinen geräucherten Fisch; die salzigen (Hering und Sardellen) aber nur selten und sparsam.

Mäßigkeit in allen, selbst unschädlichen Genüssen ist eine Haupt-Pflicht für chronisch Kranke.

Als Diäts-Artikel ist auch der Gebrauch des Tabaks wohl zu beachten. Wohl ist das Tabak-Rauchen in einigen Fällen chronischer Uebel zu gestatten, wenn der Kranke von jeher ununterbrochen daran gewöhnt war und er nicht seinen Speichel dabei ausspuckt, doch immer mit Einschränkung, die größer seyn muß, wenn die Geistes-Funktionen, der Schlaf oder die Verdauung und die Leibes-Oeffnung leidet; wenn letztere nur immer erst nach Tabakrauchen zu erfolgen pflegt, so ist dieß Palliativ um so mehr einzuschränken und dagegen durch die dienlichen Antipsorika dauerhaft homöopathisch in Stand zu bringen. Noch bedenklicher ist jedoch das Tabakschnupfen, was als Palliativ gegen habituellen Stockschnupfen und Nasenverstopfung und schleichende Augen-Entzündung gemißbraucht zu werden pflegt und als solches ein großes Hinderniß bei der Kur chronischer Krankheiten abgiebt, daher auch bei solchen Kranken nicht zu dulden, sondern täglich um etwas zu mindern und baldigst abzuschaffen ist, vorzüglich weil beim Schnupfen das Arzneiliche der Brühen (Saucen), womit fast jeder Schnupftabak angemacht wird, in Substanz die Nerven der innern Nase berühret, und wie eine eingenommene fremde Arznei schadet, was mit der schon durch Hitze zersetzten Kraft des glimmenden Rauchtabaks weit weniger der Fall ist.

Ich gehe nun zu den übrigen, möglichst zu meidenden Hindernissen der Heilung chronischer Krankheiten über.

Diejenigen Ereignisse im Menschen-Leben, welche im Stande sind, die sich bloß durch einige der oben angegebnen Zeichen vom gesunden Zustande abweichender Unbäßlichkeiten verrathende, also nur noch latente und im Innern schlummernde Psora zum Ausbruch in offenbare, chronische Krankheiten zu bringen, eben diese Ereignisse vermögen, wenn sie dem schon chronisch Kranken begegnen, seine Krankheit nicht nur zu erhöhen und schwieriger heilbar, sondern auch, wenn sie in hohem Grade ihn bestürmen, dieselbe unheilbar zu machen, im Fall die üble Lage desselben sich nicht plötzlich zu seinem Besten verändert.

Doch sind solche Ereignisse von sehr verschiedner Natur und daher auch von sehr verschiednem Grade nachtheiligen Einflusses.

Uebermäßige Strapatzen, Arbeiten in Sümpfen, große Beschädigungen und Verwundungen des Körpers, Uebermaß von Kälte oder Hitze und selbst der unbefriedigte Hunger der Armuth und ihre ungesunden Nahrungsmittel u.s.w. vermögen bei weitem nicht so sehr das im Hinterhalte der Verborgenheit lauernde, fürchterliche Siechthum der Psora zum Ausbruche bedeutender chronischen Krankheiten zu bringen, folglich auch weniger die schon vorhandne, chronische Krankheit zu verschlimmern; ja mit weit weniger Beeinträchtigung der Gesundheit kann der unschuldige Mensch 10 Jahre in der Bastille oder auf der Galeere körperlich qualvoll verleben, als etliche Monate, bei aller körperlicher Bequemlichkeit, in einer unglücklichen Ehe oder mit einem nagenden Gewissen. Im Innern bis dahin schlummernde Psora, die dem Günstling des Fürsten den Schein fast blühender Gesundheit verstattete, entfaltet sich schnell zu einem chronischen Leiden des Körpers oder verstimmt seine Geistes-Organe zum Wahnsinn, wenn er, durch Glücks-Wechsel von seiner glänzenden Höhe gestürzt, nun der Verachtung und der Dürftigkeit unterliegt. Der jählinge Todesfall des einzigen Sohnes zieht der schon psorisch kränkelnden, zärtlichen Mutter eine unheilbare Lungen-Eiterung oder einen

Brustkrebs zu, der schon psorisch hysterischen, gefühlvollen Jungfrau verschmähete Liebe eine Melancholie.

Wie schwer, wie selten vermag da die beste antipsorische Kur etwas zum Besten dieser Unglücklichen auszurichten!

Doch die häufigste Aufregung der schlummernden Psora zu chronischer Krankheit, so wie die häufigste Verschlimmerung schon vorhandner chronischer Uebel im Menschen-Leben entsteht von Gram und Verdruß.

Ununterbrochner Kummer oder Aergerniß erhöhet ja selbst die kleinsten Spuren noch schlummernder Psora gar bald zu größern Symptomen und entwickelt sie dann unvermuthet zum Ausbruche aller erdenklichen chronischen Leiden gewisser und öfterer, als alle andere nachtheilige Einflüsse im gewöhnlichen Menschen-Leben auf den Organism, wie denn beide eben so gewiß und oft die schon vorhandnen Uebel verstärken.

So wie der gute Arzt sich's schon zum Vergnügen macht, zur Beförderung einer nicht mit solchen Hindernissen befangenen Kur zu veranstalten, daß das Gemüth des Kranken möglichst erheitert und Langweile von ihm abgehalten werde, so wird er auch hier um so mehr die Verpflichtung in sich fühlen, alles anzuwenden, was in dem Bereiche seines Einflusses auf den Kranken und seine Angehörigen und Umgebungen liegt, um Gram und Aergerniß von seinem Kranken zu entfernen. Dieß wird, dieß muß der Haupt-Gegenstand seiner Sorgfalt und Menschen-Liebe seyn.

Sind aber des Kranken Verhältnisse hierin nicht zu bessern, hat er nicht so viel Philosophie, Religion und Herrschaft über sich selbst, alle Leiden und Schicksale, woran er nicht Schuld ist, und die zu ändern nicht in seiner Macht steht, geduldig und gelassen zu ertragen, stürmt Gram und Verdruß unabänderlich auf ihn ein, ohne daß der Arzt im Stande ist, dauernde Entfernung dieser größten Zerstörungs-Mittel des Lebens zu bewirken, so sage er sich lieber von der Behandlung der chronischen Krankheit los*) und überlasse den Kranken seinem Schicksale,

*) Der Kranke müßte denn wenig oder gar keine Ursache zu seinem Grame oder Kummer, oder fast gar keine Veranlassung zu Aergerniß von außen her haben, folglich mehr auf seine Gemüths-Krankheit zu behandeln seyn mit den, auch seiner übrigen chronischen Krankheit angemessenen antipsorischen Mitteln – Fälle, die nicht nur heilbar, sondern oft sogar leicht heilbar zu seyn pflegen.

weil selbst durch die meisterhafteste Führung der Kur mit den ausgesuchtesten und dem Körper-Leiden angemessensten Heilmitteln nichts, gar nichts Gutes bei irgend einem chronischen Kranken unter fortwährendem Kummer und Verdrusse auszurichten ist, wo der Lebens-Haushalt durch stete Angriffe auf das Gemüth zerstört wird. Die Fortsetzung des schönsten Baues ist thöricht, wenn der Grund des Gebäudes täglich, obwohl nur allmählig von anspülenden Wellen untergraben wird.

Fast eben so sehr nahe und oft noch näher der Unheilbarkeit kommen diejenigen chronischen Krankheiten vorzüglich der Großen und Reichen, wenn diese schon einige Jahre, nächst dem Gebrauche mehrer mineralischer Bäder,*) durch die Hände verschiedner, oft vieler allöopathischer Aerzte gegangen sind, welche alle modige Kurarten, alle aus England, Frankreich oder Italien ruhmredig angepriesene Mittel, alle stark wirkende Vielgemische übergeschäftig an ihnen durchprobirt hatten. Da wird durch so viele unpassende, ja schon durch ihre Heftigkeit und ofte Wiederholung in großen Gaben schädliche Arzneien die stets zum Grunde liegende, wenn auch nicht mit Syphilis kombinirte Psora, mit den aus ihr hervorquellenden, chronischen Leiden von Jahr zu Jahre unheilbarer und nach mehrjähriger Fortsetzung solcher zweckwidrigen, ärztlichen Eingriffe in den Organism schier ganz unheilbar. – Sey es nun, was sich in dieser Verborgenheit nicht entscheiden läßt, daß diese heroischen, unhomöopathischen Potenzen der ursprünglichen Krankheit, wie zu vermuthen, neue Uebel hinzugefügt haben, welche durch die Größe der Gaben und ihre ofte Wiederholung nun bleibend und gleichsam chronisch geworden, oder sey es, daß durch solche Mißhandlung nur eine Verkrüppelung der verschiednen Fähigkeiten des organischen Lebens der Reizbarkeit, des Empfindungs- und des Reproduktions-Vermögens, und so (wahrscheinlich aus beiden Ursachen) das Ungeheuer in einander verschmolzener Uebel entstand, was kein Verständiger mehr für ein einfaches, natürliches Uebel

*) Jede solche Bade-Kur ist, selbst wenn das Wasser an sich dem Uebel nicht unangemessen ist, als Gebrauch großer, oft wiederholter Gaben einer und derselben heftigen Arznei anzusehen, deren stürmische Einwirkung selten zum Heile gereichen kann, dagegen oft zur Verschlimmerung des Krankheits-Zustandes, auch wohl zum Verderben ausschlagen muß.

anzusehen vermag; – genug, diese allseitige Verstimmung und Entartung der zum Leben unentbehrlichsten Theile und Kräfte bietet dann ein Chaos von Uebeln dar, was der homöopathische Arzt nicht so leicht hin für heilbar halten darf.

Durch solche, nicht das Ursiechthum zu heilen fähigen, aber angreifenden und schwächenden Behandlungen wird nicht nur die Verschlimmerung der Psora von innen heraus beschleunigt, sondern es werden auch neue, künstliche, drohende Uebel durch dergleichen falsche, allöopathische Kuren erzeugt, so daß dann vor dem Angriffe beider die Lebenskraft sich oft kaum zu retten weiß.

Wenn in solchen Fällen die traurigen Folgen von den indirekten Angriffen der alten Kur-Methode auf das Leben bloß dynamische Verstimmungen wären, so würden sie gewiß, entweder, wenn man mit einer solchen Kur nachließe, bald von selbst wieder verschwinden, oder doch durch homöopathische Arznei wirksam wieder ausgelöscht werden können. Dieß ist aber gar nicht der Fall; sie weichen nicht. Höchst wahrscheinlich wird durch solche indirekte, anhaltende und wiederholte Angriffe auf die sensible und irritable Faser mittels dergleichen zweckwidriger arzneilicher Krankheits-Potenzen heftiger Art in großen Gaben und oft und lange wiederholt die Lebenskraft genöthigt, diesem Ruine thätigst vorzubauen und sich zu bestreben, die so schonungslos angegriffenen, zarten, innern Organe theils dynamisch zu verändern, theils materiell umzubilden, um so dieselben von jenen heftigen Bestürmungen unangreifbar zu machen und auf diese Art den Organism vor allgemeiner Zerstörung zu retten und zu decken, wie z. B. von eben dieser, das Leben instinktartig erhaltenden Kraft die feine, gefühlige Haut der Hände, wenn sie bei grober Arbeit öftern Beschädigungen von rauhen, ritzenden Materialien oder beizenden Substanzen ausgesetzt sind, wohlthätig mit dem gefühllosen Ueberzuge harter Hornhaut verwahrt wird. So werden auch bei anhaltenden, allöopathischen Kuren, die keine wahre Heilkraft für das chronische Uebel, keinen geraden, pathischen (homöopathischen) Bezug auf die Momente der chronischen Krankheit haben, sondern die dissimilären Theile des Körpers, jene feinen Organe im Innern angreifen, von der Lebenskraft, um dieselben und das Ganze vor dem Untergange zu schützen, dynamisch und organisch verbildet, d.i. theils unthätiger gemacht oder gelähmt, theils am Gefühle abgestumpft oder gar aller Empfindung beraubt, auf der andern Seite hingegen die zarteste Faser innormal verdickt oder verhärtet, die kräftigere aber abgezehrt oder gar vernichtet – künstlich bewirkte After-Organisationen, Verwachsungen und Ausartungen, die bei Leichen-Oeffnungen, schlau genug, auf die Bösartigkeit der ursprünglichen Krankheit geschoben werden – ein, nicht seltner, aber in vielen Fällen unheilbarer verkrüppelter, innerer Zustand. Nur, wo noch hinreichende Kräfte in einem nicht von Alter gebeugten Körper vorhanden sind (aber wo wären unter allöopathischer Behandlung die Kräfte nicht vergeudet?), gelingt es unter günstigen, äußern Verhältnissen der vom Ursiechthum durch homöopathische (antipsorische), mühsame Behandlung des geübten Arztes dynamisch befreieten Lebenskraft, sich allmählig wieder zu ermannen, und jene (oft zahlreichen) aus Noth von ihr veranstalteten Verbildungen umzubilden – ein bloß der, meist schon von Psora befreiten, noch energischen Lebenskraft mögliches, fast schöpferisches Geschäft, was ihr jedoch, wie gesagt, nur unter günstigen, äußern Verhältnissen, oft erst in geraumer Zeit und gewöhnlich, nur unvollkommen gelingt. Die Erfahrung zeigt es täglich, daß je eifriger der Allöopathiker in chronischen Krankheiten seine unrichtige, verderbliche Kunst (oft mit großer Mühe, Fleiß und Beharrlichkeit) in Ausübung setzt, er die Kranken nur um desto mehr an Leib und Leben verhunzt.

Wie sollten wohl solche, oft Jahre lang im Kranken angerichteten Verderbnisse selbst von der besten, wahren Heilkunst – welche auf organische Fehler u n m i t t e l b a r einzuwirken sich nie angemaßet hat – in kurzer Zeit in Gesundheit verwandelt werden können?

Der Arzt hat da keine natürliche, einfache psorische Krankheit vor sich, ja er hat, wenn auch die Kräfte nicht allzusehr (wie doch sehr oft) zu Grunde gerichtet waren, daß er beim ersten Anblicke schon von der Behandlung abzustehn sich genöthigt sah, doch nur erst nach langer Zeit einige Besserung, vollkommene Genesung aber nie zu versprechen. Erst müssen die vielen, das wankende Befinden durchkreuzenden, chronischen Arznei-Krankheiten nach und nach (etwa während eines mehrmonatlichen Aufenthaltes, fast ohne Arznei, auf dem Lande) oder bei einigem Anfange antipsorischer Kur, bei gebesserter Lebensweise und geregelter Diät, gleichsam von selbst (durch die Thätigkeit der Lebenskraft) entweichen – (denn wer hätte wohl Heilmittel für alle diese, künstlich von dem Wirrwarr starker, unpassender Arzneien erzeugten Uebel?) – die Lebenskraft muß erst das von ihr aus Noth Verbildete wieder aufheben und zurückbilden, ehe der ächte Heilkünstler mit der Zeit wieder ein zum Theil reines, dem ursprünglichen ähnliches Siechthum vor sich sieht und zu bekämpfen fähig ist. *)

Wehe dem jungen homöopathischen Arzte, der seinen Ruf durch die Kur solcher, mittels einer Menge allöopathischer, böser Künste zu solcher Monstrosität ausgearteter Krankheiten reicher, vornehmer Personen erst gründen soll! Er wird bei aller Sorgfalt scheitern.

Ein ähnliches, großes Hinderniß der Heilung weit gediehener, chronischer Krankheiten findet sich auch oft in der Entnervung und Schwächung, welche die Jugend sich, von begüterten Eltern verzogen, in ihrem Ueberflusse und Uebermuthe von böser Gesellschaft verführt, durch zerstörende Leidenschaften und Ausschweifungen, durch Schwelgerei, Mißbrauch des Geschlechtstriebes, Hazardspiel u.s.w. zuzuziehen pflegt. Ohne die mindeste Schonung des Lebens oder des Gewissens werden da, oft ursprünglich robuste Körper von diesen Lastern bis zu Schatten von Menschen herabgeschwächt und gemeiniglich noch durch üble Kuren ihrer venerischen Krankheiten so zu Grunde gerichtet, daß die nicht selten inwohnende Psora zu den bedauernswürdigsten, chronischen Krankheiten emporwächst, welche, wenn auch die Moralität des Kranken sich nun gebessert haben sollte, doch wegen der niederschlagenden Selbst-Vorwürfe und wegen des nur noch geringen Restes vergeudeter Lebenskräfte, höchst schwierig eine antipsorische Hülfe annehmen, und nur mit großer Zurückhaltung und Bevorwortung als heilbar vom homöopathischen Arzte zur Behandlung angenommen werden dürfen.

Wo aber besagte, oft fast unübersteigliche Hindernisse der Heilung jener unzähligen chronischen Krankheiten nicht

---

*) Dagegen werden die fürchterlichsten, chronischen Krankheiten aller Art, welche aber durch keinen medicinischen Aberwitz verhunzt worden sind, bei armen Drescher- und Tagelöhner-Familien, zu denen sich begreiflich kein gewöhnlicher Arzt drängt, g a n z g e w ö h n l i c h durch die antipsorischen Heilmittel, oft wie durch Wunder und in kurzer Zeit gehoben und in dauernde Gesundheit verwandelt.

zugegen sind,*) da findet sich dennoch, vorzüglich bei der niedern Klasse der kranken Menschen zuweilen eine besondre, in der Quelle des Siechthums selbst liegende Schwierigkeit der Kur dann, wo die Psora nach m e h r m a l s v o n N e u e m erfolgter Ansteckung und mehrmaliger äußerer Vertreibung des davon entstandenen Ausschlags sich nach und nach aus dem Innern zu einem oder mehren, schweren, chronischen Leiden entwickelt hatte. Die Heilung erfolgt zwar auch hier, wenn obgedachte Hindernisse nicht eintreten, durch zweckmäßige Anwendung der antipsorischen Arzneien gewiß, aber nur nach vieler Geduld und beträchtlicher Zeit, bei folgsamen Kranken, wenn sie nicht zu hoch in den Jahren und nicht zu schwach an Kräften sind.

Aber auch in diesen schwierigen Fällen zeigt sich die weise Einrichtung der Natur zu unsrer Erleichterung, wenn wir nur den angebotnen günstigen Zeitpunkt benutzen wollten. Denn so sagt die Erfahrung, daß bei einer neu durch Ansteckung entstandnen Krätze, wenn auch nach mehrmals vorhergegangenen Ansteckungen und wieder Vertreibungen des Ausschlags die Psora schon beträchtliche Fortschritte zur Erzeugung chronischer Krankheiten mancherlei Art gemacht hat, die zuletzt entstandne Krätze, wenn sie nur noch ihren vollen, primitiven Ausschlag auf der Haut ungehindert behielt, fast eben so leicht, als sey sie die erste und einzige, zu heilen sey, folglich auch gewöhnlich bloß durch eine oder etliche Gaben der angemessenen, antipsorischen Arzneien, und daß durch diese Heilung zugleich die Psora von allen vorgängigen

---

*) Noch ist ein, nicht gar seltnes, aber stets unbeachtet gebliebenes Hinderniß homöopathischer Heilung chronischer Uebel zu nennen: D e r u n t e r d r ü c k t e G e s c h l e c h t s t r i e b bei mannbaren Personen beiderlei Geschlechts, theils wegen Nicht-Verehelichung aus verschiednen vom Arzte nicht zu beseitigenden Ursachen, theils wo bei Verheirateten der eheliche Umgang der schwächlichen Gattin mit ihrem kräftigen Manne, so wie dem schwächlichen Manne mit der kräftigen Gattin vom unverständigen Arzte unbedingt, gänzlich und auf immer untersagt worden war, wie nicht selten. Da wird der verständigere Arzt, die Umstände, sammt dem vom Schöpfer eingepflanzten Naturtriebe berücksichtigend, die zulässige Erlaubnis ertheilen und so nicht selten eine Menge hysterischer und hypochondrischer Zustände, ja oft Melancholie und Wahnsinn heilbar machen.

Ansteckungen, mit ihren Ausbrüchen chronischer Leiden geheilt werde. *)

Doch ist diese Heilungs-Begünstigung alter, mehrmals erneuerter Psora (durch künstlich bewirkte Krätz-Ansteckung), gesetzt der Kranke scheute sich auch nicht vor derselben, wie doch oft, nicht wohl absichtlich herbei zu führen, weil bei schweren chronischen Krankheiten unvenerischen, folglich psorischen Ursprungs, z. B. bei einer schon weit gediehenen Lungen-Eiterung, einer völligen Lähmung eines oder mehrer Körper-Theile u.s.w. das Krätz-Miasm selten haftet, und zwar, wie es der Erfahrung nach scheint, durch künstliches Einimpfen seltner, als bei ungefährer, unabsichtlicher Ansteckung.

Ich habe für den in der homöopathischen Heilkunst schon geübten Arzt wenig weiter zur Belehrung zu sagen, wie er in der Kur der chronischen Krankheiten zu handeln habe, als daß ich ihn auf die antipsorischen Arzneien am Ende dieses Werkes hinweise – denn er ist es, der sich derselben zu dieser erhabnen Absicht mit Erfolg zu bedienen wissen wird. Nur einige C a u t e l e n habe ich noch vorzutragen.

Zuvörderst bleibt die große Wahrheit feststehen, daß alle chronische Beschwerden, alle große, und größte, langwierige Krankheiten – wenn man die wenigern, venerischen ausnimmt – sämmtlich einzig aus der Psora entsprießen und nur durch gründliche Heilung der Psora ihre Heilung finden, folglich meist nur mit antipsorischen Arzneien zu heilen sind, das ist, solchen, welche bei ihrer Prüfung auf ihre reinen Wirkungen im gesunden menschlichen Körper die meisten Symptome äußern von denen, die bei latenter sowohl als bei entwickelter Psora am häufigsten wahrgenommen werden.

---

*) Derselbe Fall ist es, durch die Güte des weisen Einrichters der Natur, mit der Syphilis, wo nach örtlicher Zerstörung eines Schankers oder der Schooßbeule und nach drauf ausgebrochner Lustseuche, eine neue Ansteckung erfolgt ist. Da wird, während hier der Schanker noch unvertrieben dasteht, die neue Ansteckung sammt der Lustseuche aus der vorgängigen Ansteckung gewöhnlich durch eine einzige Gabe des besten Quecksilber-Präparats eben so leicht geheilt, als hätte man den ersten Schanker noch vor sich – vorausgesetzt, daß noch keine Komplikation mit einem der andern beiden chronischen Miasmen, namentlich des psorischen, zugegen ist, denn dann muß erst letzteres gehoben werden, wie oben gelehrt worden.

Daher hat der homöopathische Arzt in der Regel bei der Kur einer langwierigen (unvenerischen) Krankheit und für alle und jede in dieser Krankheit vorkommende Symptome, Beschwerden und Innormalitäten, sie mögen auch im gemeinen Leben oder in der Pathologie einen noch so verführerischen Namen führen, welchen sie wollen, sich vorzüglich an den Gebrauch der genau homöopathisch gewählten, antipsorischen Arznei zu halten, um seinen Zweck mit Gewißheit zu erreichen.

Er lasse sich's nicht einfallen, während der Wirkung einer wohl gewählten antipsorischen Arznei, wenn etwa den einen Tag z.B. ein mäßiger Kopfschmerz oder sonst eine andre mäßige Beschwerde entstünde, gleich ein anderes, sey es ein nicht antipsorisches, oder ein antipsorisches Arzneimittel, zwischenein den Kranken nehmen zu lassen, oder wenn etwas Halsweh entstünde, ein andres, oder ein etwas durchfälliger Stuhl, ein andres, oder ein leidlicher Schmerz an diesem oder jenem Theile, ein andres u.s.w.

Nein! die homöopathische, nach den Krankheits-Symptomen möglichst wohl gewählte, antipsorische Arznei, in dem angemessenen Kraft-Entwickelungs-Präparate und in der gehörigen Gabe gereicht, lasse er in der Regel völlig auswirken, ohne sie durch irgend ein Zwischenmittel zu stören.

Sind nämlich die bei der Wirkung dieser Arznei sich ereignenden Zufälle zwar nicht in den letzten Paar Wochen, wohl aber schon vor mehren Wochen hie und da, auch wohl vor einigen Monaten auf ähnliche Art beim Kranken zugegen gewesen, so ist dieser Zufall bloß eine homöopathische, durch die Arznei entstandene Aufregung eines schon in dieser Krankheit nicht ganz ungewöhnlichen, wohl gar ehedem häufiger beschwerlich gewesenen Symptoms und ein Zeichen, daß diese Arznei tief in das Wesen dieser Krankheit eingreift, folglich in der Folge desto hülfreicher seyn wird – daher lasse man sie ungestört ihre Zeit über fort- und auswirken, ohne das mindeste, andre Arzneiliche dazwischen einzugeben.

Sind es aber Symptome, welche noch nie, wenigstens in dieser Art noch nie da waren, also nur dieser Arznei eigenthümliche, nicht im Gange dieser Krankheit zu erwartende, jedoch geringfügige, so unterbreche man vor der Hand die Wirkung der Arznei noch nicht; sie vergehen oft, ohne die hülfreiche Kraft der wohlgewählten Arznei aufzuhalten, bald; sind sie aber von einer lästigen Stärke, so sind sie nicht zu dulden; sie sind dann ein Zeichen, daß die antipsorische Arznei nicht richtig homöopathisch gewählt war. Ihre Wirkung muß dann entweder durch ein Antidot gehemmt, oder, wenn kein Antidot dagegen bekannt ist, so muß an seiner Stelle eine andre, genauer passende, antipsorische Arznei gegeben werden, wobei zwar diese falschen Symptome noch einige Tage fortdauern oder wiederkommen, dann aber dauernd verschwinden und einer bessern Hülfe Platz machen.

Am allerwenigsten Bedenklichkeit hat man sich einfallen zu lassen, wenn die gewöhnlichen, gangbaren Symptome sich bei der Wirkung der antipsorischen Arznei erhöhen und sich in den ersten Tagen am meisten, in einigen der folgenden Tage zwar wieder, doch nach und nach immer weniger zeigen. Diese sogenannte homöopathische Verschlimmerung ist ein Zeichen der anfangenden, vielleicht sicher zu erwartenden Heilung der, wenigstens vor der Hand, so erhöheten Symptome.

Zeigen sich aber diese erhöheten, ursprünglichen Symptome an den spätern Tagen noch von gleicher Stärke als Anfangs, oder wohl gar in den spätern noch stärker, so ist es ein Zeichen, daß die Gabe dieses, obschon passend homöopathisch gewählten, antipsorischen Mittels allzu groß war und befürchten läßt, daß keine Heilung durch sie erfolgen könne, weil die Arznei in dieser Gaben-Größe vermögend ist, eine zwar in einiger Hinsicht ähnliche, aber in der Rücksicht, daß die Arznei in dieser Heftigkeit noch ihre andern, die Aehnlichkeit aufhebenden Symptome entfaltet, unähnliche chronische Krankheit an die Stelle der natürlichen festzusetzen und zwar eine größere und beschwerlichere, ohne daß die alte, ursprüngliche dadurch ausgelöscht würde.

Dieß entscheidet sich schon in den ersten 16, 18, 20 Tagen der Wirkung der in allzu hoher Gabe gereichten Arznei, da man ihr dann Einhalt thun muß, entweder durch Verordnung ihres Antidots, oder, wenn dieß noch nicht bekannt ist, durch Eingeben einer andern, auf die dermaligen Symptome möglichst passenden, antipsorischen Arznei in sehr mäßiger Gabe, und wenn diese noch nicht zur Tilgung dieser schiefen Arznei-Krankheit hinreicht, noch durch Verordnen einer zweiten dann, so gut wie möglich, homöopathisch passenden.*)

*) Ich habe diesen der Heilung sehr hinderlichen und daher nicht sorgfältig genug zu vermeidenden Unfall selbst erfahren, als ich die Sepie, noch

Hat sich nun so der stürmische Angriff von der allzu großen Gabe der, obschon homöopathisch wohl gewählten Arznei durch ein Antidot oder den Nachgebrauch einiger andern antipsorischen Mittel gelegt, so kann später dieselbe, nur durch ihre überwiegende Stärke schädlich gewesene, antipsorische Arznei dennoch wieder einmal, und zwar sobald sie homöopathisch angezeigt ist, mit dem besten Erfolge gegeben werden, nur in weit kleinerer Gabe und in viel höher potenzirter Verdünnung, das ist, in gemilderter Eigenschaft.

Ueberhaupt kann der Arzt, nächst der unhomöopathischen Wahl des Arzneimittels, keinen größern Fehler begehen, als erstens, die nach vielfältigen Versuchen bis soweit (durch die Erfahrung genöthigt) von mir gemäßigten, bei jeder antipsorischen Arznei angezeigten Gaben für zu klein zu halten, zweitens, die unrichtige Wahl des Mittels und drittens, die Uebereilung, jede Gabe nicht hinlänglich auswirken zu lassen.

Von dem ersten Hauptfehler habe ich eben gesprochen und füge bloß hinzu, daß man nichts damit versieht, wenn man die Gaben (wenn's möglich wäre) noch kleiner verordnete, als ich selbst sie angegeben habe. Man kann sie fast nicht zu klein geben, wenn nur alles in der Diät und dem übrigen Verhalten des Kranken die Arznei-Wirkung Hindernde oder gar Aufhebende vermieden wird. Sie wirken dann doch noch alles, was man nur von der Arznei Gutes überhaupt erwarten kann, wenn das Antipsorikum nur richtig nach allen Beziehungen der sorgfältig ausgeforschten Krankheits-Symptome homöopathisch gewählt war und der Kranke durch sein Verhalten die Wirkung nicht störte; wo dann, wenn man ja einmal die Wahl nicht gehörig passend getroffen hätte, uns der große Vortheil übrig bleibt, die unrichtig gewählte Arznei in dieser kleinsten Gabe, auf obige Weise, leichter außer Wirksamkeit setzten zu können, worauf man folglich mit einem passendern Antipsorikum in der Kur ohne Aufenthalt fortfahren kann.

---

unbekannt mit der Stärke ihrer Kräfte, in zu großer Gabe reichte, aber noch auffallender, als ich das *Lycopodium* und die *Silicea* noch in einer billionfachen Potenzirung, zu 4, 6 Streukügelchen (obschon von der Kleinheit des Mohnsamens), zur Gabe Kranke nehmen ließ. *Discite moniti!*

Mit dem zweiten Haupt-Fehler bei der Kur chronischer Krankheiten, mit der unhomöopathischen Wahl der Arznei versündigt sich der angehende Homöopathiker (Viele bleiben, leider, lebenslang solche Anfänger!) am meisten durch Ungenauigkeit, Leichtsinn und Bequemlichkeit.

Mit großer Gewissenhaftigkeit, wie sie, mehr als Alles in der Welt, die Herstellung eines durch Krankheit gefährdeten Menschenlebens erfordert, muß der Homöopathiker, wenn er seines Berufes würdig handeln will, zuerst den ganzen Zustand des Kranken, die erinnerliche Veranlassung und die Unterhaltungs-Ursache seines Uebels, seine Lebensweise, seine Geistes-, Gemüths- und Körper-Beschaffenheit sammt allen Symptomen (nach Anleitung dazu im Organon) auszuspähen und hierauf ein, für möglichst alle diese Momente, wenigstens für die auffallendsten und sonderlichsten, mit seinen eigenthümlichen Symptomen in Aehnlichkeit passendes Arzneimittel im Buche von den chronischen Krankheiten selbst, so wie in der reinen Arzneimittellehre u.s.w. aufzusuchen sich befleißigen, nicht aber mit den vorhandnen Repertorien zu dieser Absicht sich begnügen – ein sehr häufiger Leichtsinn, indem die letztern Bücher nur leichte Winke auf dieß oder jenes, etwa wählbare Mittel zu geben bestimmt sind, nie aber das Nachschlagen in den Quellen entbehrlich machen können. Wer jenen Weg daher nicht in kritischen und verwickelten Krankheits-Fällen mit aller Geduld und Umsicht einzuschlagen sich die Mühe nimmt, sondern, mit den vagen Andeutungen der Repertorien in der Wahl der Arznei sich begnügend, schnell einen Kranken nach dem andern abfertigt, verdient den Ehrennamen eines ächten Homöopathikers nicht – eher den eines Sudlers, der dann alle Augenblicke ein anderes Mittel geben muß, bis der Kranke die Geduld verliert, und, in seinen Leiden, wie begreiflich, hiedurch verschlimmert, von diesem seinen Krankheits-Verderber abgehen muß, wodurch die Kunst selbst, statt des unwürdigen Kunst-Jüngers geschmähet wird.

Dieser schmähliche Hang zur Bequemlichkeit (man bedenke, in dem gewissenhaftesten aller menschlichen Geschäfte!) bestimmt solche Schein-Homöopathen auch gar oft, die Arznei einzig nach den Nutz-Angaben (*ab usu in morbis*), wie sie in den Vorberichten zu den Arzneien verzeichnet sind, zu wählen und zu brauchen – ein ganz falsches, sehr nach Allöopathie riechendes Verfahren –, indem jene Nutz-Angaben meist nur einzelne Symptome andeuten, auch bloß zur Bestätigung der schon nach den reinen Arznei-Wirkungen getroffenen Wahl des Mittels dienen sollen, aber nie um sich einzig durch diese (oft nur problematischen) Nutz-Angaben zur Wahl des nur in treffend homöopathischer Symptomen-Aehnlichkeit heilsamen Mittels bestimmen zu lassen. Es giebt, leider! sogar Schriftsteller, die zu diesem empirischen Fehlwege rathen!

Der dritte Haupt-Fehler, welchen der homöopathische Arzt bei der Kur chronischer Krankheiten nicht sorgfältig genug und nicht standhaft genug vermeiden kann, besteht in der Uebereilung und Unbedachtsamkeit, daß, wenn sich einer wohl gewählten, antipsorischen Arznei gehörig gemäßigte Gabe einige Tage über dienlich gezeigt hat, gleich wieder eine andre Arznei gereicht wird, in der irrigen Voraussetzung, jene so kleine Gabe könne unmöglich länger, als 8, 10 Tage wirken und hülfreiche Dienste thun, welchen Wahn man dadurch zu unterstützen sucht, daß den oder jenen Tag, wenn man sie fortwirken ließe, die zu tilgenden, krankhaften Symptome sich wieder von Zeit zu Zeit etwas gezeigt hatten.

Allein, wenn nur einmal die Arznei, weil sie richtig homöopathisch gewählt war, gut und vortheilhaft wirkt, was man schon den achten, zehnten Tag inne wird, so mag immerhin hie und da eine Stunde, oder ein halber Tag vorkommen, wo wieder eine mäßige homöopathische Verschlimmerung eintritt; die bessern Folgen bleiben dennoch nicht aus, zeigen sich aber bei sehr langwierigen Uebeln zuweilen erst nach dem 24sten, 30sten Tage in ihrem besten Lichte; die Gabe wird dann etwa beim 40sten, 50sten Tage gewöhnlich erst ihre gute Wirkung vollends ausgewirkt haben, vor deren Ablauf es unverständig und den Fortschritt der Besserung hindernd seyn würde, schon wieder eine andre Arznei zu reichen. Man wähne ja nicht, daß die Zeit der angegebnen, ungefähren Wirkungs-Dauer kaum abgewartet werden dürfe, um wieder eine andre antipsorische Arznei zu geben – daß man also mit der Abwechselung eilen müsse, um die Kur zu beschleunigen. Dieser Meinung widerspricht die Erfahrung gänzlich und dergestalt, daß man im Gegentheile die Heilung nicht mehr und nicht gewisser beschleunigen kann, als wenn man die passende, antipsorische Arznei, so lange sie die Besserung fortsetzt (wäre es auch mehre und viele *) Tage über die angegebne, muthmaßliche Zeit der Wirkungs-Dauer derselben), noch fortwirken läßt, in solchen Fällen also möglichst spät, eine Gabe neuer Arznei giebt. Wer sich auf diesem Punkte in seiner Eilfertigkeit mäßigen kann, kommt desto gewisser und schneller zum Ziele. Nur wenn endlich die alten, schon von der letzten (und der vorigen) Arznei getilgten, oder sehr geminderten Symptome ein Paar Tage lang wieder anfangen, empor zu kommen, oder sich wieder merklich um etwas zu erhöhen, nur dann erst ist es der gewisseste Zeitpunkt, wieder eine Gabe der am besten homöopathisch passenden Arznei zu geben. Einzig und allein kann bloß die Erfahrung und sorgfältige Beobachtung hierüber entscheiden, und sie hat in meinen vielfältigen, genauen Beobachtungen schon entschieden, so daß hierüber kein Zweifel übrig bleibt.

Wenn man die großen Veränderungen bedenkt, welche in den vielen, verschiedentlich zusammengesetzten und unglaublich feinen Theilen unsers belebten Organisms von der Arznei bewirkt werden müssen, ehe ein so tief wurzelndes, und gleichsam parasitisch in den Haushalt unsers Lebens verflochtenes, chronisches Miasm, als die Psora ist, vertilgt werden und so ein gesunder Zustand wieder entstehen könne; dann wird man wohl einsehen, wie natürlich es sey, daß bei der oft so lang dauernden Wirkung einer Gabe antipsorischer, richtig homöopathisch gewählter Arznei, in verschiednen Zeiträumen, mehre Angriffe von derselben auf den Organism, gleichsam in wellenartigen Schwankungen, bei so langwierigen Krankheiten geschehen und, wie die Erfahrung zeigt, wenn einige Tage Besserung erfolgt sind, wieder einmal halbe, oder ganze, auch wohl mehre Stunden erscheinen, wo die Besserung rückgängig zu werden scheint, was aber, wenn nur die ursprüngli-

*) Ich habe z.B. in einem Falle, wo Sepie völlig homöopathisch antipsorisch für einen besondern in Anfällen erscheinenden Kopfschmerz sich gezeigt und das Uebel an Stärke und Dauer vermindert, auch die Pausen der Wiederkunft der Anfälle um Vieles verlängert hatte, als sie sich wieder zeigten, eine abermalige Gabe davon verordnet, welche die Anfälle 100 Tage aufhob (folglich so lange fortwirkte) bis sich wieder ein Wenig davon zeigte, was noch eine Gabe nöthig machte, nach welcher kein Anfall wieder, unter Fortdauer der übrigen vollkommnen Gesundheit, seit 7 Jahren erschienen ist.

chen Beschwerden sich erneuern und keine neuen, starken Symptome vorkommen, doch nur die fortgehende Besserung nicht hindernde, vielmehr befördernde, homöopathische Aufregungen, das ist, nur erneuerte, wohlthätige Angriffe*) auf das Uebel sind, obschon dergleichen zuweilen noch 16, 20, 24 Tage nach Einnahme der Gabe antipsorischer Arznei zu erscheinen pflegen.

In der Regel also wirken die antipsorischen Arzneien in langwierigen Krankheiten desto länger anhaltend, je langwieriger letztere sind. Aber auch umgekehrt wirken selbst die Arzneien, welche im gesunden Körper eine lange Wirkungs-Dauer zeigen, (z. B. Belladonna, Schwefel, Arsenik u.s.w.) doch nur kurze Zeit und schnell in akuten und schnellläufigen Krankheiten, und desto kürzer, je akuter letztere sind. Der Arzt hat also in chronischen Uebeln jede antipsorische Arznei zuweilen sogar 30, 40, auch wohl 50 und mehre Tage allein wirken zu lassen, so lange sie die Krankheit, dem genauen Beobachter deutlich merkbar, obschon nur allmählig, zu bessern fortfährt – denn so lange hält ihre gute Wirkung in den angezeigten Gaben immer noch an, und sie darf, in solchem Falle, durch kein neues Mittel gestört und aufgehoben werden. **)

---

*) Diese Angriffe kommen aber, wenn das Antipsorikum passend homöopathisch gewählt und die Gabe gehörig gemäßigt war, bei der fortgehenden Wirkung desselben immer seltner und seltner und eben so auch immer schwächer und schwächer, bei allzugroßer Gabe hingegen in den spätern Tagen, öfterer und zum Schaden des Kranken, immer stärker.

**) Die Vermeidung obgedachter beider Fehler wird schwerlich Eingang bei den Aerzten finden. Diese großen, reinen Wahrheiten werden selbst von den meisten homöopathischen Aerzten noch Jahre lang in Zweifel gezogen, und nicht genau in der Ausübung befolgt werden, ob der theoretischen Reflexion und des herrschenden Gedankens: „daß man sich schon sehr zu überwinden habe, um zu glauben, eine solche Kleinigkeit, eine so ungeheuer kleine Gabe Arznei werde überhaupt das Mindeste im menschlichen Körper wirken, geschweige denn gegen oft so ungeheuer große, langwierige Krankheiten, daß aber dem Arzte der Verstand still stehen müsse, wenn er glauben solle, jene ungeheuer kleine Gabe werde nicht nur etwa 2, 3 Tage, nein! 20, 30, 40 Tage und länger wirken und bis zum letzten Tage noch wichtige, unersetzlich wohlthätige Wirkungen hervorbringen.“ Indeß gehört dieser wahre Satz nicht unter die zu begreifen seyn sollenden, noch auch zu denen,

Läßt man aber die so passend gewählten antipsorischen Arzneien, wie gesagt, wenn sie fortwährend vortheilhaft wirken, nicht ihre volle Zeit auswirken, so wird aus der ganzen Kur

---

für welche ich blinden Glauben fordre. Ich fordre gar keinen Glauben dafür, und verlange nicht, daß dieß Jemanden begreiflich sey. Auch ich begreife es nicht; genug aber, die Thatsache ist so und nicht anders. Bloß die Erfahrung sagt's, welcher ich mehr glaube, als meiner Einsicht. Doch, wer will sich anmaßen, die unsichtbaren, im innern Schooße der Natur bisher verborgenen Kräfte zu wägen, oder sie in Zweifel zu ziehn, wenn sie nun durch eine neue, bisher unerfunden gewesene Verrichtung (dergleichen die bisher nach ihrer großen Wirkung nicht gekannte Potenzirung durch langes Reiben und Schütteln ist, wie jetzt die Homöopathie lehrt), aus dem rohen Zustande todt scheinender Substanz hervorgebracht werden. Wer sich aber deß nicht bescheiden und es daher nicht so nachthun will, wie ich hier nach langjähriger Prüfung und Erfahrung lehre – was wagt denn der Arzt, wenn er es genau so nachahmt? – wer es nicht genau so nachthun will, der kann auch diese große, größte Aufgabe der Kunst unaufgelöst, der kann die wichtigen, langwierigen Krankheiten auch ungeheilt lassen, wie sie bis zu meiner Lehre richtig ungeheilt geblieben sind. Mehr habe ich hierüber nicht zu sagen. Meine Pflicht däuchtete mir's zu seyn, die großen Wahrheiten der bedürftigen Welt zu übergeben, unbekümmert, ob man sich überwinden werde, darnach pünktlich zu handeln, oder nicht. Geschieht's nicht pünktlich, so rühme man sich nicht, mir nachgeahmt zu haben, und erwarte keinen guten Erfolg.

Oder will man keine Verrichtung eher nachahmen, als bis uns die dem Erfolge zum Grunde liegenden, wunderbaren Kräfte der Natur sichtlich vor die Augen gebracht und kinderleicht begreiflich gemacht worden sind? Würde es nicht thöricht seyn, das Feuer-Anschlagen mit Stahl und Stein gar nicht nachthun zu wollen, weil man nicht begreifen könne, wie in diesen Körpern so viel gebundener Hitzstoff verborgen seyn, oder dieser durch das Reiben beim Anschlagen so hervorgezogen werden könne, daß die durch den Schlag des harten Steins an dem Stahle herab abgeriebenen Stahl-Theilchen geschmolzen würden und als glühende Kügelchen den Schwamm zum Glimmen brächten? Und doch schlagen wir wirklich Feuer damit an, ohne jenes Wunder des im kalten Stahle verborgenen, unerschöpflichen Hitzstoffs, oder der Möglichkeit seiner Hervorlockung durch den Reibe-Schlag einzusehn oder zu begreifen! Eben so thöricht würde es seyn, als wenn man nicht schreiben lernen sollte, weil man nicht einsehn könne, wie ein Mensch dem andern seine Gedanken durch Feder, Tinte und Papier mittheilen könne – doch, siehe, wir theilen wirklich unsre Gedanken dem nichts. Das allzu zeitig und noch vor Ablauf der Wirkung des jetzigen, verordnete andre, an sich noch so treffliche Antipsorikum und so auch eine neue Gabe desselben, noch so eben vortheilhaft fortwirkenden Mittels kann auf keinen Fall das Gute ersetzen, was durch Unterbrechung der vollen Auswirkung des vorgängigen wohlthätigen verloren ging, und schwerlich durch irgend etwas wieder gut zu machen ist.

Grundregel bei Behandlung chronischer Krankheiten in dieser Hinsicht bleibt es: die Gabe der treffend homöopathisch für den sorgfältig nach seinen Symptomen ausgeforschten Krankheits-Fall gewählten Arznei ungestört auswirken zu lassen, so lange sie sichtbar die Heilung befördert und die Besserung des Uebels merklich zunimmt – ein Vorgang, der jede neue Verordnung, jede Unterbrechung durch eine andre Arznei, und eben so sehr die unmittelbare Wiederholung desselben Mittels verbietet. Auch kann es für den Arzt nichts Wünschenswertheres geben, als die Besserung der Krankheit ihrer Vollendung sich ungehindert und merklich nähern zu sehen. Solcher Art Fälle giebt es nicht ganz wenig, wo der geübte, sorgfältige Homöopathiker eine einzige Gabe seines vollkommen homöopathisch ausgewählten Mittels auch in einer sehr schwierigen chronischen Krankheit mehre Wochen, ja mehre Monate die Minderung des Uebels ununterbrochen fortsetzen sieht bis zur Genesung, was nicht besser auf andre Art zu erwarten und durch keine Behandlung mit mehren Gaben oder mehren Arzneimitteln zu ersetzen gewesen wäre. Um die Möglichkeit dieses Vorgangs einigermaßen begreiflich zu machen, dient die nicht unwahrscheinliche Annahme, daß ein möglichst genau homöopathisch gewähltes Antipsorikum auch in der kleinsten Gabe hoher und höchster Potenz-Grade eine so lang fortgesetzte Heilkräftigkeit und endliche Heilung wohl nur vermöge einer Art Ansteckung mit einer (die ursprüng-

---

Freunde im Briefe mit, ohne dieses psychisch-physische Wunder begreifen zu können oder zu wollen! Warum sollten wir denn Anstand nehmen, die bittersten Feinde des Lebens unsrer Mitmenschen, die chronischen Krankheiten, auf angegebne, pünktlich befolgte, möglichst beste Weise besiegen und heilen zu wollen, wenn wir gleich nicht einsehen, wie die Heilungen auf diese Weise zugehen?

liche Krankheit überstimmenden) sehr ähnlichen, chronischen Arzneikrankheit bewirken könne, nach dem Vorgange der Natur selbst, vermöge deren (*Organon,* §. 45. fünfte Ausg.) von zwei der Art nach zwar verschiedenen, ihren Aeußerungen und Wirkungen aber und den durch jeden von ihnen verursachten Leiden und Symptomen nach sehr ähnlichen Krankheiten, so bald sie im Organism zusammentreffen, nämlich die stärkere Krankheit (was immer die von der Arzneikrankheit bewirkte ist – §. 33 ebend.) die schwächere (die natürliche) vernichtet. In diesem Falle würde jede neue Arznei-Gabe, und so auch desselben Mittels das Besserungs-Werk unterbrechen und neue Uebel erzeugen – eine Störung, die oft in langer Zeit nicht wieder gut zu machen ist.

Ereignen sich aber bei der gegenwärtigen Gabe Arznei auch nur einige schiefe Wirkungen, das ist, zu dieser Krankheit nicht gehörige, beschwerliche Symptome, und verstimmt sich das Gemüth des Kranken, wenn auch nur etwas, immer mehr, so kann ebenfalls die nächste Gabe derselben Arznei, unmittelbar nach der vorigen gereicht, nicht anders als sehr nachtheilig für den Kranken werden. Doch auch, wenn eine plötzliche, ungemeine, auffallende Besserung eines langwierigen großen Uebels gleich auf die erste Gabe einer Arznei erfolgt, da entsteht mit Recht viel Bedenklichkeit, daß das Mittel nur palliativ gewirkt hatte und daher nie wieder, selbst nicht nach Zwischenmitteln, wieder gegeben werden dürfe.

Indessen giebt es Fälle, welche Ausnahme von der Regel machen, die aber nicht jeder Anfänger zu finden sich getrauen darf. *)

---

*) Und gleichwohl ist in neuern Zeiten viel Mißbrauch mit dieser unmittelbaren Wiederholung von Gaben derselben Arznei getrieben worden, weil es dem jungen Homöopathiker bequemer dünkte, die Anfangs homöopathisch passend gefundene und daher Anfangs dienlich sich erwiesene Arznei unbesehens zu wiederholen, selbst unbesehens öfters zu wiederholen, um desto geschwinder zu heilen.

Im Voraus also, wie so Viele in neuerer Zeit thaten, ja selbst in öffentlichen Blättern anriethen, dem Kranken mehre Gaben derselben Arznei mitzugeben, daß er sie auf eigne Hand in gewissen Zwischen-Zeiten nach einander verbrauchen solle, ohne Bedacht zu nehmen, ob diese Wiederholung ihm übel bekommen könne, scheint eine sehr leichtsinnige Empirie zu verrathen und eines homöopathischen Arztes unwürdig zu seyn,

Diese einzig zulässige Ausnahme für die unmittelbare Wiederholung derselben Arznei findet dann statt, wenn die Gabe der wohlgewählten und in jeder Hinsicht sich passend und wohlthätig erweisenden Arznei zwar einigen Anfang von Besserung macht, aber allzu schnell auswirkt, ihre Kraft also allzu geschwind sich erschöpft und die Heilung von da an nicht weiter bringen kann – was in chronischen Krankheiten selten, in akuten Krankheiten aber und den in akuten Zustand sich erhebenden chronischen Krankheiten oft der Fall ist. Nur dann, was der geübte Beobachter daran erkennt, daß die eigenthümlichen Symptome der zu behandelnden chronischen Krankheit, nach 14, 10, 7 und weniger Tagen sich ferner zu mindern sichtlich aufhören, die Besserung also offenbar still steht, ohne daß das Gemüth sich verschlimmerte und ohne daß beschwerliche, neue Symptome hinzugetreten wären, also die vorige Arznei noch vollkommen homöopathisch passen würde – nur dann, sage ich, ist es zweckdienlich, auch wohl erforderlich, eine Gabe derselben Arznei von gleicher Kleinheit, aber, am sichersten, in einem verschiednen Kraft-Entwickelungs- (Potenz-) Grade*) dem Kranken zu reichen, durch welche Modifikation abgeändert, die Lebenskraft des Kranken sichs noch williger gefallen läßt, von derselben Arznei sich weiter afficiren zu lassen, um alles damit ausrichten zu können, was sich nur von dieser Arznei und in diesem Uebel erwarten läßt.**)

---

der keine neue Gabe irgend einer Arznei nehmen lassen, oder reichen darf, ohne von ihrer Zweckmäßigkeit sich jedesmal vorher überzeugt zu haben.

*) Wenn er sie z.B. zuerst in der 30sten Kraft-Entwickelung ihm gegeben, nimmt er dafür nun etwa die 18te, und wenn die Wiederholung abermals dienlich und nöthig befunden würde, etwa die 24ste, weiterhin auch wohl die 12te oder 6te u.s.w., z.B. wenn die chronische Krankheit einen akuten Charakter angenommen hatte. Auch kann die Gabe einer Arznei durch einen wichtigen Fehler im Verhalten des Kranken plötzlich aufgehoben und vernichtet worden seyn, worauf dann vielleicht eine Gabe der vorigen, dienlichen Arznei wieder zu reichen wäre, unter obgedachter Bedingung.

**) In Fällen, wo der Arzt wegen des anzuwendenden homöopathischen Spezifikums gewiß ist, kann die erste feinste Gabe desselben auch in etwa 8 Loth Wasser mittels Umrührens aufgelöst und ein Drittel davon

Um ein Beispiel anzuführen, so gehört ein frisch entstandener Krätz-Ausschlag unter andern zu solchen Krankheiten, die noch am ersten die unmittelbare Wiederholung der Gaben (Schwefel) erlauben, und öfterer erlauben, je balder man ihn nach erfolgter Ansteckung zur Behandlung bekömmt, da er dann noch an die Natur eines akuten Uebels gränzt und daher sein Heilmittel in kürzeren Wiederholungs-Zeiten verlangt, als der schon längere Zeit auf der Haut gestandene, doch immer, wie gesagt, so, daß die Wiederholung nur erst dann erfolge, wenn die vorgängige Gabe schon ihre Wirkung größtentheils erschöpft hat (nach 6, 8, 10 Tagen) und daß die Gabe nicht nur eben so klein sey, als die vorgängige, sondern auch in einem verschiednen Potenz-Grade dem Kranken gereicht werde. Indeß wird es nach Maßgabe einiger Abänderung der Symptome oft auch hier dienlich, zwischen den Gaben reinen Schwefels zuweilen eine kleine Gabe kalkichte Schwefelleber anzubringen, auch in verschiednen Potenz-Graden (wenn ihrer mehre von Zeit zu Zeit nöthig werden) und nicht selten, nach den Umständen, eine von Krähenaugen $\overline{X}$, auch wohl Quecksilber ($\overline{X}$)*) als Zwischenmittel.

Wenn ich den Schwefel, die Schwefelleber und in einigen Fällen, die Sepie ausnehme, so lassen sich die übrigen antipsorischen Mittel nur selten mit Vortheil in unmittelbar wiederholten Gaben reichen, was wir auch bei Heilung der chronischen Krankheiten fast gar nicht bedürfen, da uns ein großer Vorrath antipsorischer Mittel zu Gebote steht, aus welchen wir, sobald die Gabe des einen wohlgewählten Mittels seine Wirkung vollführt hat, aber eine Abänderung der Symptome beim Kranken, ein abgeändertes Krankheits-Bild zum Vorschein kömmt, ein nun hierauf homöopathisch passendes, andres Antipsorikum mit größerm Vortheile und sichrerer Aus-

---

sogleich, das zweite und dritte Drittel aber morgen und übermorgen getrunken werden, doch nach jedesmal wiederholtem Umrühren, um die Kraft-Entwickelung noch beide Male um etwas zu steigern, folglich zu verändern. Hiedurch scheint das Mittel den Organism tiefer zu erfassen und so die Heilung zu beschleunigen, bei noch kräftigen, nicht allzu reizbaren Personen.

*) Daß der Krätzkranke bei einer solchen Kur die Anwendung jedes äußern Mittels, und wenn es auch unschuldig schiene, z. B. das Waschen mit schwarzer Seife, zu meiden habe, versteht sich von selbst.

sicht, die Heilung zu beschleunigen, wählen können, als wenn wir das Wagstück begehen, die nicht ganz mehr passende vorige Arznei wieder zu reichen. Doch wird es bei sehr langwierigen und verwickelten, meist allöopathisch verdorbnen Krankheiten fast immer nöthig, von Zeit zu Zeit wieder einmal während der Kur eine Gabe Schwefel oder Schwefelleber (je nach dem Befunde der Symptome) zu reichen, auch wenn vorher die Kranken mit großen allöopathischen Schwefelgaben und Schwefelbädern verdorben waren, doch dann erst nach einer vorausgeschickten Gabe Quecksilber $\overline{X}$.

Wo, wie gewöhnlich, bei der Kur chronischer Krankheiten verschiedne antipsorische Arzneien nöthig sind, ist die öftere schnelle Abwechselung mit denselben ein Zeichen, daß der Arzt weder die eine, noch die andre angemessen homöopathisch gewählt, und eben so wenig die leitenden Symptome des Krankheitsfalles vor Reichung eines neuen Mittels gehörig ausgeforscht hatte. Ein häufiger Fehler, worein der homöopathische Arzt bei dringenden Fällen chronischer Krankheiten, noch mehr aber bei akuten aus Uebereilung zu fallen pflegt, besonders wenn der Kranke eine ihm sehr am Herzen liegende Person ist. Ich kann nicht genug vor dieser Verirrung warnen.

Dann geräth der Kranke natürlich in einen so überreizten Zustand, daß keine Arznei, wie man sagt mehr anschlägt, keine mehr ihre Wirkung thut,*) ja daß die Erregbarkeit nun auf dem Spiele steht, von der geringsten fernen Arzneigabe plötzlich zu verlodern und in wenigen Athemzügen zu erlöschen. Dann ist vor der Hand keine Rettung mehr durch Arzneien, wohl aber in einem (auch, wo nöthig, zu wiederholenden) kalmirenden, mesmerischen Striche, vom Scheitel aus (auf welchem zuerst beide flache Hände etwa eine Minute ruhen müssen) langsam über den Körper herabgeführt (über Hals, Achsel, Arme, Hände, Kniee, Unterschenkel, Füße und Zehen herüber).

Außerdem läßt sich eine Gabe homöopathischer Arznei für äußerst reizbare Kranke auf keine Art mehr mäßigen und mindern, als durch den Gebrauch des Riechens**) an ein

---

*) Daß bei einer mit Bedacht geführten Kur jemals eine homöopathische, potenzirte Arznei-Gabe keine Wirkung thun sollte, halte ich für unmöglich, habe auch nie dergleichen erlebt.

**) Auch Personen, welche ohne Geruchs-Sinn geboren waren, oder ihn durch Krankheit verloren, haben vom Einziehn des Odems durch ein feinstes Streukügelchen mit dem gewählten Mittel in hoher Potenz befeuchtet, was in einem gestöpselten Gläschen liegt, dessen Mündung der Kranke in ein Nasenloch hält und nur einen augenblicklichen, kleinen Athemzug daraus thut. Es läßt sich überhaupt durch ähnliches Riechen die Kraft jeder potenzirten Arznei in allen Graden von Gabe dem Kranken mittheilen; ein, oder mehre solche, auch größere arzneiliche Kügelchen können im Riechgläschen befindlich seyn, und wenn der Arzt den Kranken längere und stärkere Athemzüge aus demselben thun läßt, so kann er die Gabe wohl hundert Mal verstärken gegen jene vorhin erwähnte kleinste. Auch hält auf diese Weise die Wirkungsdauer der durch solches Riechen auf eine so große Fläche (als die der Nasenhöhle und der Lungen) eindringenden Kraft der potenzirten Arznei nicht weniger lange an, als wenn eine kleine massive Gabe durch Mund und Schlund eingenommen worden wäre.

Solche in verstopften Gläschen aufgehobene Arzneikügelchen behalten ihre Arznei-Kraft ganz unvermindert, wenn das Gläschen auch öfters zum Riech-Gebrauch eröffnet würde, viele Jahre lang, wenn sie vor Hitze und Sonnenschein verwahrt bleiben. Diese Art, durch Riechen die potenzirte Arznei auf den Kranken wirken zu lassen, hat große Vortheile bei den mancherlei Unfällen, die die Kur chronischer Krankheiten nicht selten zu hindern und zu unterbrechen pflegen, gegen welche dann, um sie möglichst schnell wieder zu beseitigen, der Kranke das Gegenmittel in mehr oder weniger Stärke am besten ebenfalls durch Riechen empfängt, was die schnellste Einwirkung auf die Nerven und so auch die schnellste Hülfe gewährt, wodurch die Fortsetzung der Kur der chronischen Krankheit auch am wenigsten aufgehalten wird. Ja, wenn der Unfall auf diese Art schnell beseitigt worden, wirkt die vorhin genommene antipsorische Arznei zuweilen noch einige Zeit fort. Dann muß aber die Gabe des Riechmittels gegen den krankhaften Unfall so abgemessen werden, daß

---

oder das andre Nasenloch, worein sie die Mündung des geöffneten Gläschens hielten und so etwas von dem aus demselben gehenden, unmerklichen Dunste einsogen, gleiche Hülfe zu erwarten, als die mit dem feinsten Geruchs-Sinne Begabten. Es folgt hieraus, daß schon die bloß tastgefühligen Nerven den heilkräftigen Eindruck annehmen und auf das ganze Nervensystem unaufhaltbar fortpflanzen.

seine Wirkung nur so eben zureicht, den Nachtheil von dem widrigen Begegnisse auszulöschen, ohne tiefer zu greifen, oder noch länger seine Wirkung fortsetzen zu können.

Wenn mich ein am unrechten Orte bedenklicher, homöopathischer Arzt fragt, wie er die vielen Tage nach einer Gabe Arznei, damit sie die gedachte, lange Zeit ungestört fortwirken könne, auszufüllen, und den*) täglich Arznei verlangenden Kranken unschädlich zu befriedigen habe, so entgegne ich mit zwei Worten, daß man ihm täglich eine Gabe Milchzucker, etwa zu 3 Gran, wie immer mit der fortlaufenden Nummer bezeichnet, zur gewöhnlichen Einnahme-Zeit zu geben habe.**)
Ich bemerke hiebei, daß ich den Milchzucker zu dieser Absicht für eine unschätzbare Gabe Gottes ansehe.***)

---

*) Keine, auch noch so schädliche alte Einführung im Volke läßt sich plötzlich abstellen. So kann auch der homöopathische Arzt nicht umhin, einen neuen chronischen Kranken täglich wenigstens ein Pülverchen einnehmen zu lassen – (der Abstand gegen das allöopathische viele Arznei-Geben bleibt doch noch immer sehr groß). Bei diesem täglichen Einnehmen eines Pülverchens nach der Nummer ist es eine große Wohlthat für den armen, oft von Verleumdern der bessern Heilkunst eingeschüchterten Kranken, daß er weder wisse, ob in jedem Pulver eine Arznei-Gabe sey, noch auch, in welcher? Wüßte er das letztere, und wüßte, daß die heutige Nummer die Arznei enthielte, von welcher er so viel erwartet, so würde ihm oft seine Phantasie einen übeln Streich spielen und er sich einbilden, Empfindungen und Veränderungen in seinem Körper zu fühlen, die nicht da sind, eingebildete Symptome aufzeichnen und in steter Gemüths-Unruhe schweben, statt daß, wenn er täglich einnimmt und täglich keine bösen Angriffe auf sein Befinden bemerkt, er gleichmüthiger wird (durch die Erfahrung belehrt), nichts Arges mehr erwartet und gelassener die wirklich empfundenen Veränderungen in seinem Befinden ruhig bemerkt und so seinem Arzte nur Wahrheit berichten kann. Deßhalb ist es sehr gut, daß er täglich einnehme, ohne zu erfahren, ob in allen oder in einem gewissen Pulver Arznei für ihn vorhanden sey, und so beim Einnehmen des heutigen Pulvers nicht mehr erwarte, als vom gestrigen, oder vorgestrigen.

**) Auf die Redlichkeit und Kunst ihres Arztes fest bauende langwierig Kranke lassen sich es ohne Bedenken gefallen, alle 2, 4, 7 Tage – je nach der Gesinnung eines Jeden – mit einer solchen Gabe Milchzucker fürlieb zu nehmen, und behalten dennoch ihr Vertrauen unverrückt bei, wie auch billig und verständig ist.

*** Es gab ängstliche Puristen, welche befürchteten, daß auch der reine Milchzucker theils für sich, theils durch langes Reiben verändert,

Man darf sich nicht schmeicheln, daß die gegebne antipsorische Arznei gut gewählt gewesen sey, oder die Heilung der chronischen Krankheit befördern werde, wenn sie gleich die ersten Tage die beschwerlichsten Symptome: alte, große, stete Schmerzen, tonische oder klonische Krämpfe u.s.w., schnell und gänzlich, wie durch einen Zauberschlag, verschwinden macht, so daß der Kranke fast sogleich nach dem Einnehmen derselben so befreit von Leiden sich dünkt, als wäre er schon genesen und wie im Himmel. Diese Täuschung zeigt an, daß die Arznei hier enantiopathisch wirke, als ein Contrarium und Palliativ, und man in den folgenden Tagen nichts als bedeutende Verschlimmerung der ursprünglichen Krankheit von diesem Mittel zu erwarten habe. So wie sich dann diese falsche Besserung in einigen Tagen wieder in Verschlimmerung zu verkehren anfängt, ist es hohe Zeit, entweder das Antidot dieser Arznei, oder, wenn dieß nicht vorhanden ist, eine homöopathisch passendere Arznei an der Stelle zu verordnen. Höchst selten wirkt sie weiterhin noch gut. Ist jedoch die gleich Anfangs antipathisch, d.i. so auffallend zu erleichtern scheinende Arznei zu Wechselwirkungen

---

arzneiliche Wirkungen haben könne. Dieß ist aber, wie ich mich durch genaue Versuche überzeugt habe, eine leere, ganz ungegründete Furcht. Des rohen, reinen Milchzuckers kann man sich zur Nahrung bedienen und ihn in ziemlicher Menge genießen, ohne Aenderung eines gesunden Befindens, und so auch den stark geriebenen. Um aber zugleich die ebenfalls von einigen Hypochondristen geäußerte Furcht zu vernichten, daß durch langes Reiben des Milchzuckers allein, oder bei Potenzirung der Arzneien, sich auch etwas vom Porcelan-Mörser abreibe (Kieselerde), was, eben durch dieß Reiben potenzirt, zu heftig wirkender *Silicea* ($\frac{\cdot}{\text{I}}$) sich erhöhen müsse – ließ ich in einer ganz neuen, am Boden matt geschliffenen porcelanenen Reibeschale mit einem neuen porcelanenen Pistill, unter meinen Augen, 100 Gran reinen Milchzucker, in Portionen von 33 Gran achtzehn Mal sechsminütlich stark reiben und eben so oft vierminütlich mit dem porcelanenen Spatel dazwischen aufscharren, um durch dieß dreistündige starke Reiben eine Arzneikraft, entweder des Milchzuckers oder doch der angeblich abgeriebenen Kieselerde oder beider zu erlangen; aber mein Präparat war so indifferent und unarzneilich geblieben, wie der rohe, bloß nahrhafte Milchzucker an sich, wie ich in Versuchen an äußerst empfindlichen Personen mich überzeugt habe.

geartet, so könnte, wenn in der Folge die Verschlimmerung von dieser Gabe eintritt, dann wohl eine zweite Gabe desselben Mittels das Gegentheil, also anhaltende Besserung hervorbringen, wie ich wenigstens beim Ignaz-Samen wahrgenommen habe.

Auch läßt sich in solchen Fällen, oft mit gutem Erfolge, gegen die auf eine solche antipathisch wirkende Arznei, nach einigen Tagen, erfolgenden Beschwerden eine der übrigen Arzneien aus dem ansehnlichen Vorrathe in der reinen Arzneimittellehre, dem Archive der homöopathischen Heilkunst, oder den Annalen, auf einige Tage anwenden, bis die Psora-Krankheit wieder in ihr gewöhnliches Geleis eingetreten ist, wo dann ein homöopathisch gewähltes Antipsorikum zur Fortsetzung der Kur zu reichen ist.

Unter die Unfälle, welche die Kur nur überhingehend stören, rechne ich: Magen-Ueberladung (welche durch Hunger, d.i. durch Genuß nur weniger dünner Suppe, statt der Mahlzeit, und ein wenig Kaffee-Trank sich wieder bessern läßt), eine Magen-Verderbniß mit fettem, besonders Schweine-Fleische (durch Hunger und Pulsatille), eine Magen-Verderbniß, welche Aufstoßen nach dem Genossenen und vorzüglich Uebelkeit und Brecherlichkeit erzeugt (durch hoch potenzirten rohen Spießglanz). Magen-Verkältung mit Obst (durch Riechen an Arsenik), Beschwerden von geistigen Getränken (durch Krähenaugen), Magen-Verderbniß mit gastrischem Fieber, Frost und Kälte (durch Zaunrebe), Schreck (wenn es sogleich geschehen kann, und vorzüglich, wenn der Schreck Furcht erzeugte, durch Mohnsaft, wenn man aber erst später zu Hülfe kommen kann, oder wenn auch Aergerniß mit dem Schrecke verbunden ist, durch Akonit, ist aber Betrübnis die Folge des Schrecks, durch Ignaz-Samen, Aergerniß, welche innern, stillen Verdruß, Gram oder Scham hervorbringt (durch Ignaz-Samen), Aergerniß, welche Zorn, Heftigkeit, Hitze, Aergerlichkeit erzeugt (durch Chamille, ist aber neben der Aergerlichkeit Frost und Kälte des Körpers zugegen, durch Bryonie), Aergerniß mit Indignation, tiefer innerer Kränkung und (unter Fortwerfen dessen, was man eben in der Hand hielt, durch Staphisagria), Indignation mit stiller innerer Kränkung (durch Colocynthis), unglückliche Liebe mit stillem Gram (durch Ignaz-Samen), unglückliche Liebe mit Eifersucht (durch Bilsen), eine starke Verkältung (nächst inne Halten im

Zimmer oder im Bette, durch Krähenaugen, wenn Durchlauf davon entstand, Bittersüß, oder wenn Schmerzen die Folge waren, durch rohen Kaffee, ist aber Fieber und Hitze davon erfolgt, durch Akonit), Verkältung, worauf Erstickungs-Anfälle erscheinen (durch Ipekakuanha), Verkältung, wonach Schmerzen entstehen, mit Weinerlichkeit (durch rohen Kaffee), Verkältung und darauf Schnupfen mit Geruchs- und Geschmacks-Verlust (durch Puls.), Verheben oder Verrenken (in einigen Fällen durch Wohlverleih, am gewissesten aber durch Wurzel-Sumach), Quetschungen und Verwundungen durch stumpfe Substanzen (durch Wohlverleih), Haut-Verbrennen (durch Umschlagen von Wasser, mit hoch potenzirter Arsenik-Auflösung gemischt, oder stundenlanges, ununterbrochnes Auflegen [in recht heißem Wasser] heiß gemachten Weingeistes), Schwäche von Säfte- und Blut-Verlust (durch China), Heimweh mit Backenröthe (durch Caps.).

Doch wir bedürfen während der Heilung der chronischen Krankheiten durch antipsorische Arznei auch nicht gar selten des übrigen unantipsorischen Arznei-Vorraths in den Fällen, wo epidemische, oder auch nur sporadisch den Menschen befallende, gewöhnlich aus meteorischen oder tellurischen Ursachen entstandene Zwischenkrankheiten (*morbi intercurrentes*) unsre chronisch Kranken nicht unangetastet lassen und so die antipsorische Kur nicht bloß kurz stören, sondern oft längere Zeit unterbrechen. Hier tritt die übrige, bisher schon bekannte, homöopathische Hülfsleistung ein, weshalb ich hier nichts davon zu erwähnen habe, außer daß die antipsorische Kur gänzlich suspendirt werden muß, so lange die Heilung der herumgehenden, auch unsern (chronischen) Kranken befallenen Zwischenkrankheit dauert, wenn auch einige Wochen im schlimmsten Falle darauf hingingen. Doch auch hier ist, wenn die Erkrankung nicht allzu schwer war, die gedachte Anwendung der nöthigen Arzneien durch Riechen an ein damit befeuchtetes Streukügelchen zur Hülfe oft hinreichend und kürzt die Kur der akuten Krankheit ungemein ab.

Der verständige homöopathische Arzt wird gar bald den Zeitpunkt inne werden, wo seine Mittel die Heilung der herumgehenden Zwischenkrankheit*) vollendet haben und der

---

*) Gewöhnlich erscheinen die herumgehenden Zwischenkrankheiten in Gestalt eines Fiebers, welches (wenn es nicht die ständigen Miasmen,

eigenthümliche Gang des chronischen (psorischen) Siechthums sich wieder fortsetzt.

Man wird jedoch nach Heilung einer solchen herumgegangenen Zwischenkrankheit die Symptome der ursprünglichen, chronischen Krankheit immer um etwas verändert, auch wohl

---

Pocken, Masern, rothe Ruhr, Keichhusten u.s.w. sind) immer von anderer Art, ein akutes anhaltendes, oder ein schleichend nachlassendes, oder ein Wechselfieber ist. Die Wechselfieber erscheinen fast jedes Jahr in einer etwas abgeänderten Gestalt. Seit ich die langwierigen Krankheiten und Siechthume durch homöopathische Vernichtung ihrer psorischen Quelle heilen lernte, fand ich die epidemisch herumgehenden Wechsel-Fieber fast jedes Jahr in ihrem Charakter und in ihren Symptomen verschieden, daher auch fast jedes Jahr durch ein andres, verschiednes Arzneimittel specifisch heilbar; das eine Jahr mit Arsenik, ein andres, mit Belladonne, oder mit rohem Spießglanz, mit Spigelie, Akonit, mit Ipekakuanha abwechselnd Krähenaugen, Salmiak, Kochsalz, Mohnsaft, Cinasamen allein oder mit Kapsikum abwechselnd, oder mit Kapsikum allein, mit Bitterklee, Kalkerde, Pulsatille, einer der beiden Kohlen, Arnika allein, oder mit Ipekakuanha abwechselnd u.s.w. in wenigen Tagen heilbar. Doch will ich auch keine der übrigen unantipsorischen Arzneien, wenn sie nur homöopathisch für den ganzen Complex der Symptome des herrschenden Fiebers, im Anfalle sowohl als in der Apyrexie (s. von Bönninghausen, Versuch e. hom. Therap. d. Wechselfieber, 1833. Münster), angezeigt sind, ausschließen, doch fast stets die Chinarinde; denn diese kann nur, in vielen, großen Gaben, selbst in konzentrirter Gestalt (Chinin) gereicht, ihren Typus unterdrücken und sie in eine China-Kachexie umwandeln, die schwer wieder zu heilen ist. (China paßt bloß für die in Sumpf-Gegenden endemischen Wechselfieber, die von ihr, doch nur in Verbindung mit antipsorischen Mitteln, richtig geheilt werden.) Auch zu Anfange der Kur eines epidemischen Wechselfiebers giebt der homöopathische Arzt am sichersten zuerst jedesmal eine feine Gabe Schwefel oder in geeigneten Fällen, Schwefelleber in einem feinen Kügelchen oder mittels Riechens und wartet die Wirkung davon einige Tage ab, bis die Besserung davon still steht, und dann erst giebt er das für die dießjährige Epidemie passend homöopathisch befundene, unantipsorische Arzneimittel in einer oder zwei feinen Gaben (doch jedesmal nur nach Endigung des Anfalles). – Weil bei allen Wechselfieber-Kranken jeder Epidemie Psora hauptsächlich mit im Spiele ist, wird zu Anfange jeder Heilung eines epidemischen Wechselfiebers eine feine Gabe Schwefel oder Schwefelleber wesentlich nothwendig und so die Herstellung des Kranken desto sichrer und leichter.

einen andern Theil des Körpers, als vorher, mehr leidend antreffen, wo dann der homöopathische Arzt genau nach dem jetzt übrig gebliebnen Krankheits-Bilde sein Antipsorikum wählen wird, nicht aber eins geradezu geben wollen, was er sich vor Eintritt der Zwischenkrankheit zu geben vorgenommen hatte.

Wird der Arzt zur Kur einer solchen herumgehenden Krankheit gerufen bei einem Kranken, den er nicht als chronisch Kranken vorher zu besorgen hatte, so wird er nicht selten, zumal wenn dieses Fieber von Bedeutung war, nach Besiegung desselben durch die auch bei den andern Kranken dieser Art homöopathisch specifischen Heilmittel, inne werden, daß die völlige Genesung auch bei guter Diät und Lebens-Ordnung oft nicht erfolgen will, sondern sich Zufälle andrer Art (gewöhnlich Nachwehen, Nachkrankheiten genannt) hervorthun und nach und nach eher erhöhen und chronisch zu werden drohen. Hier hat der homöopathische Arzt fast stets eine sich zur chronischen Krankheit ausbildende Psora vor sich, und wird daher nach der Lehre dieses Buchs sie antipsorisch zu heilen wissen.

Hier ist der Ort, aufmerksam darauf zu machen, daß die großen epidemischen Krankheiten: Menschen-Pocken, Masern, das Purpur-Friesel, das Scharlachfieber, der Keichhusten, die herbstliche rothe Ruhr und andre Typhus-Arten, wann sie ihren Lauf, vorzüglich ohne zweckmäßige, homöopathische Behandlung, vollenden, den Organism so erschüttert und erregt hinterlassen, daß bei vielen, so weit Genesenen die in ihrem Innern schlummernde und latente Psora nunmehr schnell erwacht entweder zu krätzähnlichen Ausschlägen,*) oder zu andern

---

*) Die, wenn sie in einiger Menge zum Vorschein kommen, von den Schriftstellern *scabies spontanea* (von selbst entstandne Krätze) benannt werden – ein wahres Hirngespenst und Unding, da, so weit die Geschichte reicht, keine Krätze anders als durch Ansteckung erfolgte, und nun nicht wieder von selbst entstehen kann ohne Ansteckung mit Krätzmiasm. Die obige Erscheinung hingegen nach akuten Fiebern ist nichts anders, als der oben oft erwähnte sekundäre Ausschlag von der im Innern, nach Vertreibung (oder seltnern, allmähligen Selbst-Verschwindung) des anfänglichen Krätz-Ausschlags von der Haut, schlummernd und latent zurückgebliebnen Psora – ein Ausschlag, welcher oft sehr schnell die Haut wieder von selbst verläßt, und von welchem auch noch nicht bewiesen worden ist, daß er andre Personen mit Krätze ansteckt.

chronischen Leiden, welche dann bald, wenn sie nicht gehörig antipsorisch behandelt werden, wegen der zu dieser Zeit noch anhaltenden, großen Erschöpfung des Organisms, in kurzer Zeit einen hohen Grad erreichen, in welchem Falle dann von dem gewöhnlichen allöopathischen Arzte, wenn der Kranke nach allen seinen unpassenden Vorkehrungen, wie nicht selten, stirbt, bekannt gemacht wird, er sey an den Folgen des Keichhustens, der Masern u.s.w. gestorben.

Diese Folgen sind aber die bis jetzt nach ihrem Urgrunde unbekannt, folglich ungeheilt gebliebenen, unzählbaren chronischen Krankheiten in zahllosen Formen entwickelter Psora.

Die epidemischen und sporadischen Fieber bedürfen daher, so wie die miasmatischen, akuten Krankheiten, wenn sie sich nicht bald rein entscheiden und unverweilt in Genesung übergehen, – selbst wenn man für das Epidemische oder akut Miasmatische ein homöopathisches Specifikum gefunden und richtig angewendet hätte – oft eine antipsorische Nachhülfe, die ich gewöhnlich im Schwefel antraf, wenn der Kranke nicht schon kurz vorher ein Schwefel enthaltendes Arzneimittel gebraucht gehabt hatte, als in welchem Falle das nunmehr passende Antipsorikum aus der Zahl der übrigen anzuwenden ist.

Die endemischen Krankheiten beruhen in ihrer so auffallenden Hartnäckigkeit fast einzig auf einer psorischen Komplikation, oder auf Psora, gemodelt durch die Eigenthümlichkeit der Orts-Beschaffenheit (und die besondre Lebensweise der Bewohner), so daß z.B. in Sumpf-Gegenden entstandene Wechselfieber auch nach Uebergang des Kranken in eine trocknere Gegend oft bei allem China-Gebrauche doch nicht zur Genesung gelangen, wenn nicht die antipsorische Behandlung, und zwar diese vorzüglich, in Anwendung gebracht wird. Die Sumpf-Ausdünstungen scheinen eine der stärksten physischen Entwickelungs-Ursachen der im Innern bei so vielen Menschen vorhandnen, latenten Psora abzugeben,*) am meisten in heißen Ländern; ohne fast durchgängige Anwendung

*) Vermuthlich weil sie eine, die Lebenskraft des Organismus (welche in gewöhnlicher Gesundheit die zum empor Wuchern stets strebende innere Psora niederzuhalten fähig ist) gleichsam lähmende und daher zu Faul- und Nerven-Fiebern disponirende Eigenschaft besitzen.

der besten, antipsorischen Kurart wird man nie dahin gelangen, das Mörderische der feuchten Klimate zu heben und sie in erträglich gesund bewohnbare Gegenden umzuwandeln. Der Mensch gewöhnt sich an die äußersten Grade der Luft-Wärme, so wie an die heftigste Kälte, und kann in beiden Extremen froh und gesund leben, warum sollte er sich nicht, so wie an die trockensten Berg-Gegenden, so auch an Sumpf-Gegenden gewöhnen können, wenn hier nicht ein bisher unentdeckter, unbesiegter Feind des kräftigen Lebens und dauernder Gesundheit, wenn, sage ich, die Psora nicht so oft im Hinterhalte läge, welche, bei wem sie nur im Innern schlummerte (und wie häufig ist dieß nicht der Fall!), durch stagnirende Wässer und die, vorzüglich bei anhaltender Luft-Wärme, aus feuchtem Boden und Sümpfen emporgährenden Gasarten gewisser, als durch irgend eine andere, der Gesundheit nachtheilige, physische Potenz, ja unaufhaltbar entwickelt wird zu chronischen Krankheiten aller Art, vorzüglich denen, in welchen die Leber am meisten leidet?

Die neuerlichst hinzugekommenen Symptome einer sich selbst überlassen gebliebenen (nicht durch ärztliche Pfuscherei verhudelten) chronischen Krankheit weichen in der antipsorischen Kur am ersten, die ältesten und immer am beständigsten und unverändertsten gebliebenen Uebel aber, worunter die ständigen Lokal-Uebel gehören, am spätesten und nur, nachdem alle übrigen Beschwerden schon verschwunden und die Gesundheit in jeder andern Rücksicht fast völlig wiedergekehrt ist. Von den in Anfällen repetirenden Allgemeinleiden, z. B. den periodischen Arten Hysterie, den verschiednen Epilepsien u.s.w. können durch ein passendes Antipsorikum die Anfälle oft schnell ausbleiben; damit dieß Ausbleiben aber dauernd und zuverlässig werde, dazu gehört die vollständige Heilung der ganzen inwohnenden Psora.

Das nicht seltne Verlangen des Kranken, ein ihm vorzüglich lästiges Symptom vor allen andern zuerst getilgt zu sehen, ist unausführbar, dem Unwissenden aber zu Gute zu halten.

In dem schriftlichen Tages-Berichte während des Gebrauchs der antipsorischen Arznei muß der entfernte Kranke diejenigen unter den Zufällen jedes Tages, welche er seit längerer oder langer Zeit zuerst wieder spürte, einmal unterstreichen, zur Belehrung des Arztes, diejenigen Symptome aber, welche er noch nie hatte und an diesem Tage zuerst bemerkte, läßt man ihn doppelt unterstreichen. Die erstern deuten an, daß das Antipsorikum das Uebel in der Wurzel erfaßt und viel zur gründlichen Heilung thun wird, die letztern aber geben dem Arzte den Wink, wenn sie häufiger und immer stärker erscheinen, daß das Antipsorikum nicht völlig homöopathisch gewählt war und bei Zeiten unterbrochen und durch ein treffenderes ersetzt werden müsse.

Gegen die Hälfte der Heilung hin fängt die verminderte Krankheit an, allmählig in den Zustand latenter Psora wieder zurück zu gehen; die Symptome werden schwächer und schwächer, und zuletzt spürt der aufmerksame Arzt nur noch Spuren davon, welche er jedoch mit der antipsorischen Behandlung bis zu ihrem gänzlichen Verschwinden verfolgen muß, indem der mindeste Rest einen Keim zum wieder empor Sprießen des alten Uebels behält. *) Wollte man hier die Heilung schon für ganz vollendet ausgeben und wähnen, was der gemeine Mann (auch wohl die höhere Klasse des unärztlichen Publikums) in solchen Fällen zu sagen pflegt: „es wird sich nun wohl von selbst vollends geben," so würde man sehr irren – denn mit der Zeit entspinnt sich, vorzüglich auf Veranlassung großer, widriger Ereignisse im Leben aus dem kleinen Ueberbleibsel der nur geminderten Psora eine neue chronische Krankheit, welche nach und nach von selbst sich unausbleiblich erhöhet, nach der Natur der Krankheiten aus ungetilgten, chronischen Miasmen, wie ich oben gelehrt habe.

Das *Cito, Tuto et Jucunde* des Celsus fordert der leidende Kranke billig vom Arzte, vom homöopathischen aber kann er es mit Recht erwarten bei akuten Krankheits-Fällen aus gelegentlichen Veranlassungen, so wie bei den abgesonderten, zu Zeiten herumgehenden (sogenannten interkurrenten) Zwischen-Krankheiten.

Was aber insbesondre das *Cito*, die Beschleunigung der Heilungen, anlangt, so verbietet es, wenigstens bei alten chronischen Uebeln, die Natur der Sache. **)

---

*) So sprossen auch aus einem Wasser-Polypen, dem man auch mehre Arme abgeschnitten hatte, mit der Zeit immer wieder neue hervor.

**) Nur ein gewöhnlicher, unwissender Kurirer kann leicht versprechen, eine schwere, langwierige Krankheit in 4, 6 Wochen zu heilen. Er

Die Heilung zehn-, zwanzig-, dreißig- und mehrjähriger großer chronischer Krankheiten (wenn sie nicht vorher durch ein Uebermaß allöopathischer Kuren verhudelt oder wohl gar, wie so oft, bis zur Unheilbarkeit verdorben worden) kann man schnell verrichtet nennen, wenn man sie in einem bis zwei Jahren zu Stande bringt. Wenn sie bei jüngern, robusten Personen in der Hälfte dieser Zeit zu Stande kommen, so muß man dagegen im Greisen-Alter, auch bei der besten Behandlung von Seiten des Arztes und der pünklichsten Folgsamkeit von Seiten des Kranken und der Angehörigen noch ein Ziemliches zu dieser Kur-Zeit zugeben. Man wird es auch begreiflich finden, daß eine so lang angehaltene (psorisch) chronische Krankheit, deren ursprüngliches Miasm, in einem langen Leben, so viel Zeit und Gelegenheit gehabt hatte, allmählig, gleichsam in alle Fugen des zartesten Lebens-Baues seine parasitischen Wurzeln zu flechten, endlich so innig mit dem Organism verwebt wird, daß, außer angemessenster ärztlicher Behandlung, sorgfältiger Lebensordnung und Folgsamkeit des Kranken, auch noch Geduld desselben und gehörig viel Zeit erforderlich seyn müsse, um diesen vielarmigen, dynamischen Polypen in allen seinen Theilen zu vernichten, unter Schonung der Selbständigkeit des Organisms und seiner Kräfte.

Vielmehr müssen bei einer, auch längern und noch so langen antipsorischen Kur die Kräfte des Kranken immer zunehmen – schon vom Beginn der richtigen Behandlung an zuzunehmen anfangen und so bis zur Genesung und Erreichung des Normal-Zustandes steigen. Sie steigen während der ganzen Kur, ohne Anbringung der mindesten, sogenannten Stärkungsmittel, und wachsen von selbst freudig wieder auf in dem Maße, als das Leben von dem an ihm nagenden Feinde befreiet wird.*)

---

braucht's ja nicht zu halten! Was wagt er denn damit, wenn's, wie natürlich, bloß schlimmer bei seiner Kur wird? Kann er verlieren? An Ehre nicht! denn seine, ihm ähnlichen Kollegen machen's nicht besser. Aber an Gewissen? Sollte er daran noch zu verlieren haben?

*) Es ist unbegreiflich, wie es den allöopathischen Aerzten in den Sinn kommen konnte, unter fortwährender angreifender und schwächender

Die beste Zeit zur Einnahme einer Gabe antipsorischer Arznei scheint weniger Abends, eine Stunde vor Schlafengehn, als früh, nüchtern zu seyn, wo man dann die Pulver-Nummer,*) in welcher sie befindlich ist (und so dann gleichmäßig auch die übrigen Nummern), wenn sie am schwächsten wirken soll, nur trocken einnimmt und so für sich auf der Zunge zergehen läßt, oder mit 2, 3 Tropfen Wasser im Löffel angefeuchtet einnimmt, nur so bloß, ohne (in beiden Fällen) etwas darauf zu trinken oder sonst zu genießen binnen einer halben oder ganzen Stunde.**)

Nach der Einnahme muß sich der Kranke wenigstens eine volle Stunde ganz ruhig verhalten, doch ohne zu schlafen (der Schlaf verspätet die anfängliche Wirkung). Er muß in dieser Stunde, wie überhaupt bei der ganzen Kur, alle widrige Gemüths-Bewegungen vermeiden, auch den Geist, gleich nach dem Einnehmen, auf keine Weise, weder durch

---

Behandlung chronische Krankheiten heilen zu wollen, ohne sich von dem stets schlechten Erfolge abhalten zu lassen, diese verkehrte Behandlung immerdar zu wiederholen. Ihre dazwischen gegebnen *amara* sammt der Chinarinde fügten immer, ohne die verlornen Kräfte wieder ersetzen zu können, nur noch neue Uebelstände hinzu.

*) Das Bezeichnen der Pulver mit fortlaufenden Zahlen hat die Bequemlichkeit, daß der Arzt, wenn der, besonders entfernte Kranke seinen Tages-Bericht, unter Voraussetzung des Datums und der Nummer des den Tag früh eingenommenen Pulvers, überliefert, den Tag, wo der Kranke seine Arznei einnahm, erkennen, und den Wirkungs-Gang davon nach dem der folgenden Tage beurtheilen und ermessen könne.

**) Soll die Gabe stärker wirken, so rührt man sie in etwas mehr Wasser bis zu deren Auflösung, ehe man sie einnimmt, und in noch mehr Wasser, wenn sie noch stärker wirken soll, und dann läßt der Arzt diese Auflösung auch wohl nur theilweise, erst auf mehre Male austrinken. Läßt er diese Auflösung auf 2, 3 Mal in eben so viel Tagen austrinken, so muß sie nicht bloß das erste Mal, sondern auch die andern beiden Male wieder umgerührt werden, wodurch jeder solcher aufs neue umgerührte Theil einen etwas andern, höhern Potenz-Grad erhält und so williger von der Lebenskraft aufgenommen wird. Mehre Tage von derselben Auflösung einnehmen zu lassen, ist nicht zu rathen, da das Wasser zu faulen anfängt, länger aufgehoben. Wie die Gabe zum Riechen zu allen Graden von Stärke einzurichten sey, habe ich weiter oben gesagt.

Lesen, noch durch Rechnen, Schreiben oder durch Nachdenken erfordernde Gespräche anspannen.

Weder kurz vor der zu erwartenden, weiblichen Periode, noch auch während des Flusses derselben darf die Gabe antipsorischer Arznei eingenommen werden; wohl aber kann man sie schon, wo nöthig, am vierten Tage nach dem Ausbruche derselben, etwa 96 Stunden darnach, eingeben. In dem Falle aber, daß die Periode bisher gewöhnlich zu zeitig eintrat, oder zu stark ging, oder sich doch mehre Tage hinschleppte, ist es oft nöthig, diesen vierten Tag erst eine kleine Gabe Krähenaugen (ein feinstes Streukügelchen, mit hoher Kraft-Entwickelung befeuchtet) zu riechen und dann erst vier, sechs Tage darauf das Antipsorikum. Ist das Frauenzimmer aber sehr empfindlich und nervenschwach, so muß sie, bis sie der Genesung näher kömmt, fast jedes Mal, 72 Stunden nach Eintritt der Regel einmal an ein solches Streukügelchen riechen, ungeachtet der fortgesetzten antipsorischen Kur. *)

Schwangerschaft ist in allen ihren Graden so wenig eine Hinderung der antipsorischen Kuren, daß sie vielmehr da oft am nöthigsten und hülfreichsten**) werden. Am nöthigsten,

*) Bei einer solchen krankhaften Beschaffenheit des Monatlichen richtet man in der Kur chronischer Krankheiten ohne gedachten Zwischen-Gebrauch der Krähenaugen nichts aus, welche hier specifisch die durch einen so ungeordneten Regel-Abgang stets entstehende Disharmonie in den Funktionen der Nerven wieder in Einklang bringen und so diese Ueberempfindlichkeit und Ueberreiztheit stillen können, die der heilsamen Einwirkung der antipsorischen Mittel ein unübersteigliches Hinderniß in den Weg legen.

**) Auf welche gewissere Weise ließe sich wohl z. B. die Wiederkehr des Abortirens, welches fast einzig in der Psora seinen Grund hat, verhüten, und zwar dauernder verhüten, als durch eine zweckmäßige antipsorische Behandlung vor oder doch in der Schwangerschaft? Auf welche zuverlässigere Art ließen sich wohl die, auch bei richtiger Kindes-Lage und natürlich erfolgter Geburt nicht selten gefährlichen, auch wohl tödtlichen Zustände der Mutter im voraus hinwegräumen, als durch die zeitige, antipsorische Behandlung der Schwangern? Selbst die unrichtige Lage des Kindes hat, wo nicht immer, doch höchst oft, ihren einzigen Grund in der psorischen Kränklichkeit der Mutter, und der Wasserkopf des Kindes und andre körperliche Fehler desselben, gewiß! Nur die antipsorische Behandlung des kränklichen Eheweibes, wo nicht eher, doch wenigstens in der Schwangerschaft, vermag die Untüchtigkeit der Mutter, selbst zu säugen, oft im voraus weil die chronischen Uebel sich da mehr entfalten. In diesem an sich ganz naturgemäßen Zustande des Weibes offenbaren sich die Symptome der innern Psora oft am deutlichsten,*) wegen der dann gesteigerten Empfindlichkeit und Gefühligkeit des weiblichen Körpers und Gemüths; die antipsorischen Arzneien wirken daher hier bestimmter und merklicher, was dem Arzt die Weisung giebt, hier die Gaben derselben möglichst klein und in hoch potenzirter Verdünnung einzurichten und so auch in der Wahl möglichst homöopathisch zu Werke zu gehen.

Säugenden Kindern selbst wird nie Arznei eingegeben; bloß die Mutter oder Amme nimmt das Mittel an ihrer Stelle ein; durch ihre Milch wirkt es sehr schnell auf's Kind, mild und heilkräftig.

Die des Verstandes entbehrende, sich selbst überlassene Körper-Natur (ihr Lebens-Erhaltungs-Prinzip, Lebenskraft genannt) vermag in chronischen Krankheiten und den aus diesen von Zeit zu Zeit entspringenden, akuten Krankheiten zur temporären Rettung von jählinger Lebens-Befährdung (durch die inwohnende Psora) nichts Besseres als Palliative zu veranstalten. Daher die in chronischen (psorischen) Krankheiten von selbst hie und da entstehenden häufigern Absonderungen und Ausleerungen mancher Art, die Durchfälle, Erbrechen, Schweiße, Geschwüre, Blutflüsse u.s.w. – alle, mit nur kurz dauernder Erleichterung des dennoch unaufhaltbar (und zwar wegen der durch alles dieß entstehenden Säfte- und Kräfte-Verluste) im Grunde immer mehr verstärkten chronischen Urübels.

Die Allöopathie konnte bisher eben so wenig zur wahren Heilung der chronischen Krankheiten thun; sie konnte bloß

---

hinwegzuräumen und beim Säugen die so häufigen bösen Brüste, das wund Saugen der Warzen, die häufige Neigung zur rothlaufartigen Entzündung der Brüste und ihrer Abscesse zu verhüten, so wie die Blut-Abgänge aus der Bährmutter beim Kinder-Stillen.

*) Doch findet auch nicht selten der gerade umgekehrte Fall statt, daß das außer der Schwangerschaft stets kränkelnde, oft ununterbrochen kranke Weib während jeder Schwangerschaft und nur in solcher sich ungewöhnlich wohl befindet. Und hier ist wiederum die Zeit der Schwangerschaft sehr wohl zur antipsorischen Heilung zu benutzen, die dann gegen die erinnerlichen Symptome des Krankheits-Zustandes vor der Schwangerschaft gerichtet wird.

die vernunftlose Körper-Natur in ihren Palliationen nachahmen (gewöhnlich ohne gleiche palliative Erleichterung und mit größerer Aufopferung von Kräften); sie bewirkte folglich dadurch, noch mehr als jene, Beschleunigung des allgemeinen Ruins, ohne das Mindeste zur Auslöschung des Grund-Uebels beitragen zu können. Dahin gehören alle die vielen, unbeschreiblich vielen, sogenannten auflösenden (Purgir-) Mittel, die Aderlässe, das Schröpfen, die bis zum Unsinn jetzt vermehrten Blutegel-Anlegungen, die Schwitz-Mittel, die künstlichen Geschwüre, Haarseile, Fontanelle, Exutorien u.s.w.

Der homöopathische Arzt bedarf, da er nun gründliche Hülfe weiß, durch das antipsorische Verfahren die chronische Krankheit selbst zu vernichten, aller der genannten, nur Verderben beschleunigenden Veranstaltungen, Gott sey's gedankt, so wenig, daß er vielmehr mit aller Sorgfalt zu verhüten hat, damit der Kranke (nach dem alten, von der Allöopathie über die weite Erde verbreiteten Schlendriane) nicht selbst dergleichen bei der antipsorischen Kur heimlich anwende. Er darf dem Kranken bei seinem Andringen, z. B. daß er nun einmal so und so oft Abführungen oder warme Bäder zu nehmen gewohnt sey, und also wohl dergleichen bedürfe, nie nachgeben, nie etwas Aehnliches erlauben.

Der seiner Heilkunst mächtige, homöopathische Arzt – (es giebt nun schon, Gott sey Dank! solcher Meister in der Homöopathik eine nicht mehr geringe Zahl –) läßt nie einen Tropfen Blut seinem Kranken nehmen; er bedarf nie irgend einer solchen oder ähnlichen Schwächung; die ewig eine gerade Negation von Heilung bleibt. Bloß die noch in der Lehre stehenden Halb-Homöopathen bedürfen leider noch dieser *contradictio in adjecto* (im Heilen-Wollen, Schwächen).*)

*) Dieß ist Anfängern und Lehrlingen wohl zu verzeihen; aber wenn sie sich unterstehn, mit dieser Anfängerschaft sich zu brüsten, und den Beigebrauch der Aderlässe und Blutegel für unerläßlich, ja für vorzüglichere Homöopathik in öffentlichen Blättern und Büchern ausschreien, dann werden sie lächerlich und sind ihrer Stümperei und ihrer Verblendung wegen zu bedauern, wie auch ihre Kranken zu bedauern sind. Hindert sie Faulheit, oder stolze Vorliebe für ihren alten (obschon verderblichen) allöopathischen Schlendrian, oder, wie oft, Mangel an Menschenliebe, durch tieferes Eindringen in die wahre, wohlthätige Homöopathie

Nur in dem einzigen Falle, wo, wie in vielen chronischen Krankheiten, die oft viele Tage zögernde Stuhl-Ausleerung große Beschwerden macht, erlaubt er (zu Anfange der Kur, ehe die antipsorische Arznei noch Zeit gehabt, Besserung in diesem Punkte [in ihrer Nachwirkung] zu Stande zu bringen), wenn der Stuhl 3, 4 Tage ausbleibt, ein Klystir von reinem, lauen Wasser, ohne den mindesten Zusatz, einzuspritzen, auch wohl ein zweites, wenn binnen einer Viertelstunde noch kein Abgang erfolgt ist. Selten ist dann eine dritte Spritze voll nach einer wiederum vergeblich abgewarteten Viertelstunde noch nöthig. Dieß ist eine unschädliche, meist bloß mechanisch, durch Ausdehnung des Darmes, wirkende, nützliche Hülfs-Leistung, wenn sie nur nach 3, 4 Tagen, wo nöthig, wiederholt wird, und, wie gesagt, nur zu Anfange der Kur – denn die antipsorischen Arzneien, unter denen hierin oft das Lykopodium, nächst dem Schwefel, den Vorrang hat, bringen diese Beschwerde gewöhnlich bald beiseite.

Die durch Nichts zu entschuldigenden, auszehrenden Fontanelle kann der homöopathische Arzt, sobald sie der Kranke schon längere Zeit (oft viele Jahre) getragen hat, doch nicht eher abschaffen, als bis die antipsorische Kur schon merklichen Fortgang hat; können sie aber vermindert werden, ohne sie ganz aufzuheben, so kann dieß schon Anfangs der Kur geschehen.

So kann er auch die der Verkältung vorbeugen sollende, schafwollene Bekleidung der Haut, die von den gewöhnlichen Aerzten, in Ermangelung wesentlicher Hülfe, sehr weit getrieben wird, – dem Kranken sehr zur Belästigung – nur bei sichtbarem Anfange der Besserung durch die Verkältlichkeit hebenden Antipsorika und bei wärmerer Jahreszeit ablegen, bei sehr Schwächlichen jedoch Anfangs erst auf einige Tage mit baumwollenen Hemden, welche weniger die Haut reiben und erhitzen, vertauschen lassen, ehe er zur leinenen Wäsche auf bloßer Haut den Kranken übergehen läßt.

Aus vielen, leicht in die Augen fallenden Gründen, doch schon um seine feinen Arznei-Gaben in ihrer Wirkung nicht

---

und die zwar mühsame, aber richtige und hülfreiche Wahl des jedesmal specifisch homöopathischen Heilmittels zu jener, nicht mehr seltnen Meisterschaft in der Homöopathik sich zu erheben?

hindern zu lassen, kann der homöopathische Arzt keinen Zwischengebrauch, obschon bisher angewöhnter Hausmittel bei seiner antipsorischen Kur erlauben, keine Parfümerien irgend einer Art, keine Riechwasser, keine Riechbüchschen, keinen Baldrian- oder andern Kräuter-Thee, keine Pfeffermünzkügelchen, keine gewürzte Konditor-Leckereien oder Anies-Zucker, oder Magen-Morsellen, oder Liqueure, keine Isländermoos- oder gewürzte Schokolade, keine Mund-Latwergen, Zahn-Tinkturen, oder Zahn-Pulver gewöhnlichen Schlags und wie die übrigen, ähnlichen Luxus-Artikel alle heißen mögen.

Sogenannte warme und heiße Reinlichkeits-Bäder, woran die verwöhnten Kranken oft sehr hängen, sind, da sie das Befinden zu stören nie unterlassen, nicht zu gestatten, auch nie nöthig, da ein schnelles Abwaschen des Theils oder des ganzen Körpers mit lau kühlem Seifenwasser die Absicht vollkommen erreicht und ohne Nachtheil.

Zu Ende dieser Anleitung, chronische Krankheiten zu heilen, erster Ausgabe, hatte ich die kleinsten elektrischen Schlag-Funken als Beihülfs-Mittel zur Belebung alter Lähmungen und empfindungsloser Theile, neben der antipsorischen Kur lokal anzubringen empfohlen. Es gereuet mich, und ich nehme hier diesen Rath wieder zurück, da mich die Erfahrung gelehrt, daß man nirgend nach dieser Vorschrift zu verfahren pflegte, sondern immer größere, elektrische Funken, zum Schaden der Kranken, anwendete und sie dennoch für möglichst klein ausgab. Ich rathe daher nun von dieser so leicht mißbräuchlichen Veranstaltung ab, zumal da wir uns auch dieses entfernten Scheins von enantiopathischer Beihülfe füglich entäußern können, indem es eine wirksame, h o m ö o p a t h i s c h e lokale Beihülfe für gelähmte oder empfindungslose Theile schon im örtlich angebrachten kalten Wasser*) (10° Reaum.) aus Bergquellen und tiefen Brunnen giebt, theils mittels ein-, zwei-, drei-minütlichen Begießens dieser Theile damit, theils mittels eben so kalter Staub-Bäder über den ganzen Körper von 1 bis 5 Minuten Dauer, nach den Umständen seltner, öfterer,

*) Wasser von dieser und tieferer Temperatur besitzt in der Erstwirkung die Kraft, die Theile des lebenden Körpers auf kurze Zeit theils gefühl-, theils bewegungsloser zu machen, und so hier lokale, homöopathische Beihülfe zu leisten.

oder täglich einmal oder mehre Male angebracht, neben der zweckmäßigen, antipsorischen innern Kur, hinreichender Bewegung in freier Luft und zweckmäßiger Diät.

Die Arzneien,

welche zur Hülfe gegen die chronischen Krankheiten sich als die angemessensten und vorzüglichsten bis jetzt erwiesen haben, werde ich in den folgenden Theilen nach ihren reinen Wirkungen auf den menschlichen Körper abhandeln, sowohl die gegen die psorischen Ursprungs, als auch die gegen die Syphilis und die Feigwarzen-Krankheit.

Daß wir gegen letztere beiden der Heilmittel weit weniger bedürfen als gegen die Psora, kann bei keinem Nachdenkenden ein Argument gegen die chronisch miasmatische Natur der letztern abgeben und noch weniger, daß sie nicht die gemeinsame Urquelle der übrigen chronischen Krankheiten sey.

Die Psora, diese uralte, miasmatische Krankheit, konnte, indem sie seit vielen Jahrtausenden durch mehre Millionen menschlicher Organismen sich fortpflanzte, deren jeder seine eigne, verschiedne Konstitution hatte und in sehr abweichenden Verhältnissen lebte, wohl sich so sehr zu modificiren und jene unglaubliche Verschiedenheit von Uebeln zu erzeugen fähig werden, die wir an den unzähligen chronisch Kranken wahrnehmen, denen das äußere (für das innere Leiden vikarirende) Symptom – der größere oder kleinere Krätz-Ausschlag – durch böse Kunst von der Haut vertrieben worden, oder durch irgend ein andres heftiges Ereigniß von selbst von der Haut verschwunden war.

Hiedurch scheint es gekommen zu seyn, daß dieses halbgeistige, im menschlichen Organism sein eignes feindseliges Leben nach Parasiten-Art gleichsam einzuflechten und darin fortzuführen strebende Miasm (Psora) in den vielen Jahrtausenden sich so mannichfach ausbilden konnte, daß es sogar modificirte Sprößlinge mit charakteristischen Eigenheiten aus sich trieb und gebar, die zwar ihre Abkunft von ihrem Stamme (der gemeinsamen Psora) nicht verleugnen, aber doch durch einige Besonderheiten von einander merklich abweichen –

Abänderungen, theils, nach der abweichenden physischen Eigenthümlichkeit und klimatischen Verschiedenheit des Wohnsitzes der mit Psora behafteten Menschen*) – theils durch die verschiedne Lebensweise gemodelt, z. B. der Kinder in verdorbner Stadt-Luft (*Rachitis,* Winddorn, Knochen-Erweichung, Verkrüppelung, Beinfraß, Kopfgrind, Skropheln); die Ring-Flechte; bei Erwachsenen, die Nerven-Schwäche, Nerven-Reizbarkeit; die Knoten-Gicht, u.s.w. Und so geben die übrigen, ungemeinen Verschiedenheiten in der Lebensart und den Beschäftigungen der Menschen bei ihren angebohrnen Körper-Beschaffenheiten den Psora-Krankheiten so viel Modifikationen, daß, begreiflich, mehre und verschiedne Arzneimittel zur Tilgung aller dieser Psora-Modifikationen erforderlich werden (antipsorische Mittel).

Man hat mich oft gefragt, an welchen Zeichen eine Substanz als antipsorisch im Voraus zu erkennen sey? Solche äußere, an ihnen sichtbare Zeichen kann es aber nicht geben; wohl aber verriethen bei der Ausprüfung mehrer kräftiger Substanzen auf ihre reinen Wirkungen im gesunden Körper mit einige derselben durch die von ihnen erregten Beschwerden eine vorzügliche und deutliche Angemessenheit zur homöopathischen Hülfe für die Symptome offenbarer Psora-Krankheiten. Doch gaben auch einige Spuren ihrer dahin leitenden Eigenschaft mir zuweilen schon im Voraus einen Wink dazu, wie z. B. der in Polen gerühmte Nutzen des Krautes von *Lycopodium* im Wichtelzopfe auf die Dienlichkeit des Bärlapp-Staubes in ähnlichen (psorischen) Uebeln – der Umstand, daß einige Blutflüsse auffallend von Kochsalz in großen Gaben gestillt worden waren, so wie die Hülfe von Guajak, Sassaparille und Kellerhals schon in ältern Zeiten, wo die venerischen Uebel durch alles Quecksilber nicht geheilt

---

*) Z. B. die in Norwegen und im Nordwesten von Schottland einheimischen *Sibbens* oder *Rade-Syge;* in der Lombardei die *Pellagra* ; in Polen und Kärnthen der Wichtelzopf (*Koltun, Trichiasis*), der Knollen-Aussatz in Surinam; die Himbeer-Auswüchse (*Frambösia*) in Guinea unter dem Namen *Yaws,* in Amerika des *Pian* bekannt; in Ungarn, das Ermattungs-Fieber, *Tsömör;* in Virginien, das Ermattungs-Siechthum (*asthenia virginesium*); die Menschen-Ausartung der Cretinen in den tiefen Alpen-Thälern; der Kropf in tiefen Thälern und dem Ausgange derselben u.s.w.

werden konnten, wenn nicht das eine oder das andre dieser Gewächse die damit komplicirte Psora beseitigte u.s.w.

Im Allgemeinen fand sichs aus ihren reinen Symptomen, daß die meisten Erden, Kalien und Säuren, so wie die aus ihnen zusammengesetzten Neutralsalze nächst mehren Metallen bei Heilung der fast unzähligen Psora-Symptome nicht entbehrt werden konnten. Auch die Aehnlichkeit des Haupt-Antipsorikums, des Schwefels, in seiner Natur mit Phosphor und andern brennbaren Substanzen aus dem Gewächs- und Mineral-Reiche leitete zur Anwendung der letzteren und einige animalische Substanzen schlossen sich analogisch in der Erfahrung an dieselben an.

Ueberhaupt jedoch wurden nur diejenigen Mittel für antipsorische anerkannt, deren reine Wirkungen auf das menschliche Befinden deutliche Anleitung zu ihrem homöopathischen Gebrauche in offenbaren Psora-Krankheiten von geständiger Ansteckung gaben, so daß mit Erweiterung unsrer Kenntniß ihrer eignen, reinen Arznei-Wirkungen, auch mit der Zeit noch einige derselben den antipsorischen Mitteln zuzugesellen für nöthig befunden werden können – wiewohl wir mit den schon gegenwärthig dafür anerkannten fast alle unvenerischen (die psorischen), chronischen Krankheiten sicher zu heilen im Stande sind, wenn die Kranken nicht durch allöopathische Unkunst mit schweren Arznei-Krankheiten beladen und verdorben und ihre Lebenskraft nicht allzu tief zum Sinken gebracht worden, oder äußere, sehr ungünstige Umstände die Heilung nicht unmöglich machten. Doch sind, wie sich von selbst versteht, auch die übrigen, geprüften, homöopathischen Arzneien, selbst das Quecksilber nicht ausgenommen, für gewisse Zustände in den psorischen Krankheiten nicht zu entbehren.

Die Homöopathik setzt durch eine, vor ihrer Gründung und Ausbildung noch nicht erfundene Behandlung der rohen Arzneisubstanzen dieselben in den Zustand stufenweiser und hoher Entwickelung ihrer inwohnenden Kräfte, um sie dann zum vollkommensten Heilen anwenden zu können. Einige dieser Arzneistoffe scheinen in ihrem rohen Zustande eine sehr unvollkommene, unbedeutende Arznei-Wirkung (z.B. Kochsalz und Bärlapp-Staub), andre (z.B. Gold, Quarz, Thon) gar keine zu besitzen – welche alle aber durch die der Homöopathik eigne Zubereitung ungemein heilkräftig werden. Wieder andre Substanzen sind in der kleinsten Menge schon so heftig in ihrer Wirkung, daß, wenn sie in rohem Zustande die thierische Faser berühren, sie ätzend und zerstörend auf sie einwirken (z. B. Arsenik, Quecksilber-Sublimat), und diese werden durch dieselbe, der Homöopathik eigne Zubereitung nicht nur mild in ihrer Wirkung, sondern auch unglaublich entfaltet in ihren bisher unbekannten Heilkräften.

Die Veränderung, welche in den Naturkörpern, namentlich in den arzneilichen, durch anhaltendes Reiben mit einem unarzneilichen Pulver, oder, aufgelöst, durch (langes) Schütteln mit einer unarzneilichen Flüssigkeit, entsteht, ist so unglaublich groß, daß sie an Wunder gränzt, und erfreulich, daß der Fund dieser wundervollen Veränderung der Homöopathie angehört.

Nicht bloß, wie ich schon anderswo lehrte, entwickeln diese Stoffe ihre Arzneikraft dadurch in einem unermeßlichen Grade, sondern sie verändern auch ihr physisch chemisches Verhalten dergestalt, daß, wenn man in ihrer rohen Stoff-Gestalt nie eine Auflösbarkeit derselben in Wasser und Weingeist wahrnehmen konnte, sie nach dieser besondern Umwandlung doch gänzlich sowohl in Wasser als in Weingeist auflöslich werden – eine für die Heilkunst unschätzbare Entdeckung.

Der braunschwarze Saft des Meer-Insekts S e p i e, ehedem bloß zum Zeichnen und Malen gebräuchlich, ist in rohem Zustande nur in Wasser, nicht in Weingeist auflösbar; er wird es aber auch in Weingeist durch jene Art Reiben.

Das gelbe B e r g ö l läßt bloß dann etwas durch Weingeist aus sich ziehen, wenn es mit ätherischem Gewächs-Oel verfälscht ist; rein aber ist es mit weder in Wasser, noch in Weingeist (noch in Aether) aufzulösen in seinem gewöhnlichen, rohen Zustande. Durch die Reibe-Bereitung wird es in beiden völlig auflösbar.

So schwimmt der B ä r l a p p - S t a u b in Weingeist und auf Wasser, ohne daß beide einige Einwirkung auf denselben zeigten – das rohe Lykopodium ist geschmacklos und unthätig, wenn es in den menschlichen Magen kommt; aber auf gleiche Weise durch Reiben verändert, ist es nicht nur in beiden Flüssigkeiten völlig auflöslich, sondern hat auch eine so ungeheure Arzneikraft entwickelt, daß man dann sehr behutsam mit seiner ärztlichen Anwendung umgehen muß.

Wer hat je den Marmor, oder die Austerschale in reinem Wasser oder Weingeist auflösbar gefunden? Diese milde

Kalk-Erde wird es aber, so wie die milde (kohlensaure) Schwer-Erde und Magnesie, vollkommen in beiden, mittels dieser Art von Bereitung, und beide äußern dann eine Größe von Arzneikraft, jede ihre eigenthümliche, welche Staunen erregt.

Am wenigsten wird jemand dem Quarz, dem Bergkrystall (wovon manche Krystalle Wassertropfen schon seit Jahrtausenden unverändert in sich eingeschlossen enthielten), oder dem weißen Sande eine Auflösbarkeit in Wasser und Weingeist, oder eine Arzneikraft zutrauen, und, siehe, durch die der Homöopathie eigne Art von Kraft-Entwickelung (Potenzirung),*) durch Reiben der mit Laugensalz geschmolzenen und dann aus diesem Glase wieder niedergeschlagenen Kieselerde wird dieselbe nicht nur in Wasser und Weingeist ohne Rückstand auflöslich, sondern zeigt dann auch ungeheure Arzneikräfte.

Was kann ich von den gediegenen und den geschwefelten Metallen Anderes sagen, als daß sie, ohne Ausnahme, sämmtlich durch diese Behandlung in Wasser und Weingeist gleich auflösbar werden und die, jedem eigenthümliche Arzneikraft auf die reinste, einfachste Weise in unglaublich hohem Grade entwickeln?

Aber es entziehen sich die so zubereiteten chemischen Arznei-Substanzen nun auch den chemischen Gesetzen.

Eine Gabe des auf ähnliche Weise so hoch potenzirten Phosphors kann in seiner Papierkapsel im Pulte liegen bleiben und zeigt dennoch, nach Jahr und Tag erst eingenommen, immer noch die volle Arzneikraft, nicht die der Phosphorsäure, sondern die des ungeänderten, unzersetzten Phosphors selbst.

Auch findet in diesem ihren erhöheten und gleichsam verklärten Zustande keine Neutralisation mehr statt. Die Arzneiwirkungen des Natrums, des Ammoniums, des Baryts, der Kalkerde und der Magnesie werden in diesem ihren hoch potenzirten Zustande, wenn man eine Gabe einer derselben eingenommen, nicht etwa wie basische Stoffe in rohem Zustande

---

*) In rohem Zustande und ohne die angegebene Vorbereitung scheint Quarz und Kiesel seine Arznei-Kräfte nicht durch Reiben entwickeln zu lassen, und daher auch das Reiben der verschiednen Arzneien mit dem indifferenten Milchzucker in der Porcelan-Reibeschale keine Beimischung von *Silicea* zu bekommen, wie einige ängstliche Puristen vergeblich befürchtet haben.

durch einen darauf eingenommenen Tropfen Essig neutralisiert; ihre Arzneikraft wird nicht umgeändert oder vernichtet.

Die so zubereitete Salpetersäure wird in der zum homöopathischen Arznei-Gebrauche dienlichen hohen Potenzirung, in gehöriger Gabe eingenommen, nicht durch ein wenig rohe Kalkerde, oder rohes Natrum nachgegeben, in ihrer starken, bestimmten Arzneiwirkung abgeändert, folglich nicht durch letztere neutralisirt.

In dieser der Homöopathie eignen Zubereitung nimmt man von irgend einer, sowohl der in den sechs Bänden der reinen Arzneimittellehre*) abgehandelten, als insbesondre der hierunten folgenden antipsorischen Arznei-Substanzen:**) von Kieselerde, kohlensaurer Baryterde, kohlensaurer Kalkerde,

---

*) Die nur trocken zu habenden Gewächs-Stoffe, z. B. die Chinarinde, die Ipekakuanha u.s.w., werden durch gleiche Art von Reiben zubereitet, lösen sich nun, wie alle die erwähnten Substanzen, in einer millionfachen Potenzirung nicht weniger in ihrer eigenthümlichen Kraft, in Wasser und Weingeist völlig auf und lassen sich dann als weit haltbarere Arzneien aufbewahren, als die leicht verderblichen geistigen Tinkturen. Von den saftlosen Gewächsen, z. B. Oleander, Lebensbaum, Kellerhals-Rinde u.s.w., kann man, ohne zu fehlen, nur von jedem etwa anderthalb Gran der frischen Blätter, Rinden, Wurzeln u.s.w., ohne weitere Vorbereitung, zum Reiben mit dreimal 100 Gran Milchzucker zur millionfachen Pulver-Verreibung nehmen, um einen Gran davon, in Wasser und Weingeist aufgelöst, ferner durch die Verdünnungs-Gläser mit Weingeist zu dem nöthigen Potenz-Grade in ihren Kräften durch jedesmal zwei Schüttel-Schläge zu entwickeln, so wie man auch mit den frisch ausgepreßten Kräuter-Säften am besten thut, einen Tropfen davon sogleich mit so viel Milchzucker, als zur Bereitung der übrigen Arzneistoffe genommen wird, zur millionfachen Pulver-Verdünnung zu reiben, ehe ein Gran von dieser, in halb Wasser und halb Weingeist aufgelöst, zur fernern Kraft-Entwickelung durch die 27 Weingeist-Gläschen verdünnt und zu dem nöthigen Grade, mittels zweier Schüttel-Schläge potenzirt werde. Letztere (die frischen Säfte) scheinen dadurch mehr an Kraft-Entwickelung zu gewinnen, wie die Erfahrung mich lehrt, als wenn sie als Saft nur bloß, ohne Reibe-Vorbereitung, mit 30 Gläsern Weingeist verdünnt und durch die jedesmaligen beiden Schüttel-Schläge potenzirt worden sind.

**) Selbst der an der Luft so leicht zersetzliche Phosphor wird auf ähnliche Art potenzirt und in beiden Flüssigkeiten auflösbar zur homöopathischen Arznei bereitet, doch unter einigen Cautelen, die man weiter unten findet.

kohlensaurem Natrum und Ammoniaksalz, kohlensaurer Magnesie, Holzkohle, Thierkohle, Graphit, Schwefel, rohem Spießglanz, Spießglanz-Metall, Gold, Platinna, Eisen, Zink, Kupfer, Silber, Zinn (die starren, noch nicht in Blättchen verdünnten Metalle auf einem feinen, harten Abzieh-Steine unter Wasser, auch wohl unter Weingeist [wie beim Eisen] zerrieben) einen Gran in Pulver (von Quecksilber in laufender Gestalt einen Gran, von Bergöl, statt eines Grans, einen Tropfen) u.s.w., thut ihn zuerst auf ein ungefähres Drittel von 100 Gran Milchzucker-Pulver in der unglasurten (oder mit nassem Sande auf dem Boden matt geriebenen) porcelänenen Reibeschale, rührt Arzneistoff und Milchzucker einen Augenblick mit dem porcelänenen Spatel unter einander und reibet das Gemisch, mit einiger Kraft, 6 Minuten lang, scharret dann, binnen 4 Minuten, das Geriebene auf von dem Boden der Reibeschale, und von der (ebenfalls matt geriebenen oder unglasurten) porcelänenen Reibekeule*) (damit das Geriebene gleichartig unter einander komme), und reibet dieß Aufgescharrte, ohne Zusatz, nochmals (zum zweiten Male) 6 Minuten lang mit gleicher Kraft. Zu dem nun wiederum binnen 4 Minuten rein auf- und abgescharrten Pulver (wozu das erste Drittel der 100 Grane verwendet worden) wird nun das zweite Drittel Milchzucker getragen, beides mit dem Spatel einen Augenblick zusammen gerührt, wieder 6 Minuten mit gleicher Kraft gerieben, das dann binnen 4 Minuten Aufgescharrte (ohne Zusatz) zum zweiten Male 6 Minuten lang kräftig gerieben und, wenn es in etwa 4 Minuten rein aufgescharret worden, mit dem letzten Drittel Milchzucker-Pulver durch Umrühren mit dem Spatel vereinigt, um so das ganze Gemisch nach sechsminütlichem, kräftigen Reiben, und vierminütlichem Wiederaufscharren, zum letzten (zweiten) Male noch 6 Minu-

*) Daß nach Vollendung des dreistündigen Reibens jeder Arznei-Substanz, Reibeschale, Pistill und Spatel mehrmals mit kochendem Wasser ausgebrühet und zwischendurch wieder ganz rein und trocken ab- und ausgewischt werden müssen, setze ich als unerläßlich voraus, damit kein Gedanke an eine Verunreinigung einer andern, künftig darin zu reibenden Arznei übrig bleibe. Will man die Fürsicht, daß auch kein Gedanke an den mindesten Rest der zuletzt darin geriebenen Arznei möglich bleibe, die so gereinigte Reibeschale, Pistill und Spatel dann auch noch einer Hitze aussetzen, die dem Glühen nahe kömmt, so wird auch den bedenklichsten Gemüthern Genüge geleistet.

ten zu reiben und dann rein aufzuscharren – ein Pulver, welches in einem verstöpselten Glase aufbewahret wird, mit dem Namen der Substanz und der Signatur $\overline{100}$ bezeichnet, weil sie hundertfach potenzirt darin enthalten ist. *)

Um die Substanz nun bis zu $\overline{10000}$ zu potenziren, wird ein Gran von dem, wie gedacht, bereiteten Pulver $\overline{100}$ zu einem Drittel von 100 Gran frischem Milchzucker-Pulver gethan, in der Reibeschale mit dem Spatel umgerührt und eben so verfahren, daß jedes solches Drittel zweimal 6 Minuten kräftig gerieben und nach jedem sechsminütlichen Reiben wohl (etwa 4 Minuten über) aufgescharret wird, ehe das zweite Drittel, und (nachdem dieß eben so behandelt und wieder aufgescharret worden) ehe das letzte Drittel Milchzucker darunter gerührt, und eben so zweimal 6 Minuten gerieben wird, um es dann aufgescharret in ein zu verstopfendes Glas zu thun mit der Signatur $\overline{10000}$, als den Arzneistoff zu hunderttausendfacher Verdünnung potenzirt enthaltend. **)

---

*) Bloß die Phosphor-Arznei leidet in Bereitung der ersten, hundertfachen Pulver-Verdünnung einige Abänderung. Hier werden die hundert Gran Milchzucker auf einmal in die Reibeschale gethan, mit etwa 15 Tropfen Wasser, mittels der angefeuchteten Reibekeule zum dicklichen Breie gemacht, und ein Gran Phosphor, in viele, etwa 12 kleine Stückchen geschnitten, mit der feuchten Keule untergeknetet, und mehr mit einiger Kraft darunter gestampft als gerieben, wobei die an der Keule oft hängen bleibende Masse wieder in die Reibeschale abgestrichen wird. So zerreiben sich die kleinen Phosphor-Grümchen in dem dicklichen Milchzucker-Brei zu unsichtbar kleinen Stäubchen binnen der ersten zweimal 6 Minuten, ohne daß ein Fünkchen zu sehen ist. Während der dritten 6 Minuten kann das Stampfen in Reiben übergehen, weil die Masse dann sich schon der Pulverform nähert. In den übrigen dreimal 6 Minuten wird bloß mit mäßiger Kraft gerieben, und alle 6 Minuten aus der Reibeschale und vom Pistill während einem Paar Minuten abgescharrt, was sehr leicht erfolgt, da dieß Pulver sich nicht fest ansetzt. Nach dem sechsten Male Reiben leuchtet das ruhig an der Luft stehende Pulver im Dunkeln nur schwach und riecht sehr wenig. Es wird in gut gestöpselte Gläschen gefasset und gezeichnet Phosphorus $\overline{100}$. Die letzten beiden Pulver-Verdünnungen ($\overline{10000}$ und $\overline{\text{I}}$) werden bereitet wie die aus andern trocknen Arznei-Substanzen.

**) Sonach wird jede Verdünnung (sowohl die bis $\overline{100}$, als die bis $\overline{10000}$, als auch die dritte bis $\overline{1000000}$ oder $\overline{\text{I}}$) mittels sechsmal 6 Minuten Reiben und sechsmal 4 Minuten Aufscharren bereitet und also über jeder Eine Stunde zugebracht.

Eben so wird mit einem Grane dieses ($\overline{10000}$ signirten) Pulvers verfahren, um es zu $\overline{\mathrm{I}}$, als zur millionfachen Potenzirung verdünnt, zu bringen.

Um eine Gleichförmigkeit in Bereitung der homöopathischen und namentlich der antipsorischen Arzneien wenigstens in der Pulverform einzuführen, rathe ich, wie ich auch selbst zu thun pflege, die Arzneistoffe sämmtlich nicht weniger und nicht mehr, als bis zu millionfacher Potenzirung zu bringen, um hieraus dann die Auflösungen und die nöthigen Potenzirungen dieser Auflösungen zu bereiten.

Das Reiben soll mit Kraft geschehen, doch nur so stark, daß das Milchzucker-Pulver sich nicht allzu sehr am Boden der Reibeschale fest ansetze und binnen 4 Minuten aufgescharret werden könne.

Um nun die Auflösung *) davon zu verfertigen und die so millionfach in Pulver potenzirten Arzneien in flüssige Gestalt zu bringen (und von da ihre Kraft-Entwickelung noch ferner fortsetzen zu können), dient die der Chemie unbekannte Erfahrung, daß alle Arzneistoffe, durch Reiben in Pulver zur Potenz $\overline{\mathrm{I}}$ gebracht, sich in Wasser und Weingeist auflösen.

Die erste Auflösung kann deßhalb nicht mit reinem Weingeiste geschehen, weil der Milchzucker sich nicht im Weingeiste auflöset. Die erste Auflösung geschieht daher durch halb Wasser und halb Weingeist.

Zu Einem Gran durch gedachtes Reiben millionfach ($\overline{\mathrm{I}}$) potenzirten Arzneipulvers werden daher 50 Tropfen destillirtes Wasser getröpfelt und durch etliche Mal Umdrehen des Gläschens um seine Achse leicht aufgelöst, dann 50 Tropfen guter Weingeist**) hinzugethan und so das nur zu zwei Dritteln mit dieser Mischung ange-

*) Ich gab Anfangs einen kleinen Theil eines Grans der bis zu $\overline{10000}$ oder $\overline{\mathrm{I}}$ durch Reiben potenzirten Pulver zur Gabe. Da aber ein kleiner Theil eines Grans eine allzu unbestimmte Menge ist, die Homöopathie aber alle Unbestimmlichkeit und Ungenauigkeit möglichst vermeiden muß, so war der Fund, alle Arzneien aus den potenzirten Arzneipulvern in Flüssigkeit verwandeln zu können, womit eine bestimmte Zahl Streukügelchen zur Gabe befeuchtet werden, mir von hohem Werthe. Aus Flüssigkeiten lassen sich nun auch die fernen Potenzirungen leicht bereiten.

**) Für die 50 Wasser-Tropfen, so wie für die 50 Tropfen Weingeist hält man sich kleine Mensur-Gläschen, um dann nicht weiter die Tropfen zu zählen zu brauchen, besonders da die Wassertropfen aus nicht matt an der Mündung geschliffenen Gläsern schwer zu zählen sind.

füllte und gestöpselte Gläschen zweimal (also mit zwei Arm-Schlägen) geschüttelt. Es wird, nächst dem Namen der Arznei, mit $\overline{\text{100 I}}$ bezeichnet.*) Hievon wird 1 Tropfen zu 99 oder 100 Tropfen reinem Weingeiste geträpfelt, das dann verstopfte Gläschen mit 2 Arm-Schlägen geschüttelt und mit $\overline{\text{10000 I}}$ bezeichnet, dann von diesem wieder 1 Tropfen in ein drittes Gläschen mit 99 oder 100 Tropfen reinem Weingeiste geträpfelt, das verstopfte Gläschen mit 2 Arm-Schlägen geschüttelt und (nächst dem Namen der Arznei) mit $\overline{\text{II}}$ bezeichnet. So wird auch mit Bereitung der höher zu potenzirenden Verdünnungen jedesmal nur durch 2 Arm-Schläge**) fortgefahren (zu $\overline{\text{100 II}}$, $\overline{\text{10000 II}}$, $\overline{\text{III}}$, und so weiter), doch um die einfache Gleichförmigkeit in der Praxis zu erreichen, werden bloß die Gläser mit vollen Zahlen $\overline{\text{II}}$, $\overline{\text{III}}$, $\overline{\text{IV}}$, $\overline{\text{V}}$,***) u.s.w. zum Verbrauche genommen, die

---

*) Man thut auch wohl, auf der Signatur mit zu bemerken, daß es zweimal geschüttelt worden, unter Beifügung des Datums.

**) Nach vielfältigen Versuchen und prüfenden Vergleichungen bei Kranken habe ich es seit einigen Jahren (mit Ueberzeugung) vorgezogen, den höher zu stimmenden und doch zugleich mehr zu mildernden Arznei-Flüssigkeiten nur ein z w e i m a l i g e s Schütteln (mit 2 Arm-Schlägen) zu geben, statt des sonst gebräuchlichen zehnmaligen, weil bei letzterm die Potenzirung durch vielmaliges Schütteln weit über das (obschon jedesmal hundertfache) Verdünnen hinausgeht – da doch der Zweck ist, durch Schütteln die Arzneikräfte nur in dem Grade zu entwickeln, daß die gleichzeitige Verdünnung die Absicht – bei größerer Eindringlichkeit, zugleich die Stärke der Arznei um Etwas zu mäßigen – erreichen könne. Das zweimalige Schütteln vermehrt zwar ebenfalls die Menge entwickelter Arzneikräfte, wie das zehnmalige, aber nicht in so hohem Grade, als letzteres, so daß doch ihre Stärke von der vorgängigen hundertfachen Verdünnung niedergehalten werden kann und so dennoch jedesmal eine schwächere, obgleich etwas höher potenzirte und eindringlicher wirkende Arznei dadurch entsteht.

***) Statt der Bruchtheile 1000,000 $\left(\frac{1}{\text{I}}\right)$, $\frac{1}{1000,000,000,000}$ $\left(\frac{1}{\text{II}}\right)$ u.s.w., pflegt man auch diese Kraft-Entwickelungs-Grade so auszudrücken, daß nur der Exponent der Vervielfachung der Hundertel ausgesprochen wird, also statt $\frac{1}{\text{I}}$, $100^{(3)}$; statt $\frac{\text{x}}{\text{II}}$, $100^{(6)}$; statt $\frac{\text{x}}{\text{III}}$, $100^{(9)}$; statt $\frac{1}{\text{100 III}}$, $100^{(10)}$; statt $\frac{1}{\text{10000 IX}}$, $100^{(29)}$ und statt Decillion, $\frac{\text{I}}{\text{X}}$, $100^{(30)}$, also nur allein die Exponenten, als die 3. 6. 9. 10. 29. 30ste Kraft-Entwickelung u.s.w.

Zwischengläser aber in Schachteln oder Kästchen, mit Aufschrift, aufbewahrt und so geschützt gegen dic Einwirkung des Tageslichts.

Da das Schütteln nur durch mittelmäßige Schläge des Arms, dessen Hand das Gläschen hält, geschehen soll, so ist es am besten, die Verdünnungs-Gläschen nicht größer und nicht kleiner zu wählen, als daß sie so eben bis zu zwei Dritteln mit den 100 Tropfen verdünnter Arznei angefüllt werden.

Gläschen, worin schon eine Arznei gewesen war, dürfen nie zur Aufnahme irgend einer andern Arznei wieder dienen, selbst nicht, noch so oft ausgespült, sondern es müssen jedesmal neue Gläser genommen werden.

Die mit der Arznei zu befeuchtenden Streukügelchen sollen ebenfalls in gleicher Kleinheit genommen werden, kaum in der Größe des Mohnsamens vom Konditor verfertigt, theils damit man die Gabe gehörig klein einrichten könne, theils damit die homöopathischen Aerzte auch hierin, wie in der Bereitung der Arznei, so auch in der Gaben-Ertheilung gleichmäßig verfahren und so den Erfolg von ihrem Verfahren mit dem der andern Homöopathen auf die gewisseste Weise vergleichen können.

Das Benetzen der Streukügelchen geschieht am besten in Masse so, daß man auf ein oder etliche Quentchen derselben in einem kleinen, mehr tiefen, als weiten Näpfchen (in der Form eines größern Fingerhuts) von Steinguth, Porcelan oder Glas mehre Tropfen der geistigen Arznei-Flüssigkeit tröpfelt (lieber ein Paar Tropfen zuviel), damit sie bis auf den Boden dringen und so die ganzen Kügelchen befeuchtet haben werden in einer Minute. Nun wendet man das Näpfchen um, und stürzt es auf einem Stück reinen, doppelten Fließpapiers aus, damit die überschüssige Flüssigkeit hineinziehe, und, wenn dieß geschehen, der Kegel von einander und ausgebreitet, bald trocknen könne. Trocken geworden füllt man die Kügelchen in ein Glas mit der Signatur des Inhalts und stöpselt es.

Alle mit der geistigen Flüssigkeit befeuchteten Kügelchen haben trocken ein mattes Ansehn; die rohen, unbefeuchteten sehen weißer und glänzend aus.

Um sie zum Einnehmen vorzurichten, thut man ein oder ein Paar solcher Kügelchen in das eine, geöffnete Ende der Kapsel eines schon fertigen Pulvers von 2, 3 Gran Milchzucker und streicht dann mit einem Spatel oder dem Daumen-Nagel, unter einigem Drucke, drauf hin bis man fühlt, daß das oder die Kügelchen darin zerknickt und zerknirscht sind; dann kann es sich beim Einnehmen in Wasser leicht auflösen.

Ueberall, wo ich Streukügelchen zum Einnehmen nenne, verstehe ich jederzeit diese feinsten von Mohnsamen-Größe darunter, wovon gewöhnlich, ungefähr 200 (auf und ab, einige mehr oder weniger) einen Gran wiegen.

Die in folgenden Theilen abgehandelten antipsorischen Arzneien enthalten keine sogenannten isopathischen, da deren reine Wirkungen, selbst die vom potenzirten Krätz-Miasm (*Psorin*) noch lange nicht genug ausgeprüft sind, daß man sichern homöopathischen Gebrauch von ihnen machen könne. Ich sage, homöopathischen; denn *idem* bleibt er nicht, wenn man auch den zubereiteten Krätzstoff demselben Kranken eingäbe, von dem er genommen ist, indem er nur, wenn er ihm helfen sollte, in potenzirtem Zustande heilsam seyn könnte, weil roher Krätzstoff, den er ja schon an sich hat, als ein *idem* ohne Wirkung auf ihn ist. Die Kraft-Entwickelungs- (Potenzirungs-) Bereitung ändert ihn aber ab und modificirt ihn, so wie Blattgold nach seiner Potenzirung nicht mehr im menschlichen Körper unthätiges, rohes (Blatt-) Gold ist, sondern bei jeder Stufe von Potenzirung mehr und mehr modificirt und geändert wird.

So potenzirt und modificirt, ist auch der einzugebende Krätzstoff (*Psorin*) nicht mehr *idem* mit dem rohen, ursprünglichen Krätzstoffe, sondern nur ein *simillimum.* Denn zwischen *idem* und *simillimum* giebt es für den, wer nachdenken kann, kein Zwischending; oder, mit andern Worten, zwischen *idem* und *simile* kann nur *simillimum* zwischen inne liegen. Isopathisch und *aequale* sind mißdeutliche Ausdrücke, die, wenn sie etwa Zuverlässiges bedeuten sollen, nur *simillimum* bedeuten können, weil sie kein *idem* (ταυτὸν) sind.

Anmerkungen des Verlages

Bei der typographischen Neugestaltung sind dem Verlag orthographische und inhaltliche Fehler aufgefallen, die bereits im Original enthalten sind.

Nachfolgend finden Sie jeweils den Originalwortlaut und anschließend die Korrektur.

BAND 1

Seite XIX, letzte Zeile
schaden konnten sie doch nicht!
Schaden konnten sie doch nicht!

Seite 18, 9. Zeile von unten
alle etwauigen Nachkrankheiten
alle etwaigen Nachkrankheiten

Seite 40, 19. Zeile von oben
94 Eine blödsinnige
94) Eine blödsinnige

Seite 59, 15. Zeile von oben
(gewöhnlich bei Neigung dieser Theile zu Schweiße)
gewöhnlich bei Neigung dieser Theile zu Schweiße)

Seite 82, 6. Zeile von oben
acht und zwanzigsten Tage
achtundzwanzigsten Tage

Seite 94, 21. Zeile von oben
Schnelles Zucken einzelner Muskeln und Glieder selbst beim Wachen, z. B. der Zunge, der Lippen, der Gesichtsmuskeln, der Schlundmuskeln, der Augen, der Kiefer, der Hände und Füße.

Schnelles Zucken einzelner Muskeln und Glieder selbst beim Waschen, z. B. der Zunge, der Lippen, der Gesichtsmuskeln, der Schlundmuskeln, der Augen, der Kiefer, der Hände und Füße.

Einzigartiges Konzept

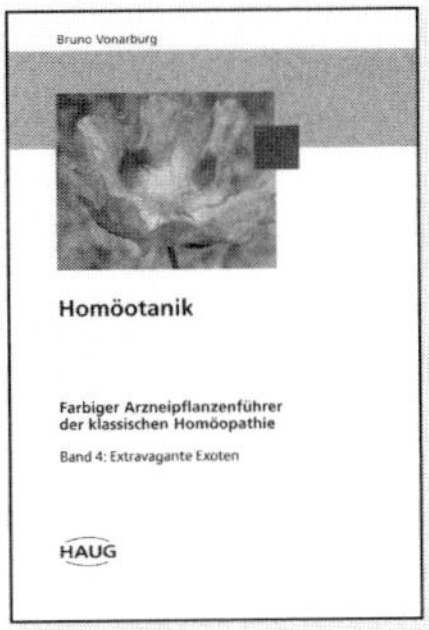

B. Vonarburg

Homöotanik

Farbiger Arzneipflanzenführer
der klassischen Homöopathie

Band 4: Extravagante Exoten

2001, 620 Seiten, 302 Fotos, 13 Zeichnungen,
DM 198,– / öS 1.445 / sFr 174,–
ISBN 3-8304-7029-0

- 178 exotische Arzneipflanzen
- klares didaktisches Konzept
- hoher ästhetischer Genuss

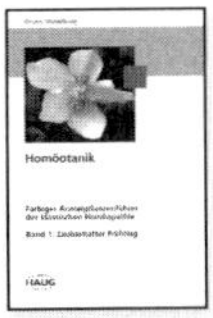

Band 1:
Zauberhafter Frühling

1996, 286 S., 210 farbige Abb., geb.
DM 159,– / öS 1.161 / sFr 140,–
ISBN 3-8304-0377-1

- Über 50 homöopathische Mittel des Frühlings
- Besondere Beachtung der kleinen Mittel

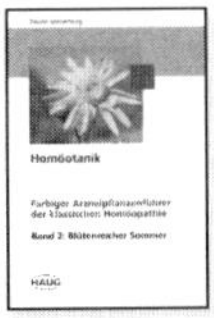

Band 2:
Blütenreicher Sommer

1999, 602 S., 470 farbige Abb., geb.
DM 199,– / öS 1.453 / sFr 175,–
ISBN 3-8304-7006-1

- Einzigartiges Konzept: Verbindung von Farbatlas und Arzneimittellehre
- Reich und hervorragend bebildert

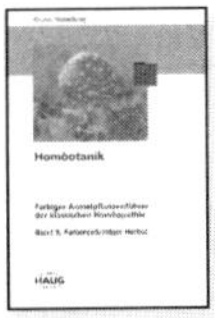

Band 3:
Farbenprächtiger Herbst

1997, 264 S., 204 farbige Abb., geb.
DM 159,– / öS 1.161 / sFr 140,–
ISBN 3-8304-0378-X

- 39 herbstliche Arzneipflanzen
- Leichtes Einprägen durch Visualisierung

Paketpreis für alle 4 Bände
DM 588,– / öS 4.292 / sFr 523,–
(Band 1 - 4)
ISBN 3-8304-7109-2

Karl F. Haug Verlag
in MVH Medizinverlage
Heidelberg GmbH & Co. KG
Leserservice
Steiermärker Str. 3–5
70469 Stuttgart
Telefon 07 11 / 89 31-3 33

Haug

Preisänderungen und Irrtum vorbehalten.